中国抗癌协会

中国肿瘤科普之声

名誉主编　樊代明　王　瑛　支修益
主　　编　田艳涛　赵　勇　刘　红

中国科学技术出版社
·北京·

图书在版编目（CIP）数据

中国肿瘤科普之声 / 田艳涛，赵勇，刘红主编 . —北京：中国科学技术出版社，2023.11

ISBN 978-7-5236-0318-5

Ⅰ.①中… Ⅱ.①田… ②赵… ③刘… Ⅲ.①肿瘤学—科普工作—发展—研究报告—中国 Ⅳ.①R73

中国国家版本馆 CIP 数据核字 (2023) 第 211651 号

策划编辑	靳　婷　孙　超
责任编辑	靳　婷
装帧设计	佳木水轩
责任印制	李晓霖

出　　版	中国科学技术出版社
发　　行	中国科学技术出版社有限公司发行部
地　　址	北京市海淀区中关村南大街 16 号
邮　　编	100081
发行电话	010-62173865
传　　真	010-62179148
网　　址	http://www.cspbooks.com.cn

开　　本	710mm×1000mm　1/16
字　　数	338 千字
印　　张	13
版　　次	2023 年 11 月第 1 版
印　　次	2023 年 11 月第 1 次印刷
印　　刷	北京长宁印刷有限公司
书　　号	ISBN 978-7-5236-0318-5 / R·3132
定　　价	88.00 元

编著者名单

名誉主编　樊代明　王　瑛　支修益
主　　编　田艳涛　赵　勇　刘　红
副主编　徐　泉　张发宝　田立新
编　　者　（以姓氏笔画为序）

王　劲　天津医科大学肿瘤医院
王　鑫　中国医学科学院肿瘤医院
支修益　首都医科大学宣武医院
尹　烨　华大集团
龙　江　上海市第一人民医院
卢一鸣　中国医学科学院肿瘤医院
叶哲伟　华中科技大学同济医学院附属协和医院
田立新　北京医脉互通科技有限公司
田艳涛　中国医学科学院肿瘤医院
尧小兵　北京光大东方医学研究院
师建国　中国人民解放军空军军医大学肿瘤研究所
任国胜　重庆医科大学附属第一医院
庄　翔　四川省肿瘤医院
刘　红　天津医科大学肿瘤医院
刘均娥　首都医科大学
刘俊田　天津医科大学肿瘤医院
刘胜春　重庆医科大学附属第一医院
孙安龙　重庆市肿瘤医院
孙晓光　博鳌肿瘤创新研究院
李　明　北京大学肿瘤医院
李文斌　首都医科大学附属北京天坛医院
李苏宜　中国科学技术大学附属第一医院
李秀琴　中国医科大学附属盛京医院
李治中　深圳拾玉儿童公益基金会
李维坤　中国医学科学院肿瘤医院
杨明璐　百度健康
吴　琼　中国抗癌协会肿瘤防治科普专委会
吴世凯　中国人民解放军总医院第五医学中心
吴建中　江苏省肿瘤医院
何宏涛　河北医科大学第四医院
余红平　广西医科大学附属肿瘤医院

宋　勇　中国人民解放军东部战区总医院

宋启斌　武汉大学人民医院

宋晓坤　天津医科大学肿瘤医院

张　力　中山大学肿瘤防治中心

张　俊　上海交通大学医学院附属瑞金医院

张　维　重庆大学附属肿瘤医院

张　斌　天津医科大学肿瘤医院

张兰军　中山大学肿瘤防治中心

张发宝　上海梅斯医药科技有限公司

张宏艳　中国人民解放军总医院第三医学中心

张晓东　北京大学肿瘤医院

张晓菊　河南省人民医院

陆　舜　上海市胸科医院

陈　鹏　天津医科大学肿瘤医院

陈万涛　上海市口腔医学研究所

陈小兵　河南省肿瘤医院

陈亚红　北京大学第三医院

陈敏山　中山大学肿瘤防治中心

邵欣欣　中国医学科学院肿瘤医院

武爱文　北京大学肿瘤医院

赵　勇　中国抗癌协会

胡海涛　中国医学科学院肿瘤医院

段　雄　乐问医学

姜玉娟　中国医学科学院肿瘤医院

秦　茵　北京市抗癌协会

耿　刚　内蒙古自治区中医医院

聂彩云　河南省肿瘤医院

贾国华　武汉大学人民医院

徐　泉　中国医学科学院肿瘤医院

郭　良　浙江省肿瘤医院

曹广文　中国人民解放军海军军医大学

崔久嵬　吉林大学第一医院

笪宇蓉　天津医科大学

翟瑞仁　潍坊阳光融和医院

缪中荣　首都医科大学附属北京天坛医院

内容提要

现今肿瘤已成为全球健康的焦点问题。中国肿瘤科学普及调研旨在深入研究中国肿瘤科学普及工作发展现状、挑战与前景。肿瘤科学普及工作不仅有助于提高大众和医务工作者的认知水平，还有助于降低肿瘤的发病率和死亡率。本次调研由中国抗癌协会科学普及专业委员会发起，历时2年完成，为使中国肿瘤科学普及工作者更深入了解我国肿瘤科学普及现状，特将本次调研编撰成书。书中详细梳理了全球肿瘤科学普及的现状，揭示了肿瘤对全球健康的巨大威胁；深入研究了中国肿瘤科学普及的现状，明确了中国在该领域取得的成绩及面临的问题。同时，以丰富的调研数据为依据，探讨了中国肿瘤科学普及工作的紧迫性和必要性及中国肿瘤科学普及工作的发展前景，强调了多渠道、多层次、全社会参与科学普及工作推进方式的重要性。本书最后通过对包括医务工作者、患者和普通大众为对象的问卷调查，总结了各群体对肿瘤科学普及工作的认知、需求和期望，为未来的科普工作提供了有力指导。本书通过对全球和中国肿瘤科学普及现状的深入分析，以及对未来的展望和建议，以期为中国肿瘤科学普及工作提供一份全面且具体的实施指南。本书适合医务工作者、患者及对肿瘤科学普及感兴趣的广大读者阅读，旨在帮助更多人了解肿瘤、提高肿瘤防治意识，共同应对肿瘤这一全球性挑战。

序

肿瘤，不仅仅是一种疾病，更是一个挑战且是一场持久战，它关系到每个人的生命、每个家庭的幸福。想要赢得这场与病魔的战争，我们需要在医院里药到病除、斩灭肿瘤，在实验室里夜以继日、寻求答案，更需要在全社会范围传播科学防癌、科学抗癌的知识，提高大众的健康素养。这不仅更加经济有效，且可从根源上改变我国肿瘤发生率高、致死率高的局面。在这一过程中，肿瘤科普工作至关重要。

肿瘤防治，赢在整合，整合之至，科普先行。肿瘤科普可以帮助民众更好地了解肿瘤本质、风险因素、预防措施、早期检测和治疗方法。通过科学的信息传递，可以减少肿瘤发病率，提高患者生存率，减轻患者和家庭的负担。然而，要实现这一目标，需要更科学、更正规、更广泛、更深入的科普工作。当下，我国健康科普水平良莠不齐，有些科普缺乏趣味性和传播性，对于普通大众而言晦涩难懂，更有甚者还存在科学性问题，有误导公众之嫌。如何做好肿瘤科普，是摆在我们面前的一道难题，同时也是一道必答题。

针对上述问题，中国抗癌协会肿瘤防治科普专业委员会主任委员田艳涛教授组织诸位肿瘤科普专家同道，编写了这部《中国肿瘤科普之声》。本书的问世，是对中国肿瘤科普工作的一次全面总结和展望。书中包含了对全球肿瘤科普工作的回顾，对中国肿瘤数据的详细分析，深度解析科普工作，分析科普发展趋势，对医务工作者、患者及社会大众进行了大规模的问卷调查，获得了第一手信息，使我们能够更准确地了解不同人群对肿瘤科普工作的需求和期望。通过此书，可以对目前国内肿瘤科学普及工作有清晰且全面的了解，同时也能充分认知世界主要国家的健康科普现状，最终引导各级医疗主管部门、医务工作者和媒体更好地开展肿瘤科普工作。在此之前，鲜有系统性研究关注我国的肿瘤科普工作，本书的出版有效填补了我国肿瘤科普工作调研领域的空白。

在肿瘤防治领域，中国抗癌协会持续发力，利用近 15 个月的周末，连续在全国范围内组织开展了 100 场"CACA 指南系列发布暨精读巡讲"，累计总行程超 27 万里，收看人数超 26 亿人次，掀起了全国"学指南、用指南、遵规范"的热潮。CACA 指南的理念已经深入人心，下一步将继续在肿瘤科普领域发力，让"科学防癌、科学抗癌"的理念走进校园、走进基层、走进社会的千家万户。我相信，通过阅读和实践本书所述的内容，能够更好地传递肿瘤科普信息，为中国的肿瘤科普工作注入新力量。可以说，本书的诞生是中国肿瘤防治事业的一个重要里程碑，同时也是对科普工作的坚定承诺。

最后，我要感谢所有为本书付出辛勤努力的人，无论是编者、编辑，还是出版机构。你们的工作为中国肿瘤防治事业贡献了力量，也为我们国家健康做出了贡献，必将载入中国医学特别是中国肿瘤学的史册。让我们共同努力，让本书成为促进癌症防治的有力工具，为"健康中国"战略添砖加瓦！

　　是为序

中国抗癌协会理事长　　樊代明
中国工程院院士

前　言

　　肿瘤，是当今世界严重威胁人类健康的疾病，堪称人类健康的最大挑战。肿瘤的发病率持续升高，对人类的健康威胁日趋严重，激发了大众对肿瘤科学普及工作的高度关切。肿瘤科普，不仅有助于提高公众对恶性肿瘤的认知水平、促进培养更加健康的生活方式，还有助于公众对癌症进行预防、早期筛查乃至有效治疗。然而，长期以来，我国肿瘤科普领域一直面临着信息传递不通畅、权威可查资源有限、科普内容良莠不齐等一系列的问题与挑战。基于上述原因，笔者组织编写了这部《中国肿瘤科普之声》，旨在深入分析中国肿瘤科普工作现状、面临问题与挑战、前景预测及探索，同时也为肿瘤科普工作提供一份相对全面且翔实的可操作性指导。

　　编写本书的想法源于我和我的团队对中国肿瘤科普工作的持续关切和多年来广泛且深入的实践。作为一名从事肿瘤防治工作数十年的一线临床医生，我见过太多恶性肿瘤患者及家属对科学有效治疗的渴望，我也见过太多家族史、其他易感人群及普通大众对肿瘤防治知识的渴求。与此同时，国内肿瘤科普领域的发展尚不成熟、诸多不足亟须补充与完善。我们希望通过本书，促使更多医学同行、相关政企乃至对肿瘤防治工作关注关心的个人，都能积极参与到我国肿瘤科普的工作中，形成合力，以提高全社会对肿瘤问题的认知，实现更早的预防、更精确的诊断和更有效的治疗。

　　编写本书是一项充满挑战的系统性工作，需要多方面的通力合作和广泛调研。我们先查阅了大量的文献资料，深入了解了全球肿瘤科普工作的现状和趋势。然后，对国内的肿瘤数据进行了详细分析，以便更准确地评估中国肿瘤科普工作取得的成绩和面临的困局。为了拿到第一手数据，我们分别针对医务工作者、患者和普通大众进行了大规模的问卷调查，直接获取调研对象对肿瘤科普工作的认识、需求和期望。在此基础上，我们对这些信息进行了有机整合、系统分析，最终编撰成书，贡献了宝贵的第一手数据，并提供了一些开创性的建议和展望。

　　本书是我国首次对肿瘤科普工作开展情况进行的全面梳理和总结。首先，我们将全球肿瘤科普与我国肿瘤科普进行了深入对比分析，突出了我国肿瘤科普工作面临的挑战和机遇。其次，以真实数据为研究基础，分析了当前肿瘤科普工作的紧迫性和现实意义，为我国肿瘤防治科普工作的开展提供了科学依据。再次，我们还特别关注到不同读者群体受众的需求，分别面向医务工作者、患者和普通大众提供不同建议，使科普工作更具针对性和实用性。最后，将科普工作置于全球健康大背景下，强调了肿瘤科普的全球性特征和影响，这将有利于推动实现人类健康命运共同体这一伟大的目标。

　　在编写本书的过程中，我们得到了社会各界人士众多的帮助与支持，在此衷心感谢他们为本书编写做出的巨大贡献。其一，要感谢参与问卷调查的医务工作者、患者和普通大众，他们的真实反馈为本书内容的翔实完整、创新有效提供了宝贵的一手资料。其二，要感谢梅斯医学和医脉通团队为本书提供的学术支持，两个优秀的团队在文献查阅和数据分析方面的出色工作为本书提供了坚实的数据基础。其三，要感谢编辑团队和访谈专家团队，他们的辛勤工作和专业指导，提升了本书的专业水准，使撰写过程更加顺畅。由于资料数据收集所限，书中可能存在一些疏漏或不够完善之处，敬请各位读者同道不吝赐教，我们将虚心接受，并在本书再版时将进行更正。

这部《中国肿瘤科普之声》旨在为各级政府、协会、医疗机构和科普从业者开展科普工作提供帮助和指导，让更多人了解肿瘤问题，提高全社会对癌症的认知水平。我们希望本书能够成为推动肿瘤科普工作的重要参考，为减少肿瘤的社会健康负担做出贡献，助力"健康中国"的目标早日实现。

中国抗癌协会科普专业委员会主任委员
中国医师协会医学科普分会会长　　田艳涛
中国医学科学院肿瘤医院胰胃外科病区主任

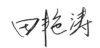

目　录

第1章 中国肿瘤科学普及工作发展调研的意义与背景

一、意义与宗旨

专家观点

中国肿瘤科学普及工作发展调研对于中国肿瘤科学普及工作的意义。

① 评估现状：可以对中国肿瘤科学普及工作的现状进行全面评估，分析目前工作存在的不足，发掘可改进之处，为未来的工作指明方向。

② 促进交流：调研需要收集并整理大量的文献资料，对国内、外的肿瘤科学普及工作进行调研，这有助于与国内、外相关领域专家进行交流，获取国内、外同行肿瘤科学普及工作的成功经验，有助于促进学术交流和合作。

③ 推动发展：调研可以为肿瘤科学普及工作发展提供有力支撑，通过分析目前的工作现状和未来发展趋势，为肿瘤科学普及工作提出可行性建议，推动肿瘤科学普及工作向更高水平发展。

④ 促进社会认知：肿瘤科学普及工作在推进肿瘤预防和治疗方面具有重要作用，调研可以将肿瘤科学普及工作的意义和重要性向社会普及和推广，提高公众对肿瘤科学的认知和理解，有利于提高人们的健康素养和防治肿瘤的能力。

世界卫生组织（World Health Organization，WHO）指出，1/3 的癌症完全可以预防，1/3 的癌症可以通过早期发现得到根治。在此大背景下，中国抗癌协会肿瘤防治科普专业委员会发起中国肿瘤科学普及工作发展调研，并编写本部《中国肿瘤科普之声》。本书的撰写将全面研究及展示全球有代表性的科普方式、理念及相关数据等，展现我国及其他有代表性国家肿瘤最新的流行病学资料、诊治现状、学科资源、发展现状及未来展望。本书旨在为国家卫生管理部门进行卫生政策制定与资源配置提供依据，为提升医务工作者对科普认知提供参考，以不断提高群众的癌症防治知识水平，促进全民肿瘤防治知识素养提升。

二、背景

1. 世界肿瘤科普简况

专家观点

全球肿瘤科普情况存在较大差异，但总体来说，肿瘤科普工作在一些国家越来越受关注和重视。一些国家的肿瘤科普工作涵盖了较多方面，包括预防、治疗、临床试验等。这些工作的目标是向公众传递有关肿瘤的正确信息，以使人们能更好地了解和处理相关问题。

发达国家与发展中国家肿瘤科普情况的差异明显。一些发达国家在肿瘤科普方面的机制更完善、覆盖面更广及肿瘤科普信息更加普及化和专业化。相反，在一些发展中国家，肿瘤科普工作还面临着挑战，如缺乏科普资源、医疗条件不足等。但随着科技的发展和社会的进步，发展中国家的肿瘤科普工作正在逐步改善，人们对肿瘤科普的需求也越来越高。

恶性肿瘤（即癌症），是世界上第二大死亡原因，也是全世界各个国家提高预期寿命面临的重要障碍，给全球公共卫生系统增加了沉重的负担。近年来，受饮食、环境、人口老龄化等影响，全球癌症发病与死亡的负担巨大且持续增加，其作为全球人类主要死因的现状日益突出，而且一些国家脑卒中及冠心病死亡率的相对下降，也是一定程度上恶性肿瘤死亡率增加的表象。预计到2040年，全球癌症新发病例数将达到2840万，与2020年的1930万新发病例相比，增加47%。

癌症的发病率、死亡率和伤残调整生命年（disability adjusted of life years，DALY）负担因国家和地区而异，尤其是在发展中国家和发达国家的差异更加明显。生态、环境、人口、文化和遗传等变量都是影响肿瘤评判的重要因素。在发达国家，癌症谱会实时更新，以帮助优化癌症控制系统的建立。然而，在大多数发展中国家，癌症普及的信息并不全面。目前，发达国家与发展中国家的癌症公众科普情况仍存在较大差异。2005年WHO健康社会因素决定委员会（commission social determinants of health，CSDH）成立。2008年，CSDH提出无论在低收入还是高收入国家，教育对于健康公平性而言都至关重要。健康知识文盲，即缺乏健康教育，是造成非传染性疾病负担的一个重要因素，在中低收入国家更常见。持续提升全体人群的健康素养、加强健康知识及公共卫生服务的宣传、帮助缺乏健康知识的人获取卫生服务讯息，是减少各地区健康差异和促进健康公平的实用策略。

比如，吸烟是引起肺癌的重要因素，烟草广泛流行可对公众健康造成严重后果。2017年11月，美国最大的烟草公司开展了反吸烟广告活动，反吸烟广告通过主流报纸、电视台、卷烟包装盒及烟草公司网站等传播，40%的美国成年人接受了这次的科普宣传。大众媒体反吸烟运动是一项强有力的公共卫生干预措施，《世界卫生组织烟草控制框架公约》（World Health Organization Framework Convention on Tobacco Control，WHO FCTC）第12条将此类运动列为各个国家控制烟草的必需措施。然而，一些低收入国家却没有反吸烟运动。2019年全球烟草流行报告显示，70%的非洲国家未开展全国性大众媒体反吸烟运动。一项针对非传染性疾病防控政策的研究显示，反对烟草相关的大众媒体运动开展程度较低，大部分国家均未全面实施。我国烟民数量高达4.5亿，位居世界前列，反吸烟运动的实施同样迫在眉睫。

再如，乳腺癌是常见的癌症之一，也是全球女性癌症相关死亡的主要原因，早期检查和诊断对乳腺癌患者生存起着至关重要的作用，而癌症认知水平是疾病早发现的重要因素，目前仍有一些女性不具备足够的健康知识来帮助她们参与疾病筛查和预防，尤其是在发展中国家。研究显示，印度、马达加斯加等发展中国家仅有30%的女性了解乳腺癌的遗传风险，而新加坡、土耳其等较发达国家有超过60%的女性对乳腺癌的遗传风险具有一定认知，这表明不同国家的人对于肿瘤认知水平存在一定差异。

2. 我国肿瘤科学普及情况现况

我国是世界上最大的发展中国家，癌症已经成为威胁我国居民健康的主要杀手，是致使我国居民预期寿命受损、因病致贫和因病返贫的主要原因。我国的癌症谱与美国、英国等发达国家不同，而随着我国经济社会的快速发展，癌症谱的表现正由发展中国家逐渐向发达国家过渡，除肝癌、胃癌及食管癌负担沉重外，肺癌、乳腺癌、结直肠癌和前列腺癌的发病率和疾病负担也在迅速增加。目前我国肿瘤的发展趋势并不乐观，未来肿瘤负担也将持续增大，肿瘤防控形式十分严峻。为了适应中国当前的社会及经济状况，需建立和完善有效的癌症防控体系。美国肿瘤年龄标准化发病率（age-standardized incidence rates，ASIR）及年龄标准化死亡率（age-standardized mortality rates，ASMR）呈下降趋势，而我国仍逐年上升，可见美国实施的癌症预防和控制策略具有一定的参考价值和借鉴意义。

　　目前我国总体肿瘤科普现状仍不理想。我国公众的肿瘤核心知识知晓率较低，对于肿瘤防治知识的认知度低，对肿瘤的"早发现、早诊断、早治疗"了解不全面，不利于疾病在早期阶段得到确诊并得以根治，给患者及家庭造成重大损失。乳腺癌是我国女性多发及高死亡率的重要恶性肿瘤之一。2014 年的一项调查研究纳入了我国北部和东部 11 个省的 2978 名25—70 岁女性，结果显示大多数女性仅仅知道乳腺癌是一种疾病，但缺乏对乳腺癌的深入了解；仅 595 名女性（20.0%）具有较高的乳腺癌认知能力，而 2383 名女性（80.0%）对乳腺癌相关知识知之甚少，缺乏对乳腺癌危险因素及早期症状等知识的了解。最新一项 Meta 分析显示，中国女性对乳腺癌认知水平低于某些国家（如非洲、欧洲国家及澳大利亚）的女性（18.9%vs. 68.9%），并且随着时间的推移，我国女性对乳腺癌的健康意识水平并没有明显改善。大多数研究人员均提出女性对于乳腺癌危险因素及临床症状的认知亟待提高，如除乳腺癌家族史外，辐射暴露、肥胖、吸烟和饮酒也是乳腺癌的重要危险因素；除乳房肿块外，乳头溢液、乳头回缩和乳房凹陷等也是乳腺癌可能的临床症状。

　　获取肿瘤相关知识的不同途径会影响人们对于肿瘤的认知水平。一项多中心的病例对照研究纳入了我国北部和东部 11 个省共 1489 名女性，调查了我国女性获取乳腺癌相关知识的来源，发现大多数女性通过传统媒体获取科普信息，如从电视广播（30.6%）或与朋友或亲戚交谈中获得（29.6%）。虽然目前互联网得到了迅速的发展和普遍应用，但在肿瘤相关知识普及方面并未产生重要作用，仅有 8.6% 的女性从互联网获得科普知识。此外，参加乳腺癌专题讲座的女性少之又少（2.5%），说明社会在为乳腺癌健康知识宣传方面的工作做得不到位。全球使用互联网获取肿瘤等疾病健康信息的人群越来越多，而在我国大部分人群仍不能有效利用互联网获取肿瘤科普知识。对于乳腺癌的筛查及预防，我国进行乳腺自我检查、临床乳腺检查女性的比例仅有 40%，明显低于美国芝加哥（55.3%）及澳大利亚（90%），导致差异较大的原因可能是我国为女性提供科普知识的工作不足、体格检查设备相对落后、相关诊疗的指导缺乏及健康教育体系不够完善。

　　《世界癌症报告》曾指出，预防是控制肿瘤最具成本效益的长期战略。随着我国肿瘤新发病例数逐年提高，开展肿瘤防治知识宣传科普成为提高群众健康素养、降低肿瘤发病的重要举措。为完成"全方位干预健康影响因素"的主要任务，让健康知识、行为和技能成为全民普遍具备的素质和能力，真正实现"健康素养人人有"的目标，以及针对"实施健康知识普及行动，维护健康需要掌握的健康知识"这一任务，党中央、国务院发布《"健康中国 2030"规划纲要》的主要任务提倡面向家庭和个人普及预防疾病、早期发现、紧急救援、及时就医、合理用药等维护健康的知识与技能。建立并完善健康科普专家库和资源库，构建健康科普知识发布和传播机制。强化医疗卫生机构和医务人员开展健康促进与教育的激励约束。鼓励各级电台、电视台和其他媒体开办优质健康科普节目。到 2022 年和 2030 年，全国居民健康素养水平不低于 22% 和 30%。在组织实施方面，从"加强组织领导""动员各方广泛参与""健全支撑体系"到"注重宣传引导"四方面共同推进，采取多种形式，强化舆论宣传，以有效方式引导群众了解和掌握必备的健康知识，践行健康生活方式；并成立了健康中国行动推进委员会，于 2019 年制定印发了《健康中国行动（2019—2030 年）》。其中，《健康中国行动——癌症防治实施方案（2019—2022 年）》在"实施危险因素控制行动，降低癌症患病风险"中提出到 2022 年癌症防治核心知识知晓率达到 70% 以上。虽然目前我国部分城市的肿瘤知晓率已达到 70%，但从近年来陆续开展的肿瘤防治现况调查来看，公众对肿瘤的总体知晓和认知情况并不理想，仍有一些地区的民众对肿瘤总体知晓和认知情况较差，如宜昌市城区居民癌症防治核心知识知晓率为 66.42%，深圳市居民癌症防治核心知识知晓率为 56.59%。其中，对深圳市宝安区社区居民的横断面调查显示，18 岁以上常住居民的防癌筛查比例仅为 28.10%，筛查者对肿瘤健康核心知识基本了解比例为 13.76%，而"不太了解"和"部分了解"的占比分别达 43.91%、42.33%。一项纳入 8125 名扬州市居民的问卷调查显示，扬州市居民肿瘤防治核心知识的知晓率为 71.48%，虽然已达 70%，但对于肿瘤发生危险因素的调查问卷回答正确比例仅有 39.13%，提示仍然有必要进行针对性的健康教育和知识宣传。此外，我国居民对肿瘤防治核心知识的掌握不平衡，农村地区肿瘤核心知识的总体知晓率水平较低（48.08%），且受年龄、文化程度及收入水平等影响。调查发现参加过肿瘤筛查或体检的居民，其肿瘤防治核心知识知晓率高于未参加者，说明肿瘤筛查也是学习掌握肿瘤防治核心知识的过程，因此需要加强肿瘤筛查的宣传力度、提高居民的肿瘤筛查依从性和肿瘤防治核心知识知晓率。

目前我国与世界主要发达国家在疾病预防科学普及水平方面尚存在一定差距，有关部门对肿瘤科普的重视程度不够，投入的人员、物力、财力支持相对欠缺，且民众的重视程度也不够。

比如，肺癌是我国发病率及死亡率最高的恶性肿瘤，吸烟与肺癌直接相关，美国已进行了反烟教育活动，而我国政府控制烟草的措施依然薄弱。我国对烟草广告和烟草促销的限制力度不够，调查数据表明，40.3% 的中国吸烟者在过去 6 个月的生活中会暴露于鼓励吸烟的促销或广告中，而该比例明显高于泰国（20.2%）、澳大利亚（18.9%）和美国（35.5%）。我国大部分吸烟者（80%）均希望政府能够采取更多措施来控制吸烟，这一比例明显高于韩国吸烟者（60%）和日本吸烟者（25%）；若得到政府的戒烟支持，与韩国（42%）及日本（29%）相比，我国吸烟者（83%）也更可能支持政府的戒烟政策。

再如，胃癌是东南亚国家常见的恶性肿瘤，幽门螺杆菌（helicobacter pylori，HP）是导致胃癌的重要因素，根除 HP 对预防胃癌十分有益，目前胃癌筛查普遍依赖内镜检查。日本和韩国分别于 1983 年和 2002 年启动了全国性胃癌筛查计划，提高了胃癌早期检出率并降低了死亡率。我国自 2008 年启动早期筛查项目以来，截至 2018 年底，194 个项目点超过 216 万人次接受了上消化道内镜检查，上消化道肿瘤检出率达 2.05%，早期检出率高达 70%。然而，在我国胃癌筛查尚未全面普及，主要针对的是高危人群，重点关注高危地区的 40—69 岁个体。对于肿瘤的筛查，我国仍然有部分民众不理解普查的意图，不愿支付筛查费用，或者自愿支付的金额低于实际筛查成本，这也提示国家在肿瘤知识科普宣教的同时应加大资金投入，提高肿瘤筛查项目的预算。

除加强对民众进行肿瘤防控知识的科普教育外，也需要强化临床医务人员肿瘤防控知识的规范化培训。临床医师能够第一时间为大众提供肿瘤预防及筛查建议。然而，我国一项调查了 320 名住院医师的研究发现，住院医师对一些肿瘤防控知识点掌握不理想。如在肿瘤预防方面，大部分医师都认为吸烟、饮酒及感染性因素是诱发肿瘤发生发展的重要因素，但对于水果膳食纤维摄入不足及超重等因素与肿瘤相关性认识不足；在肿瘤筛查方面，缺乏对于筛查起始年龄等肿瘤筛查知识点的掌握，如对"指南推荐，一般风险女性乳腺癌规律性筛查起始年龄为 45 岁"的知识点，能掌握的医师仅占 23.1%（74/320），说明住院医师对肿瘤筛查防控作用不够重视，需加强对住院医师肿瘤预防和筛查知识的培训，同时要探索针对医护人员肿瘤防控教育培训方案，提高临床医师肿瘤预防及筛查知识认知水平，推进肿瘤防控科学普及工作。

第2章　世界肿瘤数据报告及科学普及情况

一、世界肿瘤流行病学概况

（一）全球肿瘤流行病学

1. 肿瘤是威胁全球人类健康的公共问题

肿瘤是全球范围内所有人群都面临的严重健康问题，不同国家及地区恶性肿瘤的疾病负担存在一定差异，但总体上疾病负担仍较重，并且呈逐年上升趋势。近年来，随着医疗卫生水平的提高，人类寿命逐渐延长，人口老龄化现象加重，疾病谱发生了改变，传染性疾病的地位逐渐下降，慢性非传染性疾病取而代之。其中，恶性肿瘤作为一项重大公共卫生挑战，由于其高发病率及死亡率的特点，导致死亡例数和发病例数逐年上升，已成为全球第二大死因。尽管全球已经针对如何减轻恶性肿瘤的疾病负担开展了多项研究，但恶性肿瘤仍然威胁着人类健康，对于恶性肿瘤的预防及控制仍亟须各方不懈努力。

2. 世界肿瘤发病率及死亡率防控情况仍不理想

在全球 183 个国家中，肿瘤已成为一些国家民众过早死亡（死亡年龄为 30—69 岁）的第一或第二大原因。在全球有 48 个国家，恶性肿瘤已经超过心血管系统疾病成为国民最主要的死因，这得益于心血管系统疾病在预防和管理上的显著成效。此外，有 65 个国家也正在经历这种转变，恶性肿瘤正逐渐成为第 2～4 位死因。据 WHO 估计，如果在 2015—2030 年，将 4 种主要的非传染性疾病（即心血管疾病、恶性肿瘤、慢性呼吸系统疾病和糖尿病）导致的过早死亡减少 1/3，全球 30—69 岁年龄组的平均预期寿命将增加 0.64 岁，中国该年龄组人群平均预期寿命将增加 0.45—0.60 岁。在未来 20 年，全球恶性肿瘤例数会增加约 60%，全球肿瘤的防控形势十分严峻。

在全球范围内，恶性肿瘤的发病率已进入下降阶段，这主要是肿瘤防控政策有效实施的结果。然而，全球每年的死亡人群中仍有 1/6 死于恶性肿瘤，肿瘤负担（即新增病例数、死亡人数、确诊肿瘤后 5 年的死亡率）仍不断增加。2008 年全球肿瘤新发病例约 1260 万人，到 2018 年全球新发肿瘤患者增加至 1810 万人，其中约有 960 万人最终死于恶性肿瘤。2020 年全球约有 1930 万新发恶性肿瘤病例和近 1000 万恶性肿瘤病例死亡。到 2040 年，全球肿瘤负担预计将翻倍，全球新发肿瘤病例数将高达 2900 万～3700 万。2018 年数据显示，30—69 岁的"过早死亡"病例数为 1520 万人，其中 450 万人（29.7%）死于肿瘤。

3. 肿瘤年轻化现象日渐明显

随着人口的老龄化，肿瘤的发病率逐年升高，一些癌种好发于老年人群，且老年人身体素质较差，这是肿瘤发生发展的诱因。需要强调的是，肿瘤与年轻人的关系也逐渐紧密，恶性肿瘤发病越来越年轻化，青少年和年轻成人（adolescent and young adult，AYA）的恶性肿瘤亦导致全球沉重的医疗负担。2019 年，医学权威杂志 Lancet 对全球 15—39 岁的年轻人展开的研究数据显示，每年有约 119 万肿瘤病例，39.6 万肿瘤相关死亡病例，AYA 肿瘤发病与死亡情况值得引起高度重视。在大多数高收入国家，人群中结直肠癌发病率呈稳定或下降趋势。然而，下降趋势仅限于老年病例，年轻人结直肠癌发病率呈急剧上升趋势。一项由国际癌症研究机构（International Agency for Research on Cancer，IARC）开展的研究对 1998—2012 年登记的近 185 万 AYA 患者（15—39 岁）进行了调查与分析，研究范围包括亚洲、非洲、欧洲、美洲（南、北美洲）和大洋洲的 41 个国家和地区。研究结果显示，有 23 个国家和地区的 AYA 恶性肿瘤发病率呈上升趋势，其中包括中国，有 16 个国家和地区的肿瘤发病率保持稳定，仅 2 个国家和地区发病率呈下降趋势。在中国，除黑色素瘤外，年轻男性肿瘤发病率每年增长约 0.75%，女性每年增长约 1.82%。一些国家的 AYA 与肥胖相关的恶性肿瘤发病率也显著增加，如肝癌、胰腺癌及胆囊癌，同时睾丸癌、宫颈癌、黑色素瘤等发病率也呈上升趋势，这表明针对 AYA 进行预防、筛查及治疗的策略有待完善和提高。肥胖预防、广泛接种人乳头瘤病毒（human papilloma virus，HPV）疫苗、戒烟及适当防晒可能是降低一些国家 AYA 肿瘤发病率的潜在途径。

2021 年 9 月，*CA Cancer J Clin* 公布了对 2020 年美国青少年肿瘤研究统计数据显示，2007—2016 年，各年龄段 AYA 恶性肿瘤发病率都在不断上升。最近的研究显示，15—39 岁年轻人中有约 8.95 万新增肿瘤病例和 9270 例新增肿瘤死亡病例。此外，还有一项发表在 *JAMA* 上的回顾性研究监测了 1973—2015 年 50 多万肿瘤病例的数据，发现 AYA 肿瘤发病率增加了 30%。因此，肿瘤年轻化现象应该得到更多重视和更有力防控。

4. 全球不同种类肿瘤发病及死亡情况

2018 年数据显示，全球最常见的恶性肿瘤为肺癌，其发病率为 11.6%。其次分别为乳腺癌（11.6%）、结肠癌（10.2%），以及前列腺癌（7.1%）、胃癌（5.7%）、肝癌（4.7%）、食管癌（3.2%）、宫颈癌（3.2%）、甲状腺癌（3.1%）、膀胱癌（3%）与其他类型恶性肿瘤（36.7%）。不同类型肿瘤发病率存在性别差异，如男性常见肿瘤前五位为肺癌（14.5%）、前列腺癌（13.5%）、结肠癌（10.9%，）、胃癌（7.2%）及肝癌（6.3%），女性常见肿瘤前五位为乳腺癌（24.2%）、结肠癌（9.5%）、肺癌（8.4%）、宫颈癌（6.6%）及甲状腺癌（5.1%）。肺癌是肿瘤相关死亡的主要原因（占所有死亡人数的 18.4%），其次是结直肠癌（9.2%）、胃癌（8.2%）、肝癌（8.2%）、乳腺癌（6.6%）、食管癌（5.3%）、胰腺癌（4.5%）、前列腺癌（3.8%）、宫颈癌（3.3%）、白血病（3.2%），这 10 种常见肿瘤导致了 60%～70% 肿瘤的发病及死亡。2020 年全球不同癌种新发病例及死亡病例情况见表 2-1。

表 2-1　2020 年全球不同癌种新发病例及死亡病例情况

不同癌种	新发病例数 （占总癌种的比例，%）	新死亡病例数 （占总癌种的比例，%）
乳腺癌	2 261 419（11.7）	684 996（6.9）
肺癌	2 206 771（11.4）	1 796 144（18.0）
前列腺癌	1 414 259（7.3）	375 304（3.8）
皮肤非黑色素瘤	1 198 073（6.2）	63 731（0.6）
结肠癌	1 148 515（6.0）	576 858（5.8）
胃癌	1 089 103（5.6）	768 793（7.7）

（续表）

不同癌种	新发病例数 （占总癌种的比例，%）	新死亡病例数 （占总癌种的比例，%）
肝癌	905 677（4.7）	830 180（8.3）
直肠癌	732 210（3.8）	339 022（3.4）
宫颈癌	604 127（3.1）	341 831（3.4）
食管癌	604 100（3.1）	544 076（5.5）
甲状腺癌	586 202（3.0）	43 646（0.4）
膀胱癌	573 278（3.0）	212 536（2.1）
非霍奇金淋巴瘤	544 352（2.8）	259 793（2.6）
胰腺癌	495 773（2.6）	466 003（4.7）
白血病	474 519（2.5）	311 594（3.1）
肾癌	431 288（2.2）	179 368（1.8）
子宫癌	417 367（2.2）	97 370（1.0）
唇部、口腔癌	377 713（2.0）	177 757（1.8）
皮肤黑色素瘤	324 635（1.7）	57 043（0.6）
卵巢癌	313 959（1.6）	207 252（2.1）
神经系统肿瘤	308 102（1.6）	251 329（2.5）
喉癌	184 615（1.0）	99 840（1.0）
多发性骨髓瘤	176 404（0.9）	117 077（1.2）
鼻咽癌	133 354（0.7）	80 008（0.8）
膀胱癌	115 949（0.6）	84 695（0.9）
口咽癌	98 412（0.5）	48 143（0.5）
下咽癌	84 254（0.4）	38 599（0.4）
霍奇金淋巴瘤	83 087（0.4）	23 376（0.2）
睾丸癌	74 458（0.4）	9334（0.1）
腮腺癌	53 583（0.3）	22 778（0.2）
肛门癌	50 865（0.3）	19 293（0.2）
外阴癌	45 240（0.2）	17 427（0.2）
阴茎癌	36 068（0.2）	13 211（0.1）
卡波西肉瘤	34 270（0.2）	15 086（0.2）
间皮瘤	30 870（0.2）	26 278（0.3）
阴道癌	17 908（0.1）	7995（0.1）
所有部位恶性肿瘤	19 292 789	9 958 133

（二）美国肿瘤流行病学

1. 肿瘤整体发病率趋势于 20 世纪 90 年代后逐渐下降

据 2022 年美国肿瘤年度报告显示，2022 年有 191.8 万例新发肿瘤病例，即平均每天有 5250 例新发病例，其中 60.9 万人因恶性肿瘤死亡。20 世纪大部分时间，美国肿瘤发病率一直平稳增长，但在 20 世纪 90 年代初陡增达到峰值，这主要得益于前列腺癌筛查的普及，使很多无症状前列腺癌被诊断并及时接受治疗。20 世纪 90 年代初高峰后，约到 2013 年，男性总体肿瘤发病率普遍下降，直到 2018 年趋于稳定，但女性肿瘤发病率仍缓慢升高。虽然男性患癌风险仍高于女性，但其发病率的差距越来越小。研究发现，患者早期被诊断为肿瘤的比率每年增长 4.5%，提示癌症患者逐渐实现了早诊断、早治疗的目标，这也是死亡率降低的重要原因。

2. 肿瘤患者存活率上升，死亡率呈下降趋势，且越来越快

据估计，2022 年美国有 609 360 人死于癌症，每天约 1700 人死亡。男性肿瘤相关死亡大部分源于肺癌、前列腺癌及结直肠癌，女性肿瘤相关死亡病例基本为肺癌、乳腺癌及结直肠癌。1975—2019 年，前列腺癌（98%）、皮肤黑色素瘤（93%）及女性乳腺癌（90%）的存活率最高，胰腺癌（11%）、肝癌（20%）、食道癌（20%）及肺癌（22%）的存活率最低。肿瘤的存活率与种族有关，研究显示黑色人种的多种肿瘤存活率都低于白色人种，两种族中胰腺癌与肾脏肿瘤的存活率相当。与白色人种相比，在性别、年龄和诊断阶段进行筛选后，黑色人种的肿瘤死亡风险高出 33%，美洲印第安人/阿拉斯加原住民的风险高出 51%。

随着治疗方案的改进（如靶向治疗的发展），造血和淋巴系统恶性肿瘤存活率增长迅速。慢性粒细胞白血病 5 年存活率从 20 世纪 70 年代的 22% 增加到 2011—2017 年的 71%；黑色素瘤 5 年相对存活率从 2004 年的 15% 提高到 2011—2017 年的 30%。肺癌确诊后 3 年存活率从 2001 年的 19% 增加到 2015—2017 年的 31%，中位生存时间从 8 个月增加到 13 个月。

死亡率是比发病率或生存率更能反映肿瘤进展的指标。据 2019 年相关数据显示，肿瘤相关死亡占男性和女性所有死亡人数的 21%，仅次于心脏病。然而，肿瘤是 40—79 岁女性和 60—79 岁男性的第一大死因。美国肿瘤患者死亡率在 20 世纪大部分时间里都呈上升趋势，由于烟草的流行导致男性肺癌死亡人数迅速增加，该数值在 1991 年达到峰值（死亡率为 215.1/10 万）。此后，随着吸烟人数的减少及对某些肿瘤早期检测和治疗方案的改进，使肿瘤相关死亡率持续下降。截至 2019 年，肿瘤相关死亡率为 146.0/10 万，比 1991 年的峰值降低了 32%，相当于减少了 349.6 万例肿瘤相关死亡，其中男性肿瘤相关死亡率降低更明显。肿瘤总体死亡率下降得越来越快，21 世纪 00 年代每年减少约 1.5%，到 2015—2019 年，每年平均减少 2%。从 20 世纪 70 年代到 21 世纪 10 年代中期（2011—2017 年），所有癌症的整体 5 年生存率从 49% 增加到了 68%。

3. 不同种类肿瘤发病及死亡情况

2014 年美国数据显示，由吸烟导致的癌症占癌症病例（19.0%）和死亡数（28.8%）的比例最高，其中吸烟可导致超过 80% 的肺癌病例。2009—2018 年，男性肺癌发病率每年约下降 3%，而女性肺癌发病率约下降 1%。这主要是控烟政策在起作用，吸烟导致肺及全身血管损伤，诱发癌症的发生。同时，医疗技术和检测的进步实现了早诊断、早治疗，为死亡率降低做出了突出贡献。因此，美国疾病控制与预防中心（Centers for Disease Control and Prevention, CDC）大力鼓励戒烟，并发布了《2020 外科医生报告》。目前，肺癌是美国肿瘤相关死亡的最主要原因，而乳腺癌则是美国最常见的恶性肿瘤，肺癌、结直肠癌和前列腺癌的发病率也位居前列。由于早期筛查和治疗的进步，总体死亡率的变化趋势主要由肺癌驱动。男性肺癌死亡率下降速度从 2010—2014 年的每年 3.1% 加速至 2015—2019 年的每年 5.4%，女性从 1.8% 下降到 4.3%。总体而言，1990—2019 年，男性肺癌死亡率下降了 56%；2002—2019 年，女性肺癌死亡率下降了 32%。肺癌的 3 年生存率从 2001 年的 19% 增加到了 2015—2017 年的 31%，中位生存期从 8 个月增加到了 13 个月。这既归功于肿瘤治疗手段的进步，也是肿瘤筛查普及使早期诊断增多的结果。

2014—2018 年，50 岁及以上人群结直肠癌发病率每年下降约 2%，50 岁以下成年人每年增加 1.5%，这可能与 2000 年后广泛普及结肠镜检查有关。结直肠癌是男女性恶性肿瘤死亡的第二大原因，其死亡率持续降低有利于肿瘤死亡率整体改善，近十年（2010—2019 年）来，结直肠癌死亡率每年下降约 2%，这种趋势掩盖了年轻人死亡率的上升。2005—2019 年，50 岁以下人群结直肠癌死亡率每年上升 1.2%，50—54 岁人群每年上升 0.6%。

尽管宫颈癌可预防，但仍是 20—39 岁女性肿瘤相关死亡的第二大原因，年轻女性确诊率的提高推动了宫颈腺癌发病率的上升。2019 年共有 4152 名女性死于宫颈癌，其中 50% 年龄为 50 岁及以下，且社会经济地位低的女性比社会经济地位高的女性宫颈癌发病率高出约 2 倍。因此，需要更有针对性的加强宫颈癌防控。

女性乳腺癌死亡率在 1989 年达到顶峰，此后由于肿瘤认知提高、乳房 X 线筛查、早期诊断及治疗改进，死亡率下降了 42%。近年来，乳腺癌死亡率下降速度有所放缓，从 20 世纪 90 年代和 21 世纪 00 年代的每年 2%～3% 下降到 2013—2019 年的每年 1%，这可能与近年来乳腺癌发病轻微但稳定增长及乳房 X 线筛查的使用停滞有关。同样，前列腺癌死亡率的下降速度放缓，这可能与前列腺特异性抗原（prostate specific antigen，PSA）检测减少和前列腺癌晚期诊断增加有关。胰腺癌是导致男性与女性患者肿瘤相关死亡的重要原因。男性死亡率缓慢上升，从 2000 年的 12.1/10 万上升至 2019 年的 12.7/10 万；女性胰腺癌相关死亡率相对稳定，为（9.3～9.6）/10 万。数十年来，肝癌死亡率增长幅度最快，但在最近 5 年，男性和女性肝癌相关死亡率都保持相对稳定。

4. 不同性别的肿瘤患者发病及死亡情况

前列腺癌（26%）、肺癌和支气管癌（12%）及结直肠癌（8%）几乎占男性肿瘤发病病例的一半（46%），其次为尿道膀胱癌（6%）、皮肤黑色素瘤（6%）、肾癌（5%）、非霍奇金淋巴瘤（5%）、口腔癌（4%）、白血病（4%）及胰腺癌（3%）；女性常见恶性肿瘤排名前五位的是乳腺癌（30%）、肺癌（13%）、结直肠癌（8%）、子宫癌（7%）及皮肤黑色素瘤（5%），其次为非霍奇金淋巴瘤（4%）、甲状腺癌（3%）、胰腺癌（3%）、肾癌（3%）、白血病（3%）。男性患肿瘤的风险（40.2%）略高于女性（38.5%），在很大程度上反映了男性暴露于更多的致癌环境和生物因素，如吸烟和身高。不同性别内源性激素及免疫功能差异也发挥了一定作用。在男性肿瘤患者中，死亡率较高的肿瘤分别为肺癌（22%）、前列腺癌（11%）和结直肠癌（9%），而在女性患者中死亡率较高的是肺癌（22%）、乳腺癌（15%）和结直肠癌（8%）。

5. 美国肿瘤逐渐年轻化

恶性肿瘤是美国儿童群体（1—14 岁）的第二大常见死因，仅次于事故，是青少年群体（15—19 岁）的第 4 大常见死因。到 2022 年，约 10 470 名儿童（出生至 14 岁）和 5480 名青少年（15—19 岁）确诊断患恶性肿瘤，约 1050 和 550 人死亡。其中，白血病是最常见的儿童癌症，占整体肿瘤病例的 28%，其次是脑和其他神经系统肿瘤（26%）。

1975 年以来，儿童和青少年群体的总体肿瘤发病率略有增加（每年增加 0.8 人），增长趋势与肿瘤种类有关。然而，1970—2019 年，罹患肿瘤儿童的死亡率从 6.3/10 万下降至 1.8/10 万，罹患肿瘤青少年的死亡率从 7.2/10 万下降至 2.8/10 万，此进展在很大程度上得益于白血病死亡率显著下降，儿童白血病死亡率下降了 84%，青少年白血病死亡率下降了 75%，也说明了白血病治疗水平的进步。在过去 4 年里，儿童急性淋巴细胞白血病的缓解率达到了 90%～100%，主要是通过优化化疗药物实现的。然而，青少年群体的急性淋巴细胞白血病缓解进展在一定程度上落后于儿童群体。1970—2019 年，青少年肿瘤患者死于其他癌种的比率显著降低。在儿童患者中，所有癌种的 5 年生存率从 20 世纪 70 年代中期的 58% 提高到 2011—2017 年的 85%，在青少年肿瘤患者中从 68% 提高到 86%。

（三）欧盟肿瘤流行病学

1. 欧洲肿瘤整体发病及死亡情况

欧洲人口虽然占世界人口的 1/10，但其肿瘤病例数却占全球的 1/4。2020 年欧洲约有 400 万新发癌症病例（不包括非黑色素瘤皮肤癌），其中死亡 190 万；欧洲不同地区发病率存在差异。据 2020 年数据，全欧洲男性肿瘤患者粗发病率为 30%～35%，西欧、东欧、北欧、南欧男性肿瘤发病率分别为 34.9%、30.47%、32.91% 及 31.31%；女性肿瘤患者粗发病率低于 30%，西欧、东欧、北欧、南欧女性肿瘤发病率分别为 27.85%、22.18%、28.19% 及 23.85%。

欧洲联盟（以下简称欧盟）包括德国、法国、意大利、荷兰、比利时和卢森堡等 27 个成员国。在欧盟，肿瘤是导致 65 岁以下人群死亡的首要原因。2020 年，欧盟 27 个成员国的新发肿瘤病例为 270 万，其中死亡病例 130 万，分别占整个欧洲所有新发病例和肿瘤死亡病例的 66% 和 65%，其肿瘤新诊断和死亡的总体累积风险与整个欧洲的数据非常相似。从经济角度来看，2018 年肿瘤使欧盟损失了近 970 亿欧元。20 世纪 90 年代以来，欧洲的肿瘤死亡率一直在下降，2006 年以来，所有年龄段男性肿瘤患者死亡率每年下降 1.5%；2007 年以来，女性肿瘤患者死亡率每年下降 0.8%。大多数癌种的死亡率均呈下降趋势，包括胃癌、肠癌、男性肺癌、乳腺癌及前列腺癌；然而，女性肺癌及胰腺癌的死亡率并未得到改善。到 2016 年，男性和女性的年龄标准化率（世界标准）分别达到 125.4/10 万和 81.3/10 万。

2020 年数据显示，欧洲不同地区肿瘤发病率及死亡率略有差异。男性肿瘤患者死亡率为 11%～19%，西欧、东欧、北欧、南欧死亡率分别为 13%、18.24%、11.39% 及 13.29%；女性肿瘤患者死亡率均低于 10%，西欧、东欧、北欧、南欧分别为 8.84%、9.79%、9.2% 及 8.07%。20 世纪 90 年代中期后，大多数东部国家及挪威、西班牙肿瘤相关死亡情况出现改善，除保加利亚、葡萄牙和罗马尼亚外，大多数国家男性肺癌死亡率均有所下降，而大多数国家女性肺癌死亡率有所上升。在俄罗斯，近年来乳腺癌死亡率逐渐下降，且在中年女性中下降幅度更大。大多数国家前列腺癌死亡率也有一定程度下降，只有东欧少数国家例外。

2. 不同种类肿瘤发病及死亡率情况

目前，乳腺癌是欧洲最常见的恶性肿瘤，占所有癌种的 13.1%（53 万例），其次是结直肠癌（52 万例，12.9%）、肺癌（48 万例，11.8%）和前列腺癌（47 万例，11.7%），这 4 种肿瘤类型约占所有新发肿瘤的 50%。就死亡率而言，欧洲常见的肿瘤相关死亡原因是肺癌（38 万例，占总肿瘤相关死亡数的 20%）、结直肠癌（25 万例，12.6%）、乳腺癌（14 万例，7.3%）和胰腺癌（13 万例，6.8%），这些癌症占所有癌症死亡率的 47%。

就欧盟而言，乳腺癌是最常见的肿瘤，新增病例超过 36 万例（占所有癌症诊断的 13.3%），其次是结直肠癌（34 万例，12.7%）、前列腺癌（34 万例，12.5%）和肺癌（32 万例，

11.9%），与全欧洲常见恶性肿瘤发病情况相似。2020 年，欧盟国家肿瘤新发病例数和死亡数分别为 270 万和 130 万，占整个欧洲所有新发肿瘤数和肿瘤相关死亡人数的 66% 和 65%。肿瘤相关死亡的常见原因是肺癌（26 万例，20.4%）、结直肠癌（16 万例，12.4%）、乳腺癌（9 万例，7.3%）和胰腺癌（9 万例，7.1%），与全欧洲整体情况相似。

乳腺癌是欧洲女性中最常被诊断出的恶性肿瘤，且是大多数国家女性肿瘤死亡的首要原因，欧洲有 24 个国家（60%）、欧盟有 14 个国家（52%）的女性肿瘤患者主要死于乳腺癌。在欧洲，75 岁之前诊断为乳腺癌的累积风险为 8%（每 12 名女性中有 1 名），而在 75 岁之前死于乳腺癌的风险为 1.6%（每 61 名女性中有 1 名）。乳腺癌是所有年龄组中最常见的恶性肿瘤，0—44 岁、45—64 岁和 65 岁及以上女性，乳腺癌发病率分别为 35%、34% 及 23%，各年龄组癌症死亡率分别为 25%、19% 和 15%，占女性恶性肿瘤死亡之首。欧洲不同国家乳腺癌发病率存在一定差异，西欧发病率较高，在比利时和荷兰等国家，发病率分别高达 194/10 万及 174.4/10 万，而在乌克兰等东欧国家，发病率为 72.1/10 万，但东欧死亡率较高，这提示较发达的欧盟国家虽然肿瘤发病率相对较高，但死亡率低。一些因素导致乳腺癌发病率地域上的差异，包括实施筛查活动地域差异、主要风险因素不同分布（如产次、初生时的产妇年龄）等。20 世纪 80 年代中后期以来，大多数欧洲国家乳腺癌死亡率逐年下降，尤其是乳腺癌发病率最高的北欧和西欧，下降时间更早且下降幅度更大。欧盟国家的乳腺癌死亡率从 2017 年的 15.1/10 万下降至 2022 年的 12.9/10 万。其中，死亡率在年轻女性（20—49 岁）中下降幅度最大，2002—2012 年下降了 22%。在欧洲，英国与北欧及西欧国家的死亡率降幅大于大多数中欧和东欧国家，其中很大原因在于早期检查的进步，得益于筛查效率提高及公众对乳腺癌认知提升。改善中欧和东欧乳腺癌管理也属当务之急。

结直肠癌是欧洲第二高发的癌症，男性结直肠癌的发病率高于女性，欧洲男性平均 ASIR 为 89/10 万，女性 ASIR 为 55/10 万。75 岁以下结直肠癌累积风险的趋势也是如此，男性为 4.5%（相当于 22 名男性中有 1 人），女性为 2.9%（相当于 35 名女性中有 1 人）。男女发病率的地域差异显著，男性患者斯洛伐克（141.3/10 万）、匈牙利（135.6/10 万）和斯洛文尼亚（133.3/10 万）的发病率较高；女性患者挪威（92.7/10 万）、丹麦（83.9/10 万）和荷兰（78.9/10 万）的发病率较高，而阿尔巴尼亚的结直肠癌发病率（男性为 18.4/10 万，女性为 14.4/10 万），无论男性或女性均远低于其他国家。结直肠癌也是男性女性肿瘤患者死亡的第二大原因，结直肠癌的风险与高红肉和加工肉类饮食、超重、吸烟和饮酒有关，含全谷物、水果和蔬菜的饮食，以及保持健康的生活方式、戒烟、限制酒精摄入和定期进行体育锻炼等是保护性因素。大便检测及内镜检查等均有助于筛查结直肠癌，降低其死亡风险。

肺癌是欧洲（除瑞典外）男性肿瘤死亡的首位原因，其中有 13 个国家（即 1/3）为女性肿瘤相关死亡的首要原因，肺癌对男性影响大于女性。欧洲有近 48 万例新确诊肺癌病例（占所有新诊断的 11.8%）和超过 38 万例肺癌死亡病例（约占肿瘤死亡的 20%）。欧洲 75 岁以下男性确诊为肺癌的累积风险高于女性，男性为 5.4%（即 19 名男性中有 1 名），女性为 2.3%（即 44 名女性中有 1 名）。欧盟男性肺癌累积风险与全欧洲数据相似，而女性累积风险略高（2.7%，即 37 名女性中有 1 名）。肺癌男女发病率地域差异显著，男性肺癌患者不同国家发病率相差约 3 倍，女性患者的差异可达 9 倍。男性肺癌发病率较高地区是中欧和东欧［如匈牙利（138.3/10 万）、塞尔维亚（136.4/10 万）和拉脱维亚（127.9/10 万）］及南欧和西欧［如希腊（127.2/10 万）、黑山（123.8/10 万）和比利时（123.5/10 万）］；而芬兰（67.1/10 万）、瑞士（64.3/10 万）和瑞典（44.8/10 万）的发病率较低。女性肺癌发病率最高的是爱尔兰（85.1/10

万）、丹麦（85.1/10 万）、匈牙利（76.6/10 万）、冰岛（74.3/10 万）和英国（71.4/10 万），发病率最低的是东欧，尤其是乌克兰（11.8/10 万）和白俄罗斯（10/10 万）。鉴于确诊后肺癌预后相对较差，肺癌死亡率地域分布模式与发病率相似。在男性中，一些欧洲国家肺癌发病率和死亡率呈下降趋势，尤其是北欧和西欧；然而，中欧和东欧的肺癌发病率仍然很高，但趋于稳定或呈下降趋势。相比之下，欧洲一些国家（如法国、西班牙）女性肺癌发病率仍在上升，尽管在高风险的北欧国家开始趋于稳定。肺癌发病率的性别差异与接触烟草的地域和时间有关。烟草相关肿瘤（主要是肺癌，还有头颈部癌、食道癌、胰腺癌和泌尿道癌）的发病率和死亡率可通过吸烟习惯改变和烟草使用的初级干预来改善和避免。在欧洲，烟草控制政策由世界卫生组织烟草控制框架公约（World Health Organization Framework Convention on Tobacco Control，WHO FCTC）和欧洲烟草制品指令（Tobacco Products Directive，TPD）主导，这有助于欧盟成员国将这些指令转化为国家法律以加强实施。

前列腺癌为 2020 年欧洲第 4 大常见癌症，也是男性中最常见的肿瘤。欧洲 75 岁以下男性确诊前列腺癌的累积风险为 8.2%（即每 12 名男性中有 1 名），而 75 岁以下男性死于前列腺癌的风险为 1%（每 103 名男性中有 1 名），欧盟国家的数据与欧洲整体相似。北欧和西欧国家发病率较高，如爱尔兰（250.9/10 万）、爱沙尼亚（245.4/10 万）、瑞典（223.1/10 万）及挪威（222.4/10 万），东欧的发病率较低，如阿尔巴尼亚（73.9/10 万）、乌克兰（81.1/10 万）和塞尔维亚（86.6/10 万）。与发病率相比，不同地区的死亡率差异较小，爱沙尼亚（78.5/10 万）和斯洛伐克（75.5/10 万）死亡率较高，西班牙（28.1/10 万）和意大利（22.6/10 万）死亡率较低。部分国家的前列腺癌死亡率呈下降趋势，可能归因于前列腺癌治疗的改进，提示欧盟国家虽然癌症发病率相对较高，但死亡率低。

胰腺癌是男性和女性癌症死亡的第 4 大原因，约有 14 万例新发胰腺癌病例，因胰腺癌预后差，死亡人数与新发病例数接近。由于欧洲人口老龄化，预计胰腺癌死亡人数将增加。公认的胰腺癌发生危险因素为吸烟、肥胖、饮食习惯、饮酒和糖尿病。胰腺癌对男性的影响略高于女性，且主要在东欧。75 岁以下人群患胰腺癌累积风险不同性别有相似性，但男性（1.1%，即 89 名男性中有 1 名）风险占比略高于女性（0.7%，即 136 名女性中有 1 名）。就发病率而言，欧洲不同国家男性胰腺癌发病率的差异不到 2 倍，而女性发病率差异可达 3 倍。男性胰腺癌患者，匈牙利（29.7 人 /10 万）、卢森堡（28.6/10 万）、爱沙尼亚（27.7/10 万）和黑山（27.7/10 万）发病率最高，而西班牙（19.8/10 万）、英国（19.7/10 万）、波兰（19.7/10 万）、葡萄牙（19.3/10 万）、波斯尼亚和黑塞哥维那（19/10 万）、乌克兰（18.3/10 万）和阿尔巴尼亚（16.1/10 万）发病率较低。女性胰腺癌发生率高的国家有匈牙利（21.9/10 万）、芬兰（20.8/10 万）、奥地利（20.2/10 万）、捷克（20.1/10 万）、瑞典（20/10 万），而波斯尼亚和黑塞哥维那（13.3/10 万）、葡萄牙（12.2/10 万）、北马其顿（11.8/10 万）、白俄罗斯（9.9/10 万）、乌克兰（9.3/10 万）和阿尔巴尼亚（7.6/10 万）发病率较低。胰腺癌死亡率和发病率与地域有关。

以上 2020 年的研究数据显示，欧洲国家不同恶性肿瘤的发病率和死亡率存在的地域差异较大，这可能由很多因素决定，如特定肿瘤关键风险因素、国家癌症防控计划实施，以及乳腺癌、宫颈癌和结直肠癌筛查计划实施方面的地域差异，诊断实践的差异（如关于前列腺癌和甲状腺癌的检测）。因此，需要应用或进一步实施国家战略，以减少欧洲肿瘤负担的程度。

3. 不同性别的肿瘤发病及死亡情况

男性肿瘤患者的粗发病率为 30%～35%，女性发病率低于男性，为 22%～29%。男性群体中最常见的肿瘤是前列腺癌（占男性肿瘤患者总数的 22.2%）、肺癌（14.8%）、结直肠癌（13.2%）

和膀胱癌（7.3%）；在女性中，乳腺癌是最常被确诊的恶性肿瘤（占女性患者总数的27.8%），其次是结直肠癌（12.4%）、肺癌（8.5%）和子宫体癌（6.8%）。

2015年的数据显示，欧盟男性肿瘤患者死亡率为137.5/10万，俄罗斯及大多数东欧国家的肿瘤相关死亡率最高，而北欧的死亡率最低。男性患者中，肺癌是肿瘤相关死亡的最常见原因（占男性肿瘤死亡总数的24.2%），其次是结直肠癌（12.3%）和前列腺癌（10.0%）。欧盟肺癌男性死亡率为34.8/10万、肠癌为16.1/10万、前列腺癌为10.7/10万、胰腺癌为7.9/10万、胃癌为6.3/10万。不同国家男性肿瘤死亡率存在一定差异。肺癌死亡率在斯堪的纳维亚国家为（15～23）/10万，英国、法国、德国、意大利和西班牙为（27～36）/10万，俄罗斯等东欧国家为（45～63）/10万。波罗的海和斯堪的纳维亚等国家的前列腺癌死亡率最高，为（14～21）/10万，而意大利及其他南欧国家死亡率最低，为（7～9）/10万。胃癌死亡率在北欧和中欧为（3～4）/10万，而俄罗斯高达19.4/10万。

欧盟女性肿瘤总死亡率为85.7/10万。对女性患者来说，乳腺癌是肿瘤相关死亡的最主要原因（占女性肿瘤死亡总数的16.4%），其次是肺癌（14.3%）和结直肠癌（13.0%）。女性乳腺癌死亡率为14.5/10万、肺癌为14.3/10万、肠癌为9.4/10万、胰腺癌为5.5/10万、胃癌为2.9/10万。不同国家的女性肿瘤死亡率也有所不同。匈牙利女性肿瘤相关死亡率最高，相比之下，西班牙最低。乳腺癌死亡率最高的是塞尔维亚、其他中欧国家与俄罗斯，为（15～18）/10万，而最低的是挪威、斯堪的纳维亚国家和西班牙，为（10～11）/10万。肺癌死亡率最高的是匈牙利（29.6/10万），其次是一些北欧国家，而在东欧的女性肺癌死亡率最低，为（3～6）/10万。肠癌的死亡率在奥地利、希腊、瑞士和法国为（7～8）/10万，而在匈牙利高达15.1/10万。胃癌的死亡率在法国为1.5/10万，大多数西欧和北欧国家约为2/10万，而在俄罗斯高达7.9/10万。

总体而言，肿瘤对男性的影响略高于女性，接受肿瘤诊断的相应累积风险（75岁以下）男性为31%（即占男性的1/3），女性为24%（即占女性的1/4），肿瘤相关死亡风险在男性患者中为15%（即每7名男性肿瘤患者中有1名死亡），在女性患者中为9%（即每11名女性肿瘤患者中有1名死亡）。肿瘤对男性的影响略高于女性，新发病例及肿瘤相关死亡病例中，分别有53%（210万）和55%（110万）发生在男性患者群体中。

4. 欧洲不同年龄组群的肿瘤情况

来自EUROCARE-5的研究数据显示，AYA（15—39岁）的肿瘤整体生存率低于儿童（0—14岁），这归因于多种原因，如AYA中没有或很少进行临床试验、缺乏具体的治疗指南、肿瘤生物学的差异、化疗药物的药代动力学变化及诊断和治疗的延误。对于大多数癌种，AYA的生存期比成年人长。对于所有癌种，AYA的生存率逐渐提高，从1999—2002年的79%上升到2005—2007年的82%，儿童肿瘤患者的生存率也逐年上升，从76%上升到79%。对于急性淋巴性白血病、急性髓性白血病、霍奇金淋巴瘤、非霍奇金淋巴瘤、星形细胞瘤、尤文氏肉瘤、横纹肌肉瘤和骨肉瘤等八种重要肿瘤，AYA的生存率仍明显低于儿童。

三个不同年龄组（0—44岁、45—64岁和65岁及以上）相关的年龄分层数据显示，发病率和死亡率较高的几种癌种主要对中年和老年人产生影响。在0—44岁年龄组中，女性肿瘤患者超过50%的发病病例集中在乳腺癌、甲状腺癌和宫颈癌，而男性肿瘤患者则集中在睾丸癌、皮肤癌、脑和其他中枢神经系统肿瘤、白血病和非霍奇金淋巴瘤。在中老年组（45—64岁和65岁及以上）中，乳腺癌是女性患者最常诊断的肿瘤（45—64岁为34.5%，65岁以上为22.5%），其次是结直肠癌（9.5%和15.8%）、子宫癌（8.6%和6.4%）、肺癌（8.1%和9.9%）、甲状腺癌（45—64 岁年龄组为 4.4%）和胰腺癌（65 岁以上年龄组为 5.1%）。在男性肿瘤患者中，前列腺癌较常见（45—64 岁为 19.4%，65 岁以上为 25.3%），其次是肺癌（15.7% 和 15.2%）、结直肠癌（12.3% 和 14.3%）和膀胱癌（5.8% 和 8.6%）。男性肿瘤患者中第 5 大常见肿瘤是 45—64 岁年龄组的肾癌（5.1%）和 65 岁以上年龄组的胃癌（4.1%）。

　　与发病率相似，不同年龄组的死亡率分布不同。在男性肿瘤患者中，肺癌占肿瘤相关死亡人数最多（45—64 岁为 29.2%，65 岁以上为 22.8%），其次是结直肠癌（9.8% 和 13.3%）和胰腺癌（7.1% 和 5.9%）。肝癌（5.4%）和胃癌（6.1%）是 45—64 岁年龄段肿瘤相关死亡的主要原因，而前列腺癌（12.8%）和膀胱癌（5.7%）是 65 岁以上老年人群肿瘤相关死亡的最主要原因。

（四）日本肿瘤流行病学

1. 日本肿瘤整体发病情况

　　日本厚生劳动省公布，2016 年日本癌症患者为 99.5 万人，其中男性与女性肿瘤患者分别为 56.7 万人和 42.8 万人，创历史最高纪录。日本国家癌症登记处记录了 2018 年有 980 856 例新确诊病例（男性 558 874 名、女性 421 964 名），这表明 65.0% 的男性和 50.2% 的女性在其一生中至少被诊断出一次恶性肿瘤。而 2020 年 IARC 发布的全球最新癌症负担数据显示，日本肿瘤新发人数达 103 万，居全球第 4。到 2035 年，估计有超过 1 172 000 名日本人被确诊，其中 38.2 万人将死于恶性肿瘤。因此，有效的肿瘤预防和控制对减轻日本肿瘤医疗负担至关重要。

　　2021 年一项研究使用日本癌症发病率监测（Monitoring of Cancer Incidence in Japan，MCIJ）项目的数据，对 1985—2015 年人口癌症登记处的年度癌症发病率进行了分析，结果显示对于男性和女性总体而言，所有肿瘤类型的年龄标化发病率，1985—2010 年为歇性增加、1985—1996 年年变化百分比（annual percent change，APC）为 +1.0%，2000—2010 年为 +1.7%，2010 年后趋于平稳，2010 年后男性肿瘤总体年龄标化发病率显著下降主要受胃癌、肝癌和肺癌影响。这些癌种发病率下降还有助于降低男性和女性肿瘤整体死亡率。在男性群体中，1985—1996 年肿瘤发病率有所增加（APC +1.1%），2000—2010 年再次增加（APC +1.3%），而 2010—2015 年发病率呈下降趋势（APC −1.4%）。相比之下，女性群体的所有癌种发病率从 1985 年一直上升到 2010 年，而后 2010—2015 年一直稳定。

　　不同类型的肿瘤对发病率改变可产生不同影响。男性前列腺癌发病率增长占 2000—2010 年所有肿瘤发病率增长的 64.5%，而其他癌种对发病率增长的影响不到 10%，如肺癌（9.3%）、恶性淋巴瘤（5.8%）、肾癌和除膀胱外的其他泌尿器官肿瘤（5.4%）及口腔和咽部肿瘤（3.8%）。2004—2010 年间，女性肿瘤整体发病率增长影响最大的是乳腺癌（51.1%），其次是甲状腺（8.8%）、肺癌（8.6%）和结直肠（7.2%）。而男性 2010 年后肿瘤整体发病率显著下降主要得益于胃癌（41.1%）、肺癌（26.8%）和肝癌（24.1%）发病率降低。

　　众所周知，一些肿瘤是由生活方式和环境因素引起，可以预防，也表明可能减少此类暴露引起的肿瘤负担。可预防癌症比例通常被称为人群归因分数（population attributable fraction，PAF），日本于 2005 年首次评估了归因于已知可预防危险因素的肿瘤负担，其中 55% 的男性肿瘤和近 30% 的女性肿瘤归因于可预防的危险因素。该研究还表明，吸烟和感染是日本恶性肿瘤的主要原因。胃癌发病率和死亡率的持续下降，可能与 HP 感染显著减少、卫生与饮食改善（减少盐摄入量）及食品保存技术提高密切相关。一项纳入 2007—2015 年医院登记数据表明，HP 所致癌症比例有所下降。与此相关的重要因素是 HP 的根除，2013 年日本全民健康保险涵盖了 HP 根除计划，作为慢性胃炎及胃和十二指肠溃疡治疗的一部分，在扩大根除覆盖范围后，根除率增加了 1 倍。日本肝癌发病率长期减少主要是丙型肝炎病毒（hepatitis C virus，HCV）流行率下降。男性肺癌发病率下降可能是计算机断层扫描诊断使用的普及和吸烟流行率下降所致。此外，还有一种可能是烟草制品无过滤嘴卷烟向过滤嘴卷烟转变。近期研究使用现有最佳流行病学证据估计了 2015 年日本可改变因素导致的恶性肿瘤负担，通过避免接触已知的可改变因素，约 40% 的肿瘤发病率和死亡率可以预防。其中，感染、主动吸烟及饮酒是日本恶性肿瘤最大的促成因素，是当前肿瘤防控行动中最优先考虑的目标。

2. 日本肿瘤整体死亡率趋势

1981 年以来，恶性肿瘤一直是日本人的主要死因。最近的统计数据显示，2019 年肿瘤相关死亡占所有死亡人数的 27.3%（男性为 31.1%，女性为 23.2%）。1958 年，日本男性肿瘤整体年龄标化死亡率为 182.6/10 万，1995 年达到峰值 226.1/10 万，2018 年降至 152.1/10 万；女性肿瘤患者 1958 年年龄标化死亡率为 130.7/10 万，1960 年达到峰值 132.0/10 万，2015 年降至 84.5/10 万。

对于肿瘤死亡率的变化趋势，男性和女性整体的肿瘤死亡率呈下降趋势，1993—1996 年、1997—2015 年、2015—2018 年的 APC 分别 -0.2%、-1.4% 及 -2.2%。在男性群体中，1958—1996 年肿瘤整体年龄标化死亡率呈间歇性上升，此后下降。1996—2013 年，APC 为 -1.6%，自 2013 年后 APC 下降加速，2013—2018 年 APC 达 -2.5%。女性肿瘤整体的年龄标化死亡率从 1968 年开始呈长期下降的趋势，1968—1993 年、1997—2003 年、2003—2018 年的 APC 分别为 -0.8%、-1.4% 和 -1.0%，其主要得益于肝癌及胃癌死亡率的下降。

不同癌种死亡率变化趋势有所不同。男性群体常见恶性肿瘤仅胰腺癌的死亡率显著增加，而其他主要肿瘤死亡率呈下降趋势，如胃癌、结直肠癌、肝癌、肺癌和前列腺癌。在次要肿瘤中，除恶性淋巴瘤外，所有癌种死亡率均有下降趋势。而对于女性来说，胰腺癌、乳腺癌、宫颈癌和子宫癌的死亡率均有所上升，其他主要肿瘤的死亡率呈下降趋势。

不同癌种对日本肿瘤总体死亡率的变化做出了不同的贡献。近 10 年（2009—2018 年）的数据显示，在男性中胃癌死亡率的下降占所有癌种死亡率下降的 29.8%，其次是肝癌（25.2%）和肺癌（22.3%）。这三个部位的肿瘤占所有癌种死亡率减少的 77.3%，对于死亡率的降低产生了较大的影响。相反地，食管癌和胆囊胆管癌死亡率的下降占比不到 10%（分别为 7.1% 和 4.2%）。对于女性群体，胃癌、肝癌和肺癌的下降占所有癌种死亡率降低的近 75%（分别为 34.4%、28.7% 和 11.8%）。然而，与男性不同的是，胆囊胆管癌（12.6%）的占比略大于肺癌，而卵巢癌的下降占比为 3.7%。

日本肿瘤整体生存率提高。2021 年 4 月 27 日，日本国立癌症研究中心基于对 2012—2013 年（共 2 年）新确诊肿瘤患者的大规模调查，发布了最新的肿瘤 5 年生存率和 10 年生存率数据。结果显示，2012—2013 年肿瘤患者的相对 5 年生存率为 67.3%，与 2007 年的 64.3% 相比，生存率数据明显得到改善。10 年生存率高达 59.4%，相比 2004—2007 年的数据增长了 1.1%（2004—2007 年的 10 年生存率为 58.3%）。

3. 日本不同类型肿瘤存活情况

2000—2004 年，日本男性前列腺癌年龄标化发病率显著增加（APC 为 22.4%），此后放缓（2004—2015 年 APC 为 1.3%）。2000 年初前列腺癌发病率快速增长表明 PSA 筛查普及起到重要作用。与 2009—2010 年肿瘤患者 5 年生存率数据相比，2012—2013 年各大常见癌种 5 年生存率均明显提升。食管癌 5 年生存率从 45.1% 提升至 47.5%，非小细胞肺癌从 41% 提升至 46.8%，肝细胞癌从 40.7% 提升至 44.7%。与 2003—2006 年确诊的 10 年生存率数据相比，

2012—2013 年不同癌症 10 年生存率均有明显提升，如胃癌从 57.9% 增长至 66%，膀胱癌从 53.2% 增长至 65.1%，食管癌从 25.4% 增长至 33.6%。

4. 日本肿瘤年轻化

调查分析发现，日本年轻人患癌也越来越多，根据日本的国家癌症登记数据，每年约有 2 万名 AYA（年龄 15—39 岁）新确诊恶性肿瘤病例，而此年龄段肿瘤患者的生存率并不优于年长或儿童肿瘤群体，由于该年龄段肿瘤患者有一些特殊护理需求，可能会影响治疗及预后。这些影响因素包括特殊年龄组的发育状况、社会心理困难、缺乏与 AYA 相关的专科护理指南和临床试验，以及肿瘤生物学和化疗药代动力学的差异等。

据日本国家癌症登记数据，AYA 肿瘤患者占 2016—2018 年所有新确诊浸润性肿瘤的 2%。AYA 年龄标准化发病率为 53.3/10 万，男性为 35.1/10 万，女性为 72.1/10 万。该年龄段，女性发病率高于男性。肿瘤类型分布因 AYA 年龄组和性别而异，如血液系统恶性肿瘤是男女青少年（15—19 岁）最常见的癌种，白血病和淋巴瘤在男性青少年患者中占 40%，女性占 26%。此外，肉瘤和恶性中枢神经系统肿瘤在 15—19 岁人群中占较大比例（肉瘤：男性为 17%，女性为 11%；恶性中枢神经系统肿瘤：男性为 10%，女性为 8%）。睾丸癌是 25—29 岁男性（22%）中最常见的癌种，胃肠癌是 30—34 岁（23%）和 35—39 岁（31%）男性中最常见的癌种。甲状腺癌和卵巢癌是 20—24 岁（甲状腺：26%，卵巢癌：20%）和 25—29 岁（甲状腺，21%；卵巢癌，15%）女性中最常见的癌种，乳腺癌和宫颈癌是 30—34 岁（乳腺癌，25%；宫颈癌，17%）和 35—39 岁（乳腺癌，36%；宫颈癌，14%）女性中最常见的癌种。

1970 年以来，青少年和年轻肿瘤患者的死亡率显著下降，每年死亡人数从 7000 降至约 3000，年轻肿瘤患者的生存趋势有所改善。研究表明，AYA 肿瘤患者的 5 年总生存率从 20 世纪 70 年代中期的 31%（15—29 岁）和 41%（30—39 岁）增加到了 2007—2011 年的 80%。从 20 世纪 80 年代末到 2000 年初，AYA 肿瘤患者的 5 年总体生存率比儿童肿瘤患者（0—14 岁）低约 10%，但 AYA 肿瘤患者的生存率有所提高。AYA 的生存率因肿瘤类型或年龄亚组（15—29 岁和 30—39 岁）有所差别。如 2009—2011 年诊断为甲状腺癌、睾丸癌和子宫癌的 AYA 患者 5 年生存率在 15—29 岁和 30—39 岁两个年龄组中均超过 90%，但确诊为肺癌、支气管癌和气管癌的患者 5 年生存率在 15—29 岁和 30—39 岁两个年龄组中分别为 53.0% 和 44.7%。15—29 岁 AYA 患者的肉瘤、胃肠道癌、乳腺癌和泌尿道癌的 5 年生存率比 30—39 岁的 AYA 患者低 5% 以上。

20 世纪 70 年代以来，AYA 肿瘤患者死亡率显著下降，但恶性肿瘤仍然是该年龄段的主要死因。在日本，每年有超过 2000 名青少年和年轻肿瘤患者死于恶性肿瘤。按不同肿瘤类型来看，2019 年数据显示，白血病是 15—29 岁男性和女性肿瘤患者最常见的死因，结直肠癌是 30—39 岁男性肿瘤患者中最常见的死因，乳腺癌是 30—39 岁女性肿瘤患者最常见的死因。尽管生存趋势有所改善，但在多种类型的肿瘤中，与更年轻或更年长年龄段的肿瘤患者相比，AYA 肿瘤患者预后仍然较差。青少年和年轻成年肿瘤患者的临床及社会心理需求均需要采用多学科的方法来进行医疗、心理、专职医疗保健、社会和教育专业人士的扩展。

（五）不同地域肿瘤流行病学比较

1. 地域不同，各癌种的发病及死亡趋势不同

2020 年，近 50% 的恶性肿瘤新发病例和 58.3% 恶性肿瘤死亡病例发生在亚洲。对于肿瘤新发病例的增加，中低收入国家的增幅最大，增幅可能高达 81%。预计约到 2040 年，中低收入国家每年的肿瘤新发病例数将占据全球病例数的 67%。在过去 30 年中，与感染相关的恶性肿瘤（如宫颈癌、肝癌和胃癌）的发病率在人类发展指数（human development index，HDI）非常高的国家中显著下降，但在 HDI 较低和中等的国家中仍然很常见。

20 世纪 80 年代以来，乳腺癌的 ASIR 在美国、澳大利亚、加拿大先上升后稳定，但在日本、中国、印度等国家一直快速上升。乳腺癌的 ASMR 在大部分高收入国家快速下降，但在中低 HDI 国家仍快速上升。男性和女性结直肠癌的 ASIR 和 ASMR 在多数高 HDI 国家缓慢下降或变化不大，但在中国、泰国等国家仍为上升阶段。前列腺癌 ASIR 在多数高或极高 HDI 国家先快速上升，达到高峰后稳定，然而在中国、泰国、日本等国家仍处于快速上升阶段。

2018 年全球肿瘤相关死亡病例数约 960 万，较 2014 年增加了 72 万，其中高 HDI 国家死亡例数最多（共 402 万），且主要发生在中国（290 万）。极高 HDI 国家的肿瘤发病率虽高于高 HDI 国家（296.2% vs.194.6%），但其死亡率明显低于高 HDI 国家（100.2% vs.116.0%），提示包括中国在内的部分高 HDI 国家亟须解决肿瘤带来的高死亡率问题。

2. 中国与发达国家区别

中国与发达国家的癌症谱存在差异，如与美国相比，中国目前发病率前 5 位的恶性肿瘤分别为肺癌、结直肠癌、胃癌、肝癌及乳腺癌。而美国发病率前 5 位的分别为乳腺癌、肺癌、前列腺癌、肠癌及皮肤黑色素瘤。中国死亡率排前 5 位的恶性肿瘤分别为肺癌、肝癌、胃癌、食管癌及结直肠癌，而在美国排前 5 位的分别为肺癌、结直肠癌、胰腺癌、乳腺癌及前列腺癌。乳腺癌是中国和美国两个国家女性最高发恶性肿瘤，而对于男性患者，中国最高发的是肺癌，美国最高发的则是前列腺癌。无论性别，两国肿瘤死亡率最高的均为肺癌。近年来，中国肝癌、胃癌、食管癌的医疗负担逐渐降低，但肺癌、乳腺癌及前列腺癌的医疗负担逐渐增加，说明中国的癌症谱正向美国癌症谱的模式发展，提示中国可从美国癌症防控措施中汲取经验，结合国情制订出有利于减轻癌症医疗负担的正确决策。

中国恶性肿瘤发病率与发达国家存在差异。美国、欧盟等发达国家的肿瘤发病率近年来呈下降趋势，但中国新发的肿瘤发病率仍高居不下甚至保持上升状态。虽然中国恶性肿瘤存活率由 2003—2005 年的 30.9% 上升到了 2012—2015 年的 40.5%，但与美国等发达国家相比，存活率的提升程度仍然较低。2019 年全球由恶性肿瘤导致的 DALY 约有 2.514 亿，其中近 26.9%（6750 万个 DALY）发生在中国。

不同肿瘤在中国与发达国家的发病率也有所不同。如结直肠癌是全球第三大最常见的恶性肿瘤，也是肿瘤相关死亡的第二大原因，2020 年约有结直肠癌新病例 193 万和死亡病例 94 万。在中国、欧洲及北美的结直肠癌发病率及死亡率均较高，在加拿大及多数欧洲国家的结直肠癌发病率上升但伴随死亡率的下降，美国、德国等国家发病率和死亡率均下降，但中国结直肠癌的发病率及死亡率均增加。研究表明，欧美地区结直肠癌发病率和死亡率的下降与早期筛查的改善有关，筛查包括社会问卷调查和试验检查等多种方法，说明了癌症科学普及的重要性。

中国肿瘤相关死亡率与发达国家也存在差异。2019 年，中国所有恶性肿瘤的年龄别死亡率（age-specific mortality rate，ASDR；342.09/10 000）略高于欧盟（334.24/10 000）和美国（322.94/10 000），但远高于世界平均水平（306.24/10 000）和日本（250.36/10 000）。其中，男性恶性肿瘤的 ASDR（453.40/10 000）明显高于欧盟（409.28/10 000）、美国（368.28/10 000）、全球（362.43/10 000）和日本（315.84/10 000）。相比之下，女性整体的肿瘤 ASDR（240.97/10 000）略低于欧盟（272.36/10 000）、美国（285.72/10 000）和全球水平（258.39/10 000），但仍高于日本（196.01/10 000）。2020 年新肿瘤病例数 457 万例（占全球 23.7%），新增肿瘤死亡病例数 300 万例（占全球 30%），恶性肿瘤新增病例和死亡病例均位于

世界第一。然而，美国 2020 年新增肿瘤病例 228 万例（占全球 11.8%），新增肿瘤相关死亡病例 61 万例（占全球的 6.1%）。可见，中国在降低癌症死亡率方面与美国还有较大差距。

肿瘤科学普及和预防是癌症防控的重要举措，控制不良行为、保持健康饮食和生活习惯均是预防癌症的必要途径。就吸烟而言，美国的成年人吸烟率已经从 1997 年的 25% 降至 2015 年的 15%，而中国成年人吸烟率一直居高不下，2013 年因主动吸烟及吸二手烟而引起的肿瘤死亡率为 25.2%。将对癌症的预防和治疗干预措施纳入国家层面的卫生计划，是减轻未来全球癌症负担、缩小发展中国家与发达国家日益扩大差距的关键手段。

3. 不同国家应对肿瘤的措施需与其流行病学负担相结合

收入、教育、住房、就业、饮食、文化、性别、种族和环境等社会和经济不平等均会影响肿瘤负担。死亡及存活率与各地域卫生系统肿瘤管理能力有关，包括早期预防、诊断及获得有效治疗和护理。研究表明，对癌症管理进行投资可以提高存活率。应该加强肿瘤全方位的管理与治疗，以实现中国肿瘤的发生率与死亡率拐点的到来。

二、世界主要国家肿瘤科学普及工作

专家观点

以下为国外值得借鉴的肿瘤科普工作。

① 针对不同群体的科普信息：在美国和欧洲等地，有很多针对不同群体的肿瘤科普信息，包括老年人、女性、儿童等。这些信息更具有针对性，更能引起受众的共鸣。

② 利用社交媒体：社交媒体已成为肿瘤科普信息传播的重要平台。在一些国家，肿瘤专家和患者组织利用社交媒体与受众互动，分享信息、答疑解惑等。

③ 科普资料的可靠性：在国外，肿瘤科普资料的可靠性得到了高度重视。一些机构和组织制订了严格的科普标准，确保科普信息的准确性和可靠性。

（一）美国肿瘤科学普及工作简述

在世界各国中，美国的肿瘤防治最持久和有效。究其原因，首先是确立了"肿瘤可以预防"的观念并予以实施，其次是"早诊早治"的实施。此外，确保防治措施能够成功进行的原因，源于持续且大量的资金投入，并且通过立法实现了规范化和制度化。

1. 国家政策与资金投入

2016 年，美国政府启动了"癌症登月计划"，以加快抗击肿瘤进程。同年，美国国会签署了《21 世纪治愈法案》，授权自 2017 年开始，在 7 年内为"癌症登月计划"提供 18 亿美元资金。

"癌症登月计划"强调多学科的交叉合作，注重整合美国政府机构资源和调动社会各界积极性，充分体现了公私合作参与推进、数据集成与共享、社区和公众参与等特点，力图打破各领域界限，举美国全国之力共同抗击肿瘤。自此，美国国家癌症研究所（National Cancer Institute，NCI）资助了由蓝丝带专家咨询小组推荐的超过 240 个研究课题和 70 个项目。该计划有效改善了受肿瘤影响的患者、陪护人员、幸存者、家庭和社区的生活质量，在提高大众对肿瘤的认知、促进各方面合作、实现数据共享与解决由社会经济地位、种族/民族、性别或地域等因素引起的肿瘤差异方面做出了重大贡献。

2022 年 2 月 2 日，美国宣布重启"癌症登月计划"，设立目标为"在未来 25 年内将癌死亡率降低至 50%，改善肿瘤患者及其家人生活质量"，旨在所有美国人都能从肿瘤预防、检测和诊断中受益。新的"癌症登月计划"将创建一个"癌症内阁"，由来自众多专注于肿瘤的联邦机构官员组成。参与机构包括国立卫生研究院（National Institutes of Health，NIH）及其国家癌症研究所、美国食品和药品管理局（Food and Drug Administration，FDA）、卫生和公共服务部、美国退伍军人事务部、国防部、能源部、农业部、美国国家环境保护局、美国医疗保险和医疗补助服务中心（Centers for Medicare & Medicaid Services，CMS）、CDC 及白宫科技政策办公室等。

同时，还做出了如下规划：①在总统行政办公室内设立白宫"癌症登月计划"协调员。②发出"行动号召"，传达迫切需要增加癌症早筛的信息。由于 COVID-19，美国患者已错过了超过 950 万次癌症筛查。白宫呼吁促进家庭筛查，尤其是结直肠癌和 HPV 筛查，通过新冠大流行期间建立的社区卫生网络进行移动筛查。③通过 NCI 的癌症中心网络 [如 NCI 社区肿瘤研究计划（NCI Community Oncology Research Program，NCORP）] 进行癌症筛查，尤其是对高危人群；还发布了一份题为《缩小癌症筛查差距》的报告，提出了通过"接触人、社区和系统"来增加癌症筛查的公平性和可及性。④由 NCI 领导研究和评估多癌种检测方法。⑤通过筛查和 HPV 疫苗接种，加快消除宫颈癌，特别是在高危人群中。⑥主持一次白宫"癌症登月计划"峰会，将联邦机构、癌症患者组织、生物制药公司、科研人员及公共卫生和医疗保健专家聚集在一起，突出创新、进步和对终结癌症的新承诺。⑦继续白宫癌症圆桌对话系列，邀请专家、癌症患者、护理人员，一起讨论癌症预防、早期检测、临床试验设计、儿童癌症及公平性。⑧敦促企业、基金会、学术机构、医疗保健行业及所有美国人，与政府一起减少癌症的致命影响，并改善癌症患者在诊断、治疗和生存方面的体验。鼓励个人、组织、公司和机构在白宫的"癌症登月计划"网站上分享行动计划。此次"癌症登月计划"获得了癌症研究资助倡导组织癌症研究之友的支持。

提高医护人员对特殊群体的认知十分重要。由于人口的增长、人口老龄化及肿瘤早期检测技术和治疗方法的进步，美国肿瘤幸存者的数量稳定增加。为更好地帮助公共卫生界为肿瘤幸存者服务，美国癌症协会和国家癌症研究所每 3 年合作 1 次，使用来自肿瘤数据监测、肿瘤流行病学和癌症登记处的发病率和生存数据来估计美国的肿瘤患病情况。研究显示，截至 2019 年 1 月 1 日，有超过 1690 万肿瘤病史的美国人（810 万男性和 880 万女性）幸存，仅根据人口的增长和老龄化推测，到 2030 年 1 月 1 日，这一数字将超过 2210 万。在肿瘤幸存者中，约 2/3 患者的年龄超过 65 岁。然而，治疗毒性在患有肿瘤的老年人中很常见，且老年人群的特殊营养需求容易被忽视。"癌症登月计划"推出了专门的研究，为照顾患有肿瘤老年人的临床医生和护理人员提出了建议，包括筛查营养不良、与注册营养师建立联系、为生存者提供指导、满足其营养需求、克服健康饮食的阻碍、逐步优化肿瘤幸存者的护理等。

2. 法律法规

1937 年，美国总统罗斯福批准《国家癌症法案》（National Cancer Act，NCA），随后美国国会成立了 NCI。1971 年，美国国会通过了国家癌症法案修正案，扩大了 NCI 的研究范围和工作职权，并制定了国家癌症研究计划，以法律形式保证了 NCI 的权威和职责，开创了将肿瘤防治进行立法的先河，集全美国之力推进抗肿瘤医学研究。NCA 为国家癌症研究所提供了专项资金，并成立 15 处新的研究中心、地方肿瘤控制项目及国际肿瘤研究资料库。

3. 肿瘤防控机构与组织

(1) 美国预防医学工作组：自 2013 年美国预防医学工作组（U.S. Preventive Services Task

Force，USPSTF）推出肺癌筛查以来，局部性阶段的肺癌（即无癌症扩散到肺外的明显迹象）诊断率每年增多 4.5%，而晚期肺癌的诊断率快速下降，平均每年减少 6.2%。数据显示，原位期、局部阶段和晚期肺癌的 5 年生存率分别为 60%、33% 和 6%，表明肺癌早期筛查诊断及生存率的改善与筛查普及有很大关系。因此，USPSTF 在 2021 年 3 月更新了对肺癌筛查的建议，扩大了肺癌筛查的人群，建议 50—80 岁、有 20 年吸烟史的群体都进行肺癌筛查。

(2) 美国国家癌症研究所：由于约 30% 的肿瘤相关死亡都是由吸烟直接引起，NCI 于 2017 年推出癌症中心戒烟计划（Cancer Center Cessation Initiative，C3I），利用高度可行、易于获得且具有成本效益的实施策略来提高肿瘤治疗的成功率，促进肿瘤康复。2017 年底，22 家 NCI 指定的癌症中心获得了两年的资金资助（250 000 美元 / 年，为期 2 年），用于开展或扩大戒烟治疗计划；2018 年，又有其他 20 家癌症中心获得了资助，确保每位吸烟的肿瘤患者在接受癌症治疗时都能获得戒烟支持和帮助。

C3I 战略计划旨在实现全美国性临床影响，其主要创新功能包括：①受资助中心需采取基于人群的方法，即识别每位吸烟并到癌症中心就诊的肿瘤患者，敦促他们戒烟，提供循证戒烟治疗，并进行治疗结果的跟踪；②各大中心的干预方法需要系统化，将烟草依赖治疗整合到肿瘤护理工作流程中，并利用电子健康记录技术来促进这种整合；③各中心需考虑项目可持续性问题，即在 NCI 资助结束后如何维持该计划的实施。作为一项科学工作，C3I 不仅关注实施什么，而且关注如何实施。对于 2017 年 C3I 资助的第一批中心，每个中心都确定了战略性方案，以改善肿瘤临床护理过程中涉及戒烟治疗的方法。这些策略包括加强电子健康记录，以促进和指导戒烟治疗的关键步骤：识别吸烟患者、提供循证戒烟治疗和后续支持。此外，一些中心正在使用 C3I 来资助新职位，改进项目工作流程以减轻负担，并制订新的计费和报销策略，以实现在 NCI 资助结束后维持吸烟治疗项目。C3I 计划进一步呼应了"癌症登月计划"的承诺，这是一项旨在降低肿瘤发病率和死亡率的国家研究计划 。

(3) 癌症控制计划实施科学中心：患者未购买医疗保险是肿瘤筛查的另一障碍。癌症控制计划实施科学中心（Implementation Science Centers in Cancer Control Program，ICS3）开发了一种集成到电脑电子健康纪录中的保险支持工具，以帮助社区健康中心的工作人员指导患者注册健康保险。一项研究结果表明，集成到电脑电子健康纪录中的健康保险支持工具可以有效地帮助诊所工作人员协助患者维持其二级政府补助保险（medicaid 保险）的覆盖范围，帮助增加癌症筛查和预防保健，有效提高接受人群肿瘤筛查与预防性护理的比例。

(4) CDC：CDC 与 NCI 联合开发了一个全国性的戒烟服务数字门户，将烟草用户与短信戒烟服务联系起来，此服务可能更适用于年轻人。两家机构基于 1-800-QUIT-NOW 电话门户网站，该门户网站将呼叫者转接到所在州的戒烟热线，提供戒烟的建议和帮助。CDC 的"吸烟与健康办公室"联合"百万心脏倡议"，发起"百万心脏戒烟计划"，为卫生系统和临床医生提供了一系列工具和资源，促使将经过验证的戒烟干预措施整合到门诊、住院和行为健康环境的常规临床护理工作中。

(5) 蓝带小组：2016 年 4 月 4 日，NCI 任命了由多学科专家组成的蓝带小组（Blue Ribbon Panel，BRP），协助美国制定"癌症登月计划"的研究目标和方向，成员包括肿瘤研究专家、肿瘤学家、肿瘤志愿者及私营事业和政府机构代表等。蓝带小组在肿瘤研究领域提出了建设性提议：建立患者参与网络，贡献自己的肿瘤相关信息，以加强不同肿瘤治疗在不同患者和不同癌种的认知；建立癌症免疫治疗临床试验网络，致力于免疫治疗的探索和评估；建立全国性癌症数据共享、分析良性生态系统，研究者、医生及患者都能贡献信息，以便进行高效的肿瘤数据分析；加强儿童恶性肿瘤致病因素的研究；增进对儿科肿瘤融合癌蛋白的理解，应用新的临床前模型开发靶向抑制剂；通过证实预防策略，减少癌症的发生和死亡风险等。

(6) 针对年轻患者群的机构组织：在美国，每年有近 70 000 例青少年和年轻人(15—39 岁)确诊新发癌症，有充分证据表明，参加临床试验对于改善癌症患者的临床结果至关重要，但青少年和年轻人的参与率较低。为解决参与人群的差异，美国西南肿瘤治疗协作组(Southwest Oncology Group，SWOG)、美国儿童肿瘤协作组(Children's Oncology Group，COG)及一些大型研究机构成立了针对年轻患者群的专门委员会，以减少肿瘤患者参与临床试验注册的年龄差异。2006 年，NCI、COG 和美国国家癌症研究所监测，美国流行病学和最终结果数据库(The Surveillance，Epidemiology，and End Results，SEER)合作发布了关于 AYA 患者发病率和生存率的出版物，同时，NCI 和 Lance Armstrong 基金会(后来更名为 LIVESTRONG 基金会)创建了 AYA 进步审查小组，以确定 AYA 肿瘤群体护理方面的差距并制订改善差距的策略，该审查小组描述了影响 AYA 人群的特殊肿瘤相关医学、生物学和社会心理问题。

4. 其他技术研发

对于已知患有遗传综合征的人群而言，患癌风险更高，因此筛查尤其重要。作为"癌症登月计划"的一部分，研究人员正在开发一种在更广泛人群中检测遗传性乳腺癌、卵巢癌及林奇综合征的技术手段。患有该综合征的患者将被纳入研究，他们的亲属将被纳入级联筛查。研究结果对确定如何最好地筛查和监测此类患者具有重要意义。

5. 教育媒体活动

FDA 和 CDC 联合开展烟草教育媒体活动，自该活动启动以来，已有超过 900 000 人访问了该网站，超过 8500 人注册了旨在帮助吸烟者戒烟的短信程序。该活动介绍了吸烟和二手烟暴露带来的长期健康影响。

6. 数据库共享与开放

由于数据存储、访问、处理方面的问题，一些重要的数据库没有加以充分利用，而这些数据对于鉴定分子信息如何影响临床结果至关重要。NCI 云存储的癌症研究数据共享空间(Cancer Research Data Commons，CRDC)将不同的数据库与分析工具相互连接，让数据共享更加便捷。此外，"癌症登月计划"新的生物样本库新增了来自晚期肿瘤患者治疗期间的血样本和组织样本，用于支持药物耐药性与敏感性研究。患者与捐献者可以在一个公开的网站上访问生物标记物报告，签署知情同意书与其他资源。该网站与肿瘤患者登记网络(OPEN)和临床实验室集成在一起，来自世界各地的研究人员都可以申请访问该数据库。

(二) 英国肿瘤科学普及工作简述

1. 国民医疗服务体系

英国现行的国民医疗服务体系(national health service，NHS)创建于 1948 年 7 月，英国四个构成国都有各自的国民医疗服务体系，分别为英格兰的 NHS(National Health Service)、NHS 苏格兰(NHS Scotland)、NHS 威尔士(NHS Wales)和北爱尔兰卫生与社会护理(Health and Social Care in Northern Ireland)。四个卫生服务体系相互独立，资金与管理由各自政府负责。仅英格兰 NHS 系统内就有约 100 万员工，年耗资 500 亿英镑，号称英国最庞大的机构。

为了普及癌症的筛查和早诊早治，NHS 每年都会培训一部分人员了解癌症早期症状和筛查方法，接受过培训的人可以帮助在当地宣传。除特定人员的培训外，NHS 还会通过电视、广播、社交媒体等进行癌症知识宣传，让人们了解身体出现哪些症状之后可能是癌症，鼓励他们尽快去看家庭医生。

2. 英国癌症研究院

英国癌症研究院（Cancer Research UK）是世界著名的独立癌症研究机构，研究经费完全来自社会各界的捐款，英国癌症研究院在伦敦、剑桥、曼彻斯特、格拉斯哥和牛津拥有 5 个研究所，同时还资助了英国其他机构开展癌症研究项目。2007 年 5 月，英国癌症研究院制订了多个工作目标，联合其他慈善组织、医学研究组织、公共卫生部门、医药公司、政府和支持者，以达到：①使 3/4 的英国公众了解何种生活方式能够降低患癌风险；②减少 400 万成人烟民每年可预防数千新发肿瘤患者；③提高常见癌症的生存率，2/3 以上新诊断的患者生存时间超过 5 年；④大力开展低收入人群的癌症防治工作，使贫穷与富裕人群死于癌症的风险差距降低 1/2；⑤ 90% 以上癌症患者在接受诊治期间能够获取所需的信息；⑥拥有足够的科研人员、医生、护士和组织结构，确保以后肿瘤防控工作能够持续高效进行等目标。

为确保目标顺利实现，2008 年英国癌症研究院启动了《2009—2014 发展策略》，计划每年支出约 3 亿英镑资助癌症发病机理、预防与筛查、早期诊断和改善治疗方法等方面的研究。

3. 重大国家癌症防控项目

英国的四个构成国有各自的癌症防控策略（或称计划），共同目标是改善癌症诊疗服务水平并最终降低癌症负担。

(1)NHS 癌症计划：为了改善肿瘤医疗服务，降低肿瘤对国家和个人造成的沉重负担，英格兰在 2000 年启动了为期 10 年的 "NHS 癌症筛查计划"。该计划在大幅度增加投入的同时，癌症医疗服务和科研工作方面也在进行强有力的改革。该计划在开始实施后，吸烟率从 1998 年的 28% 降至 2005 年的 24%，相当于减少了 160 万烟民。更多癌症患者通过筛查过程被发现。乳腺癌筛查项目扩展至所有 50—70 岁女性。2000—2005 年，通过乳腺癌筛查获得诊断的乳腺癌患者增加了 60% 以上。肠癌筛查项目的启动使诊断与治疗所需的时间显著缩短。1996—2005 年，75 岁以下人群癌症死亡率下降了 17%，相当于使 6 万人免于死于癌症。

(2) 癌症改革策略："NHS 癌症筛查计划"的实施卓有成效，但患者获取的信息依然不足，贫困与富裕人口的肿瘤分布不均衡依然没有改变。进一步完善肿瘤医疗服务，2007 年 12 月英格兰公布了 "癌症改革策略"，该策略清晰地设定了 2007—2012 年英格兰肿瘤服务工作方向，努力使英格兰的肿瘤服务在 2012 年处于世界前列。其主要目标包括改善肿瘤患者生存质量、克服卫生服务不均衡性、在最佳的时间与地点提供肿瘤诊疗服务以使效益达到最大化。

(3) "改善结局：癌症策略"：2011 年 1 月，英格兰 "改善结局：癌症策略" 获得了 7.5 亿英镑的投入，其中 4.5 亿英镑用于改善早期诊断。该策略的主要工作包括肿瘤预防、肿瘤筛查及改善治疗等。

(4) "更好癌症防治：行动计划"：苏格兰癌症工作组成立于 1998 年，主要任务是为苏格兰的癌症服务提供建议和指导。2008 年 10 月，苏格兰 "更好癌症防治：行动计划" 介绍了苏格兰最新肿瘤防治方面的工作，包括肿瘤预防（鼓励健康生活方式、HPV 免疫项目）、早期诊断（宫颈癌、乳腺癌和肠癌筛查项目）等。

(5) 对抗癌症计划：2005 年，威尔士发布《国家癌症标准》，规定了肿瘤患者接受相应治疗的最长等待时间，并定期公布执行情况。2006 年，威尔士公布 "对抗癌症计划"，"对抗癌症计划" 提出国家卫生部门目前需把工作重点从专注于治疗某些特定疾病转移到促进与保护人群健康上来，通过减少已知的肿瘤发病危险因素、提高公众和医疗人员对于肿瘤症状的认知、改善早期诊断及开展肿瘤筛查项目等措施。

(6) 5 年控烟行动计划：北爱尔兰的 "癌症服务，投资未来" 全面地分析了其肿瘤负担和肿瘤防控工作现，提出了具体工作目标和建议。2007 年，北爱尔兰公布了最新的肿瘤控制计划，阐述了肿瘤负担和肿瘤防控工作现状，提出了影响患肿瘤风险的主要环境与生活方式因素，并启动了"5 年控烟行动计划"等控癌计划，提倡加大对民众的肿瘤宣传科普工作。

4. 肿瘤防控机构及组织

(1) Stoptober 项目：Stoptober 项目由 NHS 主办，该项目自 2012 年开始实施，提倡在每年的 10 月戒烟，通过让人们改变生活习惯（戒烟），来降低肺癌的发病率和死亡率。Stoptober 的研究表明，如果一个吸烟者能够戒烟 28 天，那么他们永久戒烟的可能性要高出 5 倍。

(2) 十万人基因组计划：英国"十万人基因组计划"通过收集英国 10 万人的基因组测序信息来帮助科学家、医生更好地了解罕见病和肿瘤。该项目对 7 万名罕见病或肿瘤患者的基因组进行记录和测序，并将这些基因组学数据与他们的医疗记录进行综合分析，从基因的角度找出肿瘤的规律，肿瘤的诊疗将从大众化走向个体化。

(3) "消除癌症"机构：英国"消除癌症"机构（Be Clear on Cancer，BCOC）每年会选定两个主题对肿瘤防治进行宣传。

(4) 成立国际多学科小组：为改善年轻癌症群体的健康，提高国家对年轻患者人群的关注，英国青少年癌症信托基金联合美国青少年癌症协会及澳大利亚共同召开全球 AYA 癌症会议，重点关注和讨论如何改善国家社会对年轻癌症患者的护理。该大会是一个国际性的多学科小组，由儿科学与医学肿瘤学家、科学家、心理学家组成，护理人员及年轻的成年肿瘤幸存者组成。

（三）欧盟及法国的肿瘤科学普及工作

1. 欧盟政策支持

2020 年欧盟委员会（European Commission，EC）通过了"欧洲战胜癌症计划"，欧洲议会认识到癌症对欧洲人的不利影响，成立了一个战胜癌症的专门委员会，即欧洲议会抗击癌症特别委员会（BECA）。

欧盟委员会提出"战胜癌症计划"，并投入 40 亿欧元专门用于对抗癌症的行动。癌症预防是该计划的重点之一，通过减少吸烟、饮酒、环境污染等有害因素预防癌症的发生，向民众宣传推广健康饮食和体育锻炼等良好生活习惯，实现癌症预防的科学普及，通过教育部分加强年轻人对癌症诱因的认知。支持欧盟各成员国全面推广 HPV 疫苗接种，以消除由 HPV 病毒引发的宫颈癌和其他癌症。此外，癌症的早期发现也是该计划的目标之一，即提高筛查的普及度。提高成员国的技术支持以提高筛查准确率。

2. 欧洲癌症研究协会

欧洲癌症研究协会（European Association for Cancer Research，EACR）成立于 1968 年，是欧洲最大的癌症研究者会员组织，其宗旨为"为了公众利益促进癌症研究：从基础研究到预防、治疗和护理"。

3. 欧洲健康联盟组织

为了充分发挥数字健康和健康数据的潜力，2022 年 5 月，欧盟健康和食品安全总署启动"欧洲健康数据空间"计划（European Health Data Space，EHDS），向欧盟居民提供更加创新、先进的医疗支持体系，打破医疗行业的数据壁垒，促进数据的有效利用，欧盟委员会将提供超过 8.1 亿欧元支持该计划。

4. 法国资金支持

继首项"癌症防治计划（2003—2007）"之后，2009 年 11 月 2 日法国公布了"2009—2013 癌症防治新计划"，政府投入 7.5 亿欧元，用于癌症防治和患者康复，具体措施包括及时更新有关统计数据、分析环境风险、开展临床研发等。加强癌症筛查属于本次计划的重要目标之一，政府出资安装多套磁共振仪器，同时规定在每瓶酒上都将标明其酒精含量。此外，该计划设立"全国健身日"，以鼓励民众进行体育锻炼，向人们普及防治癌症的重要性。2021年 2 月 4 日，法国总统宣布启动"2021—2030 抗癌国家战略"，计划 2021—2025 年投入 17.4亿欧元，比 2014—2019 年预算超出 20%，该战略设定 4 大量化目标：①到 2040 年，年度可预防的癌症数量减少 6 万例，即从 15.3 万例降低至 14.7 万例；②从 2025 年起，每年筛查1000 万人（增加 11.1%）；③将诊断后 5 年内出现后遗症的患者比例从 2/3 降低到 1/3；④到2030 年，显著改善恶性肿瘤患者的存活率。

（四）日本肿瘤科学普及工作简述

1. 优越的国家卫生行政体制

日本卫生系统的健康水平排名在全球排名靠前，其肿瘤防控机构设置优越。日本厚生劳动省制定国家卫生、社会保障和劳动就业等各个方面的政策，领导全国都、道、府、县推行和实施卫生保健计划。卫生服务局下又设立癌症及疾病控制司，其基本职责为监管日本的肿瘤防治工作。此外，日本厚生劳动省里设立了肿瘤对策本部，部门人员来自健康局（负责肿瘤预防）、医政局（负责医疗政策）、老年健康局（监管 40 岁以上人群的肿瘤筛检），目的为减少纵向行政带来的弊害，提高真正的肿瘤防控效率。

1962 年，日本厚生劳动省出资建立了日本国家癌症研究中心（National Cancer Center，NCC），主要职责为监管国家的肿瘤相关的实践、研究和教育。2010 年 4 月，NCC 成为独立政府机构，主要负责减轻肿瘤负担、实现肿瘤的早诊断早治疗、开展癌症调查与研究、对医疗预防及诊治进行开发与推广、提供先进的医疗服务、向社区民众全面普及肿瘤相关信息、培训从业人员、制定政策及积极参加国际联盟的活动等。

日本的公立医院在肿瘤治疗中占主导地位，对于部分医院达不到的高尖端医疗技术，日本设立了数百个指定的肿瘤护理医院、国家癌症中心和循环系统疾病中心，负责提供高端技术以扶持全国肿瘤的诊疗。保健所、保健中心等预防保健机构主要向大众提供各种疾病的专业知识和技术，如保健中心中设有预防科，在人们生活的社区内，按照"癌症 10 年战略""健康日本 21 运动"等国家政策及法规为居民提供肿瘤防控在内的全方位的服务，形成居民参与型的预防保健工作运行模式。

2. 医疗保险机构

日本在全国实行全民医保，医疗保险机构委托医疗机构对 40—74 岁的被保险人进行每年1 次健康体检和肿瘤筛查，医疗保险公司非常重视肿瘤的一级预防，目的是降低医疗总费用，获得最大收益。在整个肿瘤防控体系中，日本厚生劳动省、国家癌症研究中心、预防保健机构、医疗机构及医疗保险机构相互配合和负责，形成了一种横向合作的运转体系。

3. 完善相关制度及法律体系

日本全国范围内的肿瘤统计工作自 1975 年开始，因为分区统计的原因数据偏差比较大。后来为了进行肿瘤研究，2016 年日本通过立法建立了全国肿瘤登记制度，要求全国约 1.4 万家医疗机构必须提交肿瘤患者的信息。日本国立癌症研究中心癌症对策信息部门表示，对全国范围内的肿瘤登记数据进行研究和分析，能够更准确地掌握肿瘤的生存率，以研究肿瘤治疗和预防的最佳对策。

在日本，关于民众的卫生保健问题，基本上都有法律作为保障。日本在预防保健方面制定了全面、系统的政策法规，包括与民众相关的《健康促进法》《营养改善法》《老年人保健法》

《精神卫生法》及与物有关的《药事法》《食品卫生法》等相关法律，以鼓励人们形成良好的生活方式，实现疾病一级预防在民众的普及。针对肿瘤的预防，日本2006年制定了《国家癌症控制法》，最初侧重于成人癌症，旨在加强癌症防控的对策及理念，使日本有了较为完整的肿瘤防治制度框架。2018年，在日本推进肿瘤控制计划的第三阶段基本计划中引入了对患癌年轻群体的治疗和护理改进。

4. 国家资金支持

据报道，资金问题已成为年轻癌症患者医疗护理的障碍，因此导致不良结果。在日本，除了全民医疗保险制度下的公共医疗保险制度外，日本政府自1974年起为患有肿瘤的儿童和青少年（18岁以下）提供了医疗费用补贴。针对19—39岁对年轻肿瘤患者，2021年启动了肿瘤患者生育保留公共补贴制度。

除了政府资助，非政府组织也是日本肿瘤科研经费的重要来源。Princess Takamatsu癌症研究基金及癌症研究促进基金会等组织在肿瘤相关基础研究、临床治疗研究、科研人员培训及国际学术交流活动等方面均做出了较大贡献。如为支持"生活习惯病"相关研究，日本从国家层面专门设立了专项基金进行资助，改善生活习惯，实现肿瘤的一级预防。

5. 肿瘤防控相关研究组

在血液肿瘤学领域，日本成人白血病研究组（Japan Adult Leukemia Study Group，JALSG）和日本儿童癌症协作组（Children's Cancer Association of Japan，JCCG）联合开展了针对年轻白血病患者的临床研究，以提高国际、社会对年轻肿瘤患者的关注。此外，由于19—39岁的年轻肿瘤患者处于育龄期，存在生殖健康相关问题及生育需求，可能影响未来的人际关系、自我形象、健康和生活质量，日本领先专业组织日本临床肿瘤学会（Japan Society of Clinical Oncology，JSCO）面向日本肿瘤学家发布了关于癌症治疗导致不孕症风险分类的指南，建立了日本生育力保护协会和连接肿瘤学和生殖医学的区域网络，向所有年轻肿瘤患者普及其不孕风险。JSCO于2018年成立了AYA癌症治疗审查委员会，希望借此领头监督年轻肿瘤群体临床研究的实施，探寻每种癌症类型中针对年轻群体更合适的临床方法。

6. 癌症普及相关组织

针对年轻患者护理中存在的多种需求，包括遗传性癌症问题、生存和过渡问题及临终关怀问题，同伴支持已被证明与家庭支持一样重要，日本同伴支持组织（如"STAND UP!!"）已经成立。"AYA Oncology Alliance"成立于2018年，在日本年轻癌症患者护理领域开展学术活动、教育活动、社会意识和人力资源开发。

（五）韩国肿瘤科学普及工作简述

1. 国家自上而下的综合防控体系

韩国保健福祉部负责国家层面的肿瘤防控政策规划，进行中央层面的政策规划；本着"建立一个全体国民共享幸福社会"的总体目标，韩国保健福祉部从社会保障、居民健康、国民养老三个方面设定了具体的目标。韩国国立卫生研究院是保健福祉部的执行部门之一。

韩国国立癌症中心（National Cancer Center，NCC）于2000年3月成立，致力于肿瘤研究、患者护理、教育和培训，由政府资助，NCC下设立肿瘤研究院、肿瘤中心附属医院、肿瘤防控管理本部和肿瘤科学与政策研究生院。NCC是韩国肿瘤防控主力军，接受韩国保健福祉部领导，同时NCC对12个地区的肿瘤中心进行上下级管理和指导。NCC领导和指挥了多项肿瘤防控计划，包括国家肿瘤控制研发计划、国家肿瘤登记计划、国家肿瘤筛检计划、肿瘤患者管理计划、区域肿瘤中心支持计划、肿瘤患者财务援助计划、国家肿瘤信息计划。

　　韩国疾病预防控制中心（Korea Center for Disease Control and Prevention，KCDC）负责韩国肿瘤、心脑血管疾病等慢性病预防，通过国家教育和宣传等方式，鼓励公众主动保持安全和卫生条件，自愿和自主地接受检查，与市民团体进行合作，开展教育科普活动，以提高高危人群和弱势群体的肿瘤筛查率，同时进行肿瘤流行病学调查，定期发布健康状况统计数据。

　　韩国整体的肿瘤防控体系，是韩国保健福祉部负责国家层面的肿瘤防控政策规划，区域政府、市政府的卫生行政主管部门对肿瘤防控政策的实施和运行进行协调与监管。区域卫生中心、卫生分中心、健康生活支持中心和初级卫生保健站受区域政府和市政府的依托来具体实施肿瘤防控措施。

2. 立法手段的保障

　　1998 年，韩国制定了《国民医疗保险法》，在此基础之上，在 1999 年制定了《国民健康保险法》，将一级预防中健康体检、肿瘤筛查等纳入保险项目，并通过医疗保险整合，提高了保障的公平性。2003 年开始实施《癌症行动法》，该行动法是韩国肿瘤防控工作的总体思想和战略指导，授予韩国保健福祉部制定和实施肿瘤控制计划的权利，促进肿瘤防控方面的国际合作。

3. 健康保险

　　韩国国家健康保险集团公司（National Health Insurance Corporation，NHIS）由多家保险公司合并形成，是韩国向全体国民提供医疗保险的唯一一家保险公司，属于非营利机构，主要负责整个医疗保险工作的运作，包括征收保险费、与医疗机构协商签订收费合同、支付医疗保险费用等。除低收入群体以外，NHIS 强制要求所有韩国人加入医疗保险。NHIS 收缴的保费中 14.7% 源于政府补贴，85.3% 源于个人和雇主缴费。

　　韩国的健康保险公司十分注重肿瘤的预防，每 1～2 年为居民提供 1 次免费的健康体检，每年承保人都会收到来自韩国国民健康保险公司寄送的体检通知单，提醒其前往指定医院进行规定项目的免费体检。韩国健康保险的覆盖范围正逐步扩大，并积极开展全方位的健康促进计划。

4. 地区级、市级预防保健机构

　　韩国的地区政府与韩国保健福祉部进行合作，负责管理区域卫生中心；市政府负责管理县、乡、社区的卫生中心、卫生分中心、健康生活支持中心和初级卫生保健站，基层医疗保健机构为国民提供直接的服务，重点在于疾病的预防保健工作，包括居民基本医疗保健、预防接种、体检筛查和健康知识科普教育等。

第3章 中国肿瘤数据报告及科学普及情况

一、中国肿瘤流行病学概况

1. 中国肿瘤的发病率现况

目前，在中国肿瘤依然是重要的公共卫生焦点，是危害中国人民健康的重大疾病。近年来，中国肿瘤发病率和死亡率均呈逐年上升的趋势。随着中国人口老龄化的加剧和生活方式的转变，中国肿瘤防治的形势愈加严峻。

2022 年 2 月 27 日，中国国家癌症中心发布了《2016 年中国癌症发病率和死亡率》报告，此报告共纳入了 487 个癌症登记处的数据，覆盖范围约 3.8 亿人，占中国总人口的 27.6%，是目前中国癌症发病和死亡数据的最新、最具代表性的报告。2016 年，中国新发恶性肿瘤约 406.4 万例，相当于每小时有 464 人新患肿瘤，死亡病例 241.4 万，肿瘤发病率和死亡率呈上升趋势。发病率最高的恶性肿瘤是肺癌（82.81 万），占新发肿瘤总人数的 20% 以上；其次是结直肠癌（40.8 万）、胃癌（39.65 万）、肝癌（38.88 万）和女性乳腺癌（30.6 万）。所有肿瘤的粗发病率为 293.91/10 万，其中男性粗发病率为 315.52/10 万，女性为 271.23/10 万。肺癌、结直肠癌、胃癌、肝癌和女性乳腺癌的粗发病率分别为 59.89/10 万、29.51/10 万、28.68/10 万、28.12/10 万及 45.37/10 万；世界标准人口年龄标化发病率（age-standardized incidence rate by world，ASIRW）分别为 36.46/10 万、18.05/10 万、17.59/10 万、17.65/10 万及 29.05/10 万。肺癌是男性最常见的恶性肿瘤，约占所有新发肿瘤病例数的 24.6%（54.98 万 /223.43 万），其次是肝癌（28.88 万 /223.43 万）、胃癌（27.63 万 /223.43 万）、结直肠癌（23.85 万 /223.43 万）和食管癌（18.45 万 /223.43 万）。在女性肿瘤患者中，乳腺癌最常见，占所有新发癌症病例的 16.72%（30.6 万 /182.96 万），其次是肺癌（27.83 万 /182.96 万）、结直肠癌（16.95 万 /182.96 万）、甲状腺癌（15.26 万 /182.96 万）和胃癌（12.02 万 /182.96 万），这五种恶性肿瘤占女性所有新发肿瘤的 56.11%。

据 IARC 发布的"2020 年全球最新癌症负担"数据，全球新发恶性肿瘤病例为 1929 万，中国有 457 万，占全球的 23.7%，中国是世界第一人口大国，因此肿瘤新发人数远超其他国家，为世界第一位。数十年来，中国总体癌症发病率仍持续上升，每年变化率为 4%，不但肝癌、胃癌、食道癌和宫颈癌的发病率居高不下，且肺癌、乳腺癌、结直肠癌及前列腺癌的发病率逐渐快速上涨。

2020 年，中国肿瘤新发病例数排名前十的是肺癌（82 万）、结直肠癌（56 万）、胃癌（48 万）、乳腺癌（42 万）、肝癌（41 万）、食管癌（32 万）、甲状腺癌（22 万）、胰腺癌（12 万）、前列腺癌（12 万）和宫颈癌（11 万），其占新发肿瘤数的 78%。中国男性新发肿瘤病例数为 248 万，占总数的 54%，其中，肺癌、胃癌、结直肠癌、肝癌发病数最多；中国女性新发肿瘤病例数 209 万，占总数的 46%，其中，乳腺癌、肺癌、结直肠癌发病人数最多。

1973—2015 年，中国恶性肿瘤发病率趋势呈上升状态，2000—2015 年，整体粗发病率从 230/10 万上升至约 350/10 万，男性和女性的肿瘤粗发病率也从低于 300/10 万增加到约 350/10 万，女性年龄标化肿瘤发病率呈上升趋势，而男性年龄标化发病率较为稳定，这反映了中国肿瘤实际负担沉重。2000—2016 年，女性群体中肿瘤整体发病率每年增加 2.3%，较为显著。男性发病率平均年度变化百分比（Averageannual percent change，AAPC）增加的是前列腺癌（7.1%）、结直肠癌（2.4%）、白血病（1.9%）、脑癌（1.5%）、胰腺癌（1%）和膀胱癌（0.8%），而食管癌（−3.9%）、胃癌（−3.0%）及肝癌（−2.2%）的发病率下降，肺癌（−0.1%）的发病趋势稳定。女性发病率 AAPC 显著上升的是甲状腺癌（17.7%）、宫颈癌（8.5%）、子宫癌（3.5%）、结直肠癌（1.2%）、肺癌（2.1%）和乳腺癌（3.0%），而在食管癌（−6.4%）、胃癌（−2.9%）和肝癌（−2.7%）中呈下降趋势。

2. 中国肿瘤死亡率现况

《2016 年中国癌症发病率和死亡率》报告显示，2016 年中国肿瘤相关死亡病例 241.4 万，肿瘤死亡率呈逐年上升趋势，中国肿瘤负担显著增加，中国人死于恶性肿瘤的比例从 1973—1975 年的 10.1% 上升到 2015 年的 24.2%；肿瘤粗死亡率从 74.2/10 万上升至 170.1/10 万。国际癌症研究机构发布的"2020 年全球最新癌症负担"数据显示，全球肿瘤相关死亡病例 996 万，中国肿瘤相关死亡人数约 300 万，占全球肿瘤相关死亡总人数 30%；由于中国肿瘤的患病人数较多，肿瘤相关死亡人数也居全球第一位，其中男性死亡 182 万，女性死亡 118 万。2020 年，全球肿瘤相关死亡人数前十的国家分别是中国（300 万）、印度（85 万）、美国（61 万）、日本（42 万）、俄罗斯（31 万）、巴西（26 万）、德国（25 万）、印度尼西亚（23 万）、法国（19 万）、英国（18 万）。显而易见，中国的肿瘤相关死亡人数远超其他国家。尤以肺癌明显，其死亡人数遥遥领先（高达 71 万），占中国肿瘤相关死亡总数的 23.8%。2020 年，中国肿瘤相关死亡人数前十的分别是肺癌（71 万）、肝癌（39 万）、胃癌（37 万）、食管癌（30 万）、结直肠癌（29 万）、胰腺癌（12 万）、乳腺癌（12 万）、神经系统癌症（7 万）、白血病（6 万）和宫颈癌（6 万），这十种恶性肿瘤占肿瘤相关死亡总数的 83%。2020 年，中国男性肿瘤死亡病例数为 182 万，占总数的 61%，其中肺癌、肝癌、胃癌、食管癌死亡数最多；中国女性肿瘤死亡病例数 118 万，占总数的 39%，其中肺癌、结直肠癌、胃癌、乳腺癌死亡数最多。

成年人口规模增加是肿瘤相关死亡人数增加的最重要决定因素，人口老龄化是肿瘤相关死亡人数增加的第二个决定因素，未来可能超过人口规模增加这一因素的影响。中国是世界上老龄化人口增长较快的国家之一，在未来十几年内，人口老龄化可能成为中国的主要社会特征，人口普查数据显示，截至 2020 年底中国 60 岁及以上人口数已达 2.6 亿；2021—2025 年，每年老龄人口将增加约 1000 万，预计中国总人口规模将在 2025 年左右达到峰值；2035 年 60 岁及以上人口占比将超过 30%。如果中国人口规模保持稳定或呈下降趋势，但人口老龄化程度继续增加，那么中国肿瘤负担的上升趋势很可能在长时间内保持不变。因此，中国需要将健康老龄化战略纳入肿瘤预防活动，并在制定政策的过程中加强多部门的合作。

3. 中国肿瘤癌症谱的转变

经过努力，发达国家在肿瘤防治方面取得一定成效，其总体肿瘤年龄标化死亡率逐渐下降。发达国家常见肿瘤类型（如结直肠癌、前列腺癌和乳腺癌），在中国变得十分常见。

根据全球癌症流行病学数据库（global cancer epidemiology statistics，GLOBOCAN）2020的数据显示，全球 23.7% 的新诊断肿瘤病例发生在中国，中国肿瘤死亡人数占全球肿瘤相关死亡人数的 30.2%。与美国和英国相比，中国所有肿瘤的平均 ASIR 相对较低，但 ASMR 和DALY 负担显著高于美国和英国，原因有多种。首先，各国癌症谱不同，可能导致中国的肿瘤死亡率较高。除乳腺癌、肺癌和结直肠癌外，中国最常见的恶性肿瘤是胃癌、肝癌和食管癌，这几种恶性肿瘤均预后不良，DALY 负担较重。相比之下，美国和英国最常见的肿瘤，如前列腺癌、子宫体肿瘤和皮肤黑色素瘤，死亡率均较低。其次，中国普遍缺乏肿瘤的早期筛查意识，导致肿瘤早期检出率低，进而影响中国肿瘤患者的预后和 DALY 负担。相比之下，尽管美国和英国的肿瘤发病率高，但这两个国家的大多数肿瘤病例都是通过早期筛查发现的。因此，在美国和英国，预后较好的早期肿瘤患者占所有肿瘤患者的比例较大。最后，中国的医疗保健可及性在全国分布不均，且中国抗癌新药和治疗策略的应用相对滞后。

与美国和英国等发达国家相比，中国的癌症谱有所不同（表 3-1 和表 3-2）。但在过去 35 年中，随着城市化和社会经济的发展，中国的癌症谱逐渐从发展中国家向发达国家转变，这已成为中国癌症谱的主要发展模式，其中肝癌、胃癌、食道癌、宫颈癌的发病率和死亡率居高不下，而肺癌、乳腺癌、结直肠癌和前列腺癌的发病率和死亡率则呈快速上升趋势。未来十年，人口老龄化和不健康生活方式将继续增加中国的恶性肿瘤负担。因此，中国政府应尽一切努力，推动具有成本效益的肿瘤筛查和免疫计划，并通过健康教育，提高人们对健康生活方式的认识，同时借鉴美国和英国等发达国家的肿瘤防控政策，制定中国的肿瘤防治政策和规划，改善中国的肿瘤预防和控制措施。

4. 不同性别的肿瘤发病及死亡情况

总体而言，男性与女性的恶性肿瘤发病率（315.52/10 万 vs. 271.23/10 万）和死亡率

表 3-1　2020 年中国、美国、英国 ASIR 的现状对比（每 10 万人）

不同癌种	中　国		美　国		英　国	
	发病例数（占总癌种比率，%）	ASIR	发病例数（占总癌种比率，%）	ASIR	发病例数（占总癌种比率，%）	ASIR
所有癌种	4 568 754（100.0）	204.80	2 281 658（100.0）	362.20	457，960（100.0）	319.90
肺癌	815 563（17.9）	34.80	227 875（10.0）	33.10	51 983（11.4）	32.30
结直肠癌	555 477（12.2）	23.90	155 008（6.8）	25.60	52 128（11.4）	34.10
胃癌	478 508（10.5）	20.60	26 259（1.2）	4.20	6568（1.4）	4.00
乳腺癌	416 371（9.1）	39.10	253 465（11.1）	90.30	53 889（11.8）	87.70
肝癌	410 038（9.0）	18.20	42 284（1.9）	6.90	8156（1.8）	5.30
食管癌	324 422（7.1）	13.80	18 309（0.8）	2.80	10 109（2.2）	6.40
甲状腺癌	221 093（4.8）	11.30	52 912（2.3）	11.80	5527（1.2）	6.10
胰腺癌	124 994（2.7）	5.30	56 654（2.5）	8.20	11 720（2.6）	7.10
前列腺癌	115 426（2.5）	10.20	209 512（9.2）	72.00	56 780（12.4）	77.90
宫颈癌	109 741（2.4）	10.70	13 545（0.6）	6.20	3791（0.8）	9.90
非霍奇金淋巴瘤	92 834（2.0）	4.30	73 652（3.2）	12.10	16 806（3.7）	12.30

（续表）

不同癌种	中国		美国		英国	
	发病例数（占总癌种比率，%）	ASIR	发病例数（占总癌种比率，%）	ASIR	发病例数（占总癌种比率，%）	ASIR
膀胱癌	85 694（1.9）	3.60	80 617（3.5）	11.00	12 434（2.7）	7.10
白血病	85 404（1.9）	5.10	61 152（2.7）	11.10	11 008（2.4）	8.70
子宫癌	81 964（1.8）	7.60	61 738（2.7）	21.40	11 385（2.5）	16.70
神经系统肿瘤	79 575（1.7）	4.10	24 538（1.1）	5.40	6094（1.3）	5.70
肾癌	73 587（1.6）	3.30	69 569（3.0）	12.40	14 110（3.1）	10.30
鼻咽癌	62 444（1.4）	3.00	1898（0.1）	0.40	276（0.1）	0.28
卵巢癌	55 342（1.2）	5.30	23 820（1.0）	8.10	6056（1.3）	8.80
唇/口腔癌	30 117（0.7）	1.30	24 470（1.1）	4.20	6317（1.4）	5.10
喉癌	29 135（0.6）	1.30	12 554（0.6）	2.10	2618（0.6）	2.00
胆囊癌	28 923（0.6）	1.20	4670（0.2）	0.68	1238（0.3）	0.71
多发性骨髓瘤	21 116（0.5）	0.91	32 119（1.4）	4.90	6377（1.4）	4.00
腮腺癌	8863（0.2）	0.43	4922（0.2）	0.84	980（0.2）	0.79
皮肤肉瘤	7714（0.2）	0.36	96 445（4.2）	16.60	19 256（4.2）	16.00
霍奇金淋巴瘤	6829（0.1）	0.39	8107（0.4）	2.10	2313（0.5）	2.90
下咽癌	6251（0.1）	0.27	2245（0.1）	0.38	798（0.2）	0.60
口咽癌	5604（0.1）	0.25	12 775（0.6）	2.40	2810（0.6）	2.60
阴茎癌	4628（0.1）	0.42	1515（0.1）	0.50	763（0.2）	1.20
睾丸癌	4502（0.1）	0.58	9407（0.4）	5.60	2538（0.6）	7.20
外阴癌	3323（0.1）	0.29	6112（0.3）	1.90	1521（0.3）	2.10
间皮瘤	3201（0.1）	0.14	3409（0.1）	0.45	3302（0.7）	1.90
阴道癌	1640（<0.1）	0.16	1446（0.1）	0.44	306（0.1）	0.43
卡波西肉瘤	269（<0.1）	0.01	1078（<0.1）	0.25	159（<0.1）	0.18

表 3-2　2020 年中国、美国、英国 ASMR 的现状对比（每 10 万人）

不同癌种	中国		美国		英国	
	例数（占总癌种比率，%）	ASMR	例数（占总癌种比率，%）	ASMR	例数（占总癌种比率，%）	ASMR
所有癌种	3 002 899（100.0）	129.40	612 390（100.0）	86.30	179 648（100.0）	100.50
肺癌	714 699（23.8）	30.20	138 225（22.6）	18.90	36 518（20.3）	20.80
肝癌	391 152（13.0）	17.20	31 078（5.1）	4.70	7061（3.9）	4.10
胃癌	373 789（12.4）	15.90	11 413（1.9）	1.70	4381（2.4）	2.40
食管癌	301 135（10.0）	12.70	16 209（2.6）	2.40	8450（4.7）	5.00
结直肠癌	286 162（9.5）	12.00	54 443（8.9）	8.00	21 682（12.1）	11.40
胰腺癌	121 853（4.1）	5.10	47 683（7.8）	6.60	10 222（5.7）	5.90
乳腺癌	117 174（3.9）	10.00	42 617（7.0）	12.40	11 839（6.6）	14.00
神经系统肿瘤	65 204（2.2）	3.20	18 133（3.0）	3.20	4736（2.6）	3.80
白血病	61 694（2.1）	3.30	23 753（3.9）	3.20	5302（3.0）	2.90
宫颈癌	59 060（2.0）	5.30	5706（0.9）	2.10	1121（0.6）	1.90
非霍奇金淋巴瘤	54 351（1.8）	2.40	20 858（3.4）	2.70	5619（3.1）	3.00
前列腺癌	51 094（1.7）	4.60	32 438（5.3）	8.20	13168（7.3）	12.40
肾癌	43 196（1.4）	1.90	14 589（2.4）	2.10	4765（2.7）	2.70
膀胱癌	39 393（1.3）	1.60	18 130（3.0）	2.10	6458（3.6）	2.80
卵巢癌	37 519（1.2）	3.30	14 359（2.3）	4.00	4096（2.3）	4.80
鼻咽癌	34 810（1.2）	1.60	915（0.1）	0.16	185（0.1）	0.14
胆囊癌	23 297（0.8）	0.97	2301（0.4）	0.31	684（0.4）	0.36
子宫癌	16 607（0.6）	1.40	11 460（1.9）	3.10	2613（1.5）	2.80
多发性骨髓瘤	16 182（0.5）	0.69	7201（1.2）	1.10	3572（2.0）	1.80
喉癌	15 814（0.5）	0.67	3833（0.6）	0.57	915（0.5）	0.58
唇 / 口腔癌	14 785（0.5）	0.64	4285（0.7）	0.65	1730（1.0）	1.20
甲状腺癌	9261（0.3）	0.40	2161（0.4）	0.30	433（0.2）	0.24

（续表）

不同癌种	中 国		美 国		英 国	
	例数（占总癌种比率，%）	ASMR	例数（占总癌种比率，%）	ASMR	例数（占总癌种比率，%）	ASMR
皮肤肉瘤	4106（0.1）	0.18	7201（1.2）	1.10	2772（1.5）	1.70
下咽癌	3380（0.1）	0.15	549（0.1）	0.08	372（0.2）	0.26
口咽癌	2905（0.1）	0.13	3200（0.5）	0.51	1004（0.6）	0.76
霍奇金淋巴瘤	2807（0.1）	0.14	943（0.2）	0.15	333（0.2）	0.25
间皮瘤	2768（0.1）	0.12	2538（0.4）	0.31	2835（1.6）	1.40
腮腺癌	2743（0.1）	0.12	956（0.2）	0.13	292（0.2）	0.16
阴茎癌	1565（0.1）	0.14	414（0.1）	0.13	150（0.1）	0.19
外阴癌	1228（<0.1）	0.10	1487（0.2）	0.35	526（0.3）	0.49
睾丸癌	851（<0.1）	0.09	450（0.1）	0.23	62（<0.1）	0.15
阴道癌	682（<0.1）	0.06	414（0.1）	0.10	125（0.1）	0.15
卡波西肉瘤	162（<0.1）	0.01	92（<0.1）	0.02	13（<0.1）	0.01

（216.16/10 万 vs. 130.88/10 万）相比，均高于女性。2000—2016 年，男性肿瘤整体年龄标化发病率保持稳定，但女性每年显著增加。2020 年中国男性新发肿瘤病例数为 248 万，占总数的 54%，其中新发病例数排名前十的恶性肿瘤分别是肺癌 54 万（21.8%）、胃癌 33 万（13.4%）、结直肠癌 32 万（12.9%）、肝癌 30 万（12.2%）、食管癌 22 万（9%）、前列腺癌 12 万（4.7%）、胰腺癌 7 万（2.8%）、膀胱癌 7 万（2.7%）、甲状腺癌 5 万（2.2%）、非霍奇金淋巴瘤 5 万（2%），这十种肿瘤占男性新发肿瘤数的 84%。中国女性新发恶性肿瘤病例数为 209 万，占总数的 46%，新发病例数排名前十的肿瘤分别是乳腺癌 42 万（19.9%）、肺癌 28 万（13.2%）、结直肠癌 24 万（11.3%）、甲状腺癌 17 万（8%）、胃癌 15 万（7%）、宫颈癌 11 万（5.2%）、肝癌 11 万（5.1%）、食管癌 10 万（4.8%）、子宫内膜癌 8 万（3.9%）、卵巢癌 6 万（2.6%），这十种肿瘤占女性新发肿瘤人数的 81%。

肺癌是导致中国男性和女性死亡的最常见恶性肿瘤。2000—2016 年，男性总体癌症死亡率年均下降 1.2%，主要归因于食管癌、胃癌、肝癌和肺癌死亡率的下降。但是，前列腺癌、结直肠癌和胰腺癌的发病率却逐年上升。在女性中，宫颈癌、甲状腺癌和乳腺癌的死亡率呈上升趋势，而食管癌、胃癌、肝癌和肺癌的死亡率呈下降趋势。2020 年，中国男性肿瘤相关死亡病例数达 182 万，占总数的 61%。2020 年，中国男性肿瘤死亡病例数位居前十的恶性肿瘤分别是肺癌 47 万（25.9%）、肝癌 29 万（15.8%）、胃癌 26 万（14.1%）、食管癌 21 万（11.4%）、结直肠癌 16 万（9.1%）、胰腺癌 7 万（3.7%）、前列腺癌 5 万（2.8%）、白血病 4

万（2%）、神经系统恶性肿瘤 3 万（1.8%）、非霍奇金淋巴瘤 3 万（1.6%），这十种癌种占肿瘤相关死亡总数的 88%。中国女性肿瘤相关死亡病例数 118 万，占总数的 39%，死亡病例数前十的恶性肿瘤分别是肺癌 24 万（20.6%）、结直肠癌 12 万（10.2%）、胃癌 12 万（9.9%）、乳腺癌 12 万（9.9%）、肝癌 10 万（8.7%）、食管癌 9 万（8%）、宫颈癌 6 万（5%）、胰腺癌 5 万（4.6%）、卵巢癌 4 万（3.2%）、神经系统癌症 3 万（2.7%），这十种肿瘤占肿瘤相关死亡总数的 83%。

5. 中国肿瘤的年轻化

2000—2014 年，中国肿瘤登记地区癌症发病趋势及年龄变化分析发现，男性 60 岁以上年龄组肿瘤发病率呈现下降趋势，60—69 岁、70—79 岁、≥80 岁的年度变化百分比（annual percent change，APC）分别为 -0.2、-0.3、-0.3，而 0—29 岁及 30—39 岁年龄组肿瘤发病率上升幅度较快，APC 值分别为 3.5 和 2.0。女性 60 岁以下人群肿瘤发病率上升较快，0—29 岁、30—39 岁、40—49 岁、50—59 岁年龄组的 APC 值分别为 5.7、6.0、3.4、2.9。2000—2014 年中国人群恶性肿瘤平均发病年龄，每年上升约 0.11 岁，调整人口年龄结构后，平均每年下降 0.13 岁，即中国癌症发病总体呈现发病年龄前移的趋势，且女性比男性趋势更明显。此外，癌症发病率和死亡率均随年龄的增长而增加，其中 60—64 岁和 50—54 岁两个年龄组患癌症病例最多；男性和女性在 60—79 岁年龄组癌症死亡人数最多，60—64 岁的男性和 75—79 岁的女性癌症死亡人数最多。

6. 中国肿瘤负担高的根本原因

首先，中国人口数量接近 14.5 亿，是世界上人口较多的国家，且人口仍在快速老龄化；其次，中国癌症谱正在经历转变，在肿瘤发病例数不断增加的同时，常见肿瘤的种类也在不断变化，除了感染相关肿瘤和消化道肿瘤高发外，其他癌症（如结直肠癌、前列腺癌、女性乳腺癌）的负担也在迅速增加，同时考虑到不同种类的肿瘤防控策略差异很大，中国肿瘤预防和控制的难度也随之增大。预计未来数年，随着人口老龄化的加速、人口的不断增长及西化生活方式的兴起，中国的肿瘤负担仍将继续上升。此外，考虑到中国部分地区特殊的生活习惯，生活在这些地区的人群更容易患某些类型的肿瘤，去除或改善这些肿瘤相关的危险因素后，可能有助于降低当地的肿瘤负担，如中国南方人患鼻咽癌的风险很高，可能与食用大量腌鱼和 EB 病毒（Epstein–Barr virus，EBV）感染有关，减少腌鱼的食用，并采取有效措施防治 EBV 感染，可能降低鼻咽癌的患病风险。

7. 中国肿瘤防控与诊治现状

癌症的发生发展是多因素综合作用的结果，仅依靠治疗无法有效遏制肿瘤危机的蔓延，预防才是控制肿瘤的最具成本效益的长期战略。在中国，尽管一些癌症的预防、诊断和治疗已经取得了显著成效，同时中国人的健康及疾病防范意识比之前大幅提高，但中国恶性肿瘤负担仍然日益加重，城乡差异较大，地区分布不均衡，癌症防控形势严峻，且正处于发展中国家癌谱向发达国家癌谱转变的过渡阶段，两个癌谱的高发癌症并存，防治难度巨大。

中国从 20 世纪 50 年代末开始逐步形成防、治、研为一体的肿瘤综合防控体系。目前中国癌症筛查已经形成社区 - 疾控 - 医院的长效机制，基本建立了癌症筛查的常态化和规范化。中国在恶性肿瘤早诊早治方面一直在不断完善和积极探索，并取得了显著成果。然而，沉重的肿瘤负担依然存在，促使中国继续加强推进恶性肿瘤早诊早治的健康管理，这是缓解民生痛点、惠及万千百姓的重要工作。

二、中国肿瘤科学普及工作情况

专家观点

近年来中国肿瘤科普工作发展很快，主要有以下 3 项亮点。

① 政府重视，出台了很多相关的支持政策。

② 多方参与，政府、协会、医院、媒体、社会公益组织等积极投入肿瘤科普工作。

③ 形式创新，在传统方式的基础上，目前新媒体蓬勃发展，创作的内容和形式都有很大的创新。

总体来说，中国的肿瘤防治工作和科普工作已经取得了一定的成果，但仍需要不断地加强和完善。特别是在推进全民科学素质提升、加强医患沟通、深入推进肿瘤防治等方面，还需要更多的政策和措施来支持和促进。

（一）国家及政府的政策指导 / 法律法规 / 科学普及奖项设置

专家观点

从政策方面来看，近年来对于肿瘤防治的关注度越来越高，一系列的法律法规陆续出台，如《癌症防治实施方案（2019—2022 年）》等，该类文件旨在加强肿瘤防治的宣传和普及，同时提高人民的健康素养。

1. 中国肿瘤防控体系已初步形成

目前，中国的国家癌症防治中心主要以中国医学科学院肿瘤医院为依托。中国医学科学院肿瘤医院是中国肿瘤防控体系的主力军，其职责包括协助国家卫生健康委员会制定全国肿瘤的预防和控制规划、建立全国肿瘤防治协作网络、组织开展肿瘤登记等信息收集工作、拟订肿瘤相关诊治技术规范和标准及开展全国性肿瘤防控科学研究。

中国以国家癌症中心为主导，已逐步建立国家及各省级肿瘤中心，基本形成了全国肿瘤防控网络。目前，湖南、甘肃、辽宁、黑龙江、河北、广东、山东、云南、吉林、四川、浙江、河南、重庆、湖北、江西、广西、福建、青海、海南、新疆等全国 20 个省、自治区、直辖市均已建立了肿瘤中心。国家癌症中心与中国疾病预防控制中心及各省 / 县级肿瘤中心等机构，共同组建成了中国国家、省、地区三级防癌网络。国家卫生健康委员会疾病预防控制局和省级卫生健康委员会疾病预防控制部门进行管理，中国抗癌协会（China Anti Cancer Association，CACA）、中国癌症基金会（Cancer Foundation of China，CFC）等非政府组织也在中国肿瘤防控体系中发挥作用。

中国已建成肿瘤登记及监测随访网络。目前，全国的肿瘤监测点已达到 574 个，覆盖 4.3 亿人口，并每年定期发布肿瘤登记报告。农村肿瘤的早诊早治项目覆盖全国 31 个省、市、自治区的 263 个项目点。截至 2020 年，共筛查 280 万农村高危人群，发现患者 55000 多例，早诊率达 75% 以上；城市肿瘤的早诊早治项目覆盖全国 20 个省、市、自治区的 42 个城市，早诊率达 64%。以医院为基础的肿瘤登记制度已初步建立，但仍需要进一步加强和完善。

中国已建立肿瘤规范化诊疗及质控体系，成立了国家肿瘤规范化诊疗质控中心及 26 个省级的肿瘤性疾病质控机构。目前，肺癌、食管癌等多种常见肿瘤全国和地市级医院规范化诊疗指南、临床路径和质控评价标准已经过修订，《中国肿瘤临床诊疗指南（2022 年）》《原发性肺癌诊疗指南（2022 年版）》《胃癌诊疗指南（2022 年版）》及《肿瘤科国家临床重点专科建设项目评分标准》等已制订完成。中国 14 家省级肿瘤医院或肿瘤中心作为核心成员，联合其他综合医院、专科医院、社区医院等网络成员，共同构建了中国肿瘤医学临床研究网络，并通过多平台协作，实施肿瘤防控策略。首先，基于临床研究平台，着眼于肺癌、肠癌、乳腺癌、肝癌等的诊治，建立了组织样本库和信息中心等模块；其次，基于转化研究平台，开展分子诊断、分子影像、生物治疗、新药研发等研究工作；第三，建立基础资源和数据中心，使全国肿瘤地图的绘制得以实现；此外，中国也在不断探索医疗影像辅助诊断系统、基于基因的肿瘤数据分析和精准诊疗方法或策略。

中国肿瘤负担日益加重，兼有发达国家和发展中国家癌症谱并存的情况，且地区分布不平衡，防治难度大，目前已初步建立的肿瘤防控体系，为健康中国战略的实施提供了良好基础和支撑。然而，目前中国的肿瘤防控体系仍存在一些问题。中国的三级防癌网络仍然缺乏有效协作，且管理部门和业务指导部门的责任和义务界限模糊，造成肿瘤防控机构工作重复、效率不高、质量偏低等问题。目前，中国肿瘤诊治相关医疗机构没有充分发挥预防肿瘤的功能，存在以医养防、以医养研的弊端。

2. 中国肿瘤防控的重要政策纲要

(1) 全国肿瘤防治规划纲要（1986—2000 年）：1986 年，基于社会经济发展和癌症防控工作需要，当时由卫生部全国肿瘤防治研究办公室牵头制定了《全国肿瘤防治规划纲要（1986—2000 年）》，这也是中国的第一个癌症防治规划。本着"更新观念、从实际出发、贯彻预防为主及调动政府各部门各系统和社会各界力量及各类卫生机构参与"的指导思想，此纲要提出了肿瘤防控的任务和目标。

主要目标包括以下 3 个：①肿瘤防治的长远目标是降低恶性肿瘤的发病率和死亡率，经过 15 年努力，在下世纪初逐步控制肿瘤发病率和死亡率的上升趋势；②近期目标是提高肿瘤患者的生存率。改善生存质量，用防癌知识武装群众，使防癌成为群众的自觉行动；③胃癌、食管癌、肝癌、肺癌、大肠癌、宫颈癌、乳腺癌、鼻咽癌和白血病是防治研究的重点恶性肿瘤。

主要任务和指标包括以下 5 点：①在开展肿瘤防治的地区，20 世纪末要求做到全人群的胃癌患者的五年生存率提高到 15% 左右，食管癌提高到 20% 左右，结直肠癌提高到 25% 左右，鼻咽癌提高到 35% 左右，宫颈癌提高到 50% 左右，乳腺癌提高到 60% 左右；②通过宣传教育、立法和其他措施，使人群吸烟率下降，烟厂生产的香烟符合低焦油的标准，即每支含 15mg 以下；③肝癌高发区的新生儿普遍接种乙肝疫苗；④对明确的职业致癌因素要采取劳动保护措施；⑤晚期肿瘤患者的卫生服务面要达到 50% 以上。

(2) 中国癌症预防与控制规划纲要（2004—2010）：进入 21 世纪后，中国癌症防治的总体水平远不能适应社会发展和人民需求。党的十六大将"提高全民族健康素质"作为全面建设小康社会的重要内容，而包括肿瘤在内的重大疾病防治是实现这一目标的重要保证。由于大多数肿瘤是可预防的，肿瘤对人民健康的危害是可以预防和减轻的。因此，中国制定了《中国癌症预防与控制规划纲要（2004—2010）》，以指导肿瘤的防治工作。此纲要以"坚持新时期的卫生工作方针，癌症防治与其他重大疾病防治相结合，重视农村、突出重点以及政府领导、全社会参与"为基本指导思想，提出了以下 4 点总目标：①建立政府领导、多部门合作和社会团体共同参与的癌症防治工作体制和协调机制；②健全癌症防治网络，提高癌症防治队伍的素质及癌症防治工作的整体水平；③加强癌症防治知识宣传、健康教育和行为干预，提高全民防癌意识和全社会对癌症防治工作的认识；④重视癌症信息的收集和危险因素的监测及控制，在农村高发地区和某些城镇社区加大重点癌症防治工作的力度，为最终降低癌症的发病率及死亡率创造条件。

此纲要将肺癌、肝癌、胃癌、食管癌、结直肠癌、乳腺癌、宫颈癌及鼻咽癌作为中国肿瘤防治的重点，主要展开的工作有以下 6 项内容：①建立政府领导、多个部门合作和社会广泛参与的癌症防治工作体制，即成立全国癌症防治协调领导组及国家癌症防治专家指导委员会，下设办公室负责日常工作；组建国家肿瘤防治研究中心；发挥 CFC 及 CACA 等非政府组织在肿瘤防治工作中的作用。②完善癌症信息登记系统，建立统一的癌症信息数据库，加强癌症发病率、死亡率和生存率等基本信息的收集和分析，为制定防治策略、评估防治措施提供可靠的科学依据。③积极推行有效的预防措施，控制主要危险因素，积极开展健康教育，提高公众对癌症主要危险因素的知晓率；针对危险因素，制定预防和控制计划，将癌症预防措施纳入慢性非传染性疾病综合干预工作中，并认真组织实施。④制定主要癌症早期发现、早期诊断及早期治疗计划并组织实施，将癌症的早期发现、早期诊断及早期治疗作为中国提高五年生存率及降低死亡率的主要策略之一，逐步扭转中国医院以治疗中晚期患者为主的状况，提高癌症防治资源的利用效率。⑤制定并推行肿瘤临床专业设置准入标准及主要癌症的临床诊治指南。⑥重视姑息治疗和止痛，积极进行康复指导，提高晚期癌症患者的生存质量。

为保障肿瘤防控任务的顺利进行，纲要也制订了相应的保障措施。第一，加强政府对癌症防治工作的领导，县以上各级政府将肿瘤防治工作列入议事日程，明确目标责任，落实相关工作经费，开展实施情况监督检查。各有关社会团体应在政府统一领导下，分工合作，鼓励团体及个人以多种形式参与肿瘤的防治工作。第二，加强癌症防治队伍建设，健全癌症防治网，医学教育机构及学会组织应积极开展肿瘤专科教育及继续教育，将中国癌症防治策略、癌症筛查及早诊早治技术指南、癌症临床诊治指南、癌症姑息治疗方案及三阶梯止痛方案等纳入教学内容。第三，以政府投入为主，多方筹资，保证规划纲要目标的实现。最后，广泛动员社会力量，加强肿瘤防治宣传、教育和咨询活动，普及肿瘤预防及"早期发现、早期诊断、早期治疗"知识。动员途径包括：①充分发挥大众传播媒介的作用，如广播、电视、报纸、杂志等，与肿瘤防治机构及专家充分合作，积极提供肿瘤防治宣传服务，并纳入年度工作计划；②充分利用每年 4 月份的"抗癌宣传周"，开展主题明确、形式多样的宣传活动，普及肿瘤预防与早诊早治知识；③鼓励社会团体及肿瘤防治机构通过网站加强肿瘤科普教育，开展咨询服务；④肿瘤防治机构应建立肿瘤预防及康复咨询与早诊早治科室，将健康教育、肿瘤预防、临床诊治及康复指导有机地结合起来。

(3) 关于加强少数民族地区癌症综合防治工作的意见：中国肿瘤高发地区多分布在农村及一些少数民族地区，某些癌种在少数民族地区的发病率和死亡率远高于其他地区。因此，2010 年，中国为提高少数民族地区肿瘤的综合防治水平，促进少数民族地区的居民健康，卫生部及国家民族事务委员会共同提出了《加强少数民族地区癌症综合防治工作的意见》。少数民族地区的肿瘤综合防治工作以"重心下沉、关口前移、早发现、早诊断、早治疗，按照分地区、分阶段、有计划、有重点"为原则逐步开展，以肿瘤筛查和早诊早治为重点，促进肿瘤相关健康知识科普、肿瘤登记、肿瘤相关主要危险因素监测和规范化诊疗等防治工作的进行。少数民族地区将采取多种群众喜闻乐见的形式普及肿瘤相关知识，提高人民群众对本地区高发肿瘤的防治知识的知晓程度，降低主要危险因素的危害。

(4) 中国癌症防治三年行动计划（2015—2017年）：为积极做好肿瘤防治工作，尽快遏制中国肿瘤负担的上升势头，当时国家卫生计生委、国家发展改革委等16部门组织有关专家，在广泛征求各方面意见的基础上，制定了《中国癌症防治三年行动计划（2015—2017年）》。此计划以"坚持预防为主、防治结合、中西医并重，加强癌症防治体系建设，提高癌症防治能力，实施癌症综合防治策略和措施"为总目标，确定了到2017年要实现的6项具体目标：①建立国家和省级癌症防治工作领导协调机制，落实部门职责，控制主要可防可控致癌因素增长水平；②完善国家癌症中心机构能力建设并充分发挥其技术指导作用，基本建立以医院、疾病预防控制机构为主体和基层医疗机构上下联动的癌症综合防治网络，依托现有资源加快提升区域癌症综合防治服务管理水平；③进一步规范肿瘤登记制度，肿瘤登记覆盖全国30%以上人口，掌握全国和各省、市、自治区癌症发病和死亡情况，绘制全国癌症地图；④癌症防治核心知识知晓率达到60%，成人吸烟率下降3%；⑤以肺癌、肝癌、胃癌、食管癌、大肠癌、乳腺癌、宫颈癌、鼻咽癌为重点，扩大癌症筛查和早诊早治覆盖面，重点地区、重点癌症早诊率达到50%；⑥完善重点癌症的诊疗规范，推广癌症机会性筛查和规范化诊疗，逐步提高重点癌症5年生存率，降低病死率。

针对2017年要实现的行动目标，此计划又提出了10项主要措施：①履行部门职责，落实综合措施，对卫生计生、发展改革等16个部门的职责分工进行了明确；②加强体系建设，重点推进国家癌症中心和全国癌症防治协作网络建设，提高区域癌症防治服务能力，加强基层人员培训；③加强肿瘤信息收集工作，扩大肿瘤登记覆盖面，编绘全国癌症地图；④推进癌症危险因素综合防控，加强控烟、免疫接种、环境整治、职业防护等工作；⑤推广癌症筛查及早诊早治策略，优化筛查适宜技术，扩大早诊早治项目覆盖面，探索建立防癌体检运行机制；⑥提高癌症诊疗水平，完善诊疗规范，开展癌症康复、姑息治疗和临终关怀；⑦推动抗肿瘤药研制生产，通过自行创新研制、仿制药生产等手段，促进药品价格下降，提高药品可及性；⑧加大中医药防治癌症工作力度，强化肿瘤中医临床防治能力建设；⑨加强科学研究和国际合作，重点关注环境致癌因素、癌前病变诊疗、早期筛查检测技术等；⑩加强科普宣传，提高全民防癌意识，充分发挥传统媒体和新媒体作用，普及健康生活方式。

为保障各项措施顺利实施并取得成效，此计划从4个方面提出了相关要求：①加强组织领导，建立国家和省级癌症防治工作领导协调机制，完善政府领导、部门协作、动员社会、全民参与的防治工作机制；②加强保障力度，加大公共卫生投入和医保保障水平，拓宽筹资渠道，鼓励社会资本投入；③加强人才储备，强化队伍建设，加强肿瘤专科医师和公共卫生医师培训，提高防治技能；④加强督导检查，开展效果评估，要求各地明确各部门职责，落实工作责任，并认真组织开展考核评估。

(5) "健康中国2030"规划纲要：党的十九大报告明确提出实施健康中国战略，中共中央政治局2016年8月26日召开会议，审议通过《"健康中国2030"规划纲要》，会议强调"健康中国2030"规划纲要是未来15年推进健康中国建设的行动纲领。此纲要包括八篇，共二十九章内容，在第三篇"优化健康服务"的第七章"强化覆盖全民的公共卫生服务"板块，肿瘤防控作为一大重要内容被提出。文件指出，"强化慢性病筛查和早期发现，针对高发地区重点癌症开展早诊早治工作，推动癌症、脑卒中、冠心病等慢性病的机会性筛查"，并提出了"到2030年，实现全人群、全生命周期的慢性病健康管理，总体癌症5年生存率提高15%"

的目标。

（6）"十三五"卫生与健康规划：为推进健康中国建设，根据《中华人民共和国国民经济和社会发展第十三个五年规划纲要》和《"健康中国 2030"规划纲要》，国务院于 2016 年 12 月 27 日印发并实施了《"十三五"卫生与健康规划》。此规划提出了"到 2020 年，覆盖城乡居民的基本医疗卫生制度基本建立，实现人人享有基本医疗卫生服务，人均预期寿命在 2015 年基础上提高 1 岁"的总体发展目标，并将"到 2020 年，癌症等慢性病导致的过早死亡率比 2015 年降低 10%"作为主要发展指标，将"癌症早诊早治"作为重大疾病防治项目之一，重视中国肿瘤的防治工作。

（7）中国防治慢性病中长期规划（2017—2025 年）：国务院办公厅于 2017 年 2 月印发《中国防治慢性病中长期规划（2017—2025 年）》，部署做好未来 5～10 年的慢性病防治工作，降低疾病负担，提高居民健康期望寿命，努力全方位、全周期保障人民健康。此规划提出，到 2020 年和 2025 年，力争 30—70 岁人群因肿瘤等慢性疾病导致的过早死亡率分别较 2015 年降低 10% 和 20%。

（8）国务院关于实施健康中国行动的意见：为加快推动从以治病为中心转变为以人民健康为中心，动员全社会落实预防为主方针，实施健康中国行动，提高全民健康水平。2019 年，国务院印发了《国务院关于实施健康中国行动的意见》，以"普及知识、提升素养，自主自律、健康生活，早期干预、完善服务，以及全民参与、共建共享"为基本原则，提出了总体目标：第一，到 2022 年，健康促进政策体系基本建立，全民健康素养水平稳步提高，健康生活方式加快推广，重大慢性病发病率上升趋势得到遏制，重点传染病、严重精神障碍、地方病、职业病得到有效防控，致残和死亡风险逐步降低，重点人群健康状况显著改善；第二，到 2030 年，全民健康素养水平大幅提升，健康生活方式基本普及，居民主要健康影响因素得到有效控制，因重大慢性病导致的过早死亡率明显降低，人均健康预期寿命得到较大提高，居民主要健康指标水平进入高收入国家行列，健康公平基本实现。

同时，该意见为肿瘤的防治工作指明了方向和具体行动路线。在"实施癌症防治行动"方面指出：倡导积极预防癌症，推进早筛查、早诊断、早治疗，降低癌症发病率和死亡率，提高患者生存质量；有序扩大癌症筛查范围；推广应用常见癌症诊疗规范；提升中西部地区及基层癌症诊疗能力；加强癌症防治科技攻关；加快临床急需药物审评审批；到 2022 年和 2030 年，总体癌症 5 年生存率分别不低于 43.3% 和 46.6%。

（9）健康中国行动（2019—2030 年）：2019 年 7 月 9 日，健康中国行动推进委员会印发《健康中国行动（2019—2030 年）》，"癌症防治行动"为其重大行动之一。针对肿瘤的防控，该行动制订了一系列计划，行动目标包括总体癌症 5 年生存率实现从 2015 年的 40.5% 上升至 2022 年的 ≥43.3% 及 2030 年的 ≥46.6%；30—70 岁人群因肿瘤等慢性病导致的过早死亡率从 2015 年的 18.5% 下降至 2022 年 ≤15.9% 和 2030 年的 ≤13.0%；基本实现肿瘤高危人群定期参加防癌体检；癌症防治核心知识知晓率从 2015 年的 66.4% 上升至 2022 年的 ≥70% 及 2030 年的 ≥80%；2022 年实现高发地区重点癌种早诊率达到 55% 及以上并持续提高。

针对个人肿瘤的防控工作，该行动提出：①尽早关注癌症预防。癌症的发生是一个多因素、多阶段、复杂渐进的过程，建议每个人尽早学习掌握《癌症防治核心信息及知识要点》，积极预防癌症发生；②践行健康生活方式，戒烟限酒、平衡膳食、科学运动、心情舒畅可以有效降低癌症发生，如戒烟可降低患肺癌的风险，合理饮食可减少结肠癌、乳腺癌、食管癌、肝癌和胃癌的发生；③减少致癌相关感染。癌症是不传染的，但一些与癌症发生密切相关的细菌（如 HP）、病毒（如 HPV、肝炎病毒、EB 病毒等）则是会传染的。通过保持个人卫生和健康生活方式、接种疫苗（如肝炎病毒疫苗、HPV 疫苗）可以避免感染相关的细菌和病毒，从而预防癌症的发生；④定期防癌体检。规范的防癌体检是发现癌症和癌前病变的重要途径；⑤密切关注癌症危险信号，如注意身体浅表部位出现的异常肿块等；⑥接受规范治疗，不要轻信偏方或虚假广告，以免贻误治疗时机；⑦重视康复治疗。要正视癌症，积极调整身体免疫力，保持良好心理状态，达到病情长期稳定；⑧合理膳食营养。癌症患者可参考《恶性肿瘤患者膳食指导》。

针对社会和政府的肿瘤的防控工作，该行动提出以下建议：①对发病率高、筛查手段和技术方案比较成熟的胃癌、食管癌、结直肠癌、肺癌、宫颈癌、乳腺癌等重点癌症，制订筛查与早诊早治指南。各地根据本地区癌症流行状况，创造条件普遍开展癌症机会性筛查。②制订工作场所防癌抗癌指南，开展工作场所致癌职业病危害因素的定期检测、评价和个体防护管理工作。③制订并推广应用常见癌症诊疗规范和临床路径，创新中医药与现代技术相结合的中医癌症诊疗模式，提高临床疗效。做好患者康复指导，疼痛管理、长期护理、营养和心理支持，提高癌症患者生存质量。重视对癌症晚期患者的管理，推进安宁疗护试点工作。④开展癌症筛查、诊断、手术、化疗、放疗、介入等诊疗技术人员培训。推进诊疗新技术的应用及管理。通过疑难病症诊治能力提升工程，加强中西部地区及基层能力，提高癌症防治同质化水平。⑤促进基本医疗保险、大病保险、医疗救助、应急救助、商业健康保险及慈善救助等制度间的互补联动和有效衔接，形成保障合力，切实降低癌症患者就医负担。⑥建立完善抗癌药物临床综合评价体系，针对临床急需的抗癌药物，加快审评审批流程。完善医保目录动态调整机制，按规定将符合条件的抗癌药物纳入医保目录。⑦加强农村贫困人口癌症筛查，继续开展农村贫困人口大病专项救治，针对农村特困人员和低保对象开展食管癌、胃癌、结肠癌、直肠癌、宫颈癌、乳腺癌和肺癌等重点癌症的集中救治。⑧健全死因监测和肿瘤登记报告制度，所有县区开展死因监测和肿瘤登记工作，定期发布国家和省级肿瘤登记报告。搭建国家癌症大数据平台，建成覆盖全国的癌症病例登记系统，开展癌症临床数据分析研究，为癌症诊治提供决策支持。⑨在国家科技计划中进一步针对目前癌症防治攻关中亟须解决的薄弱环节加强科技创新部署。在科技创新 2030 重大项目中，强化癌症防治的基础前沿研究、诊治技术和应用示范的全链条部署。充分发挥国家临床医学研究中心及其协同网络在临床研究、成果转化、推广应用方面的引领示范带动作用，持续提升中国癌症防治的整体科技水平。

(10) 健康中国行动：癌症防治实施方案（2019—2022 年）：为贯彻落实党中央、国务院决策部署，落实《国务院关于实施健康中国行动的意见》要求，2019 年 9 月，国家卫生健康委员会、国家发展改革委员会等 10 部门联合印发了《健康中国行动：癌症防治实施方案（2019—2022 年）》，为中国的肿瘤防治工作提供了具体行动路线。此方案的指导思想是"以习近平新时代中国特色社会主义思想为指导，全面贯彻党的十九大和十九届二中、三中全会精神，坚持以人民为中心的发展思想，牢固树立大卫生、大健康的观念，坚持预防为主、防治结合、综合施策，创新体制机制和工作模式，普及健康知识，动员群众参与癌症防治，部署加强癌症预防筛查、早诊早治和科研攻关，聚焦癌症防治难点，集中优势力量在发病机制、防治技术、资源配置、政策保障等关键环节取得重点突破，有效减少癌症带来的危害，为增进群众健康福祉、共建共享健康中国奠定重要基础。"主要目标是"到 2022 年，癌症防治体系进一步完善，危险因素综合防控取得阶段性进展，癌症筛查、早诊早治和规范诊疗水平显著提升，癌症发病率、死亡率上升趋势得到遏制，总体癌症 5 年生存率比 2015 年提高 3 个百分点，患者疾病负担得到有效控制。"

此方案重视肿瘤的预防和相关知识的科学普及工作，涉及预防和相关知识科学普及的工作要求有：①开展全民健康促进。建设权威的科普信息传播平台，组织专业机构编制发布癌症防治核心信息和知识要点。深入组织开展全国肿瘤防治宣传周等宣传活动，将癌症防治知识作为学校、医疗卫生机构、社区、养老机构等重要健康教育内容，加强对农村居民癌症防治宣传教育。到 2022 年，癌症防治核心知识知晓率达到 70% 以上。推进以"三减三健"为重点的全民健康生活方式行动，科学指导大众开展自我健康管理。加强青少年健康知识和行为方式教育。积极推进无烟环境建设，努力通过强化卷烟包装标识的健康危害警示效果、价格调节、限制烟草广告等手段减少烟草消费。②促进相关疫苗接种。鼓励有条件的地区逐步开展成年乙型肝炎病毒感染高风险人群的乙肝疫苗接种工作。加强 HPV 疫苗接种的科学宣传，促进适龄人群接种。③制订重点癌症早诊早治指南。对发病率高、筛查手段和技术方案比较成熟的胃癌、食管癌、结直肠癌、宫颈癌、乳腺癌、肺癌等重点癌症，组织制订统一规范的筛查和早诊早治技术指南，在全国推广应用。④加快推进癌症早期筛查和早诊早治。各地针对本地区高发、早期治疗成本效益好、筛查手段简便易行的癌症，逐步扩大筛查和早诊早治覆盖范围。试点开展癌症早期筛查和早诊早治能力提升建设工程。支持县级医院建设"癌症筛查和早诊早治中心"，在试点地区开展食管癌、胃癌的机会性筛查。加强筛查后续诊疗的连续性，将筛查出的癌症患者及时转介到相关医疗机构，提高筛查和早诊早治效果。到 2022 年，高发地区重点癌种早诊率达到 55% 以上，农村适龄妇女"两癌"筛查县区覆盖率达到 80% 以上。⑤健全癌症筛查长效机制。依托分级诊疗制度建设，优化癌症筛查管理模式等。基层医疗卫生机构逐步提供癌症风险评估服务，使居民知晓自身患癌风险。引导高危人群定期接受防癌体检，加强疑似病例的随访管理，针对早期癌症或癌前病变进行早期干预。加强防癌体检的规范化管理，建设一批以癌症防治为特色的慢性病健康管理示范机构。

(11) 健康中国行动 2022 年工作要点：2022 年 2 月 28 日，全国卫生健康宣传工作电视电话会议在京召开，会议强调要广泛深入普及健康知识、生动鲜活讲好卫生健康故事。此外，《健康中国行动推进委员会办公室关于印发健康中国行动 2022 年工作要点的通知》强调，制订《加速消除宫颈癌行动计划》，推进宫颈癌综合防治；聚焦癌症、心脑血管、呼吸和代谢性疾病等重大疾病防治需求；推进区县级癌症筛查和早诊早治中心建设试点、总结推广上消化道癌等机会性筛查工作机制和管理模式，深化健康城市建设推动健康中国行动创新模式试点（癌症防控）工作，推进国家癌症防控平台优化和居民应用。

(12) 针对不同肿瘤制定相应的政策：2021 年 12 月 31 日，为进一步规范宫颈癌、乳腺癌筛查工作，国家卫生健康委员会办公厅印发了宫颈癌筛查工作方案；2022 年 1 月 18 日国家卫生健康委员会发布《宫颈癌筛查工作方案》和《乳腺癌筛查工作方案》。

《宫颈癌筛查工作方案》坚持以"坚持预防为主、防治结合、综合施策，以农村女性、城镇低保女性为重点，为适龄女性提供宫颈癌筛查服务，促进宫颈癌早诊早治，提高女性健康水平。"为总目标。到 2025 年底，实现以下目标：①逐步提高宫颈癌筛查覆盖率，适龄女性宫颈癌筛查率达到 50% 以上；②普及宫颈癌防治知识，提高女性宫颈癌防治意识。适龄女性宫颈癌防治核心知识知晓率达到 80% 以上；③创新宫颈癌筛查模式，提高筛查质量和效率，宫颈癌筛查早诊率达到 90% 以上。此方案的工作内容包括宫颈癌筛查、异常或可疑病例随访管理、社会宣传和健康教育及组织实施。对于社会宣传和健康教育，建议充分利用电视、网络等媒体，广泛开展女性宫颈癌防治相关政策和核心信息的宣传教育，形成全社会关心支持宫颈癌防治的良好氛围。充分发挥基层医疗机构和妇联等部门宣传教育、组织发动及追踪随访的作用，深入开展社会宣传和健康教育，增强女性是自身健康第一责任人意识。科学指导广大女性开展自我健康管理，组织动员适龄女性接受宫颈癌筛查，指导宫颈癌高风险人群主动到医疗机构接受筛查。

《乳腺癌筛查工作方案》同样以"坚持预防为主、防治结合、综合施策，以农村女性、城镇低保女性为重点，为适龄女性提供宫颈癌筛查服务，促进宫颈癌早诊早治，提高女性健康水平。"为总目标。计划于2025年底实现：①逐步提高乳腺癌筛查覆盖率，适龄女性乳腺癌筛查率逐年提高；②普及乳腺癌防治知识，提高女性乳腺癌防治意识。适龄女性乳腺癌防治核心知识知晓率达到80%以上；③完善乳腺癌筛查模式，提高筛查质量和效率，乳腺癌筛查早诊率达到70%以上。

3. 中国肿瘤科普与防控的法律法规

目前，中国基本医疗服务的构建和完善主要依赖于政策引导，而不是法律效力的保障。肿瘤的科普与防控主要集中在规划方案及规范性文件层面的策略制定与实施，其保障内容与条例也仅仅分布于部门文件中，缺乏统一性、系统性和约束力。因此，肿瘤的科普与防控政策也需要逐渐实现规范化和法律化，借助法律推进肿瘤防治的实施，使人民的健康权益得到强有力的保障。

2020年，《中华人民共和国基本医疗卫生与健康促进法》正式实施，这是中国卫生健康领域第一部基础性、综合性的法律，将健康中国战略上升到法律层面，并以法律的形式保障公民健康权，为推进健康中国战略和维护公民的健康权提供了法律保障。与其他国家相比，如美国国会在1937年通过了《国家癌症法案》。目前中国尚无针对肿瘤防控的法律出台，而与肿瘤防治相关内容的单行法或行政法规是今后肿瘤防控工作中必不可少的。因此，中国可以《中华人民共和国基本医疗卫生与健康促进法》为基础，在此框架与思想的指导下制定针对肿瘤防治领域的单行法，形成"法在前，规划措施在后"的防控模式，为中国防癌抗癌事业的发展提供有力的保障。

4. 中国肿瘤科学普及奖项设置

目前，中国科学普及工作已列入国家战略，得到大力推动，国家科学技术进步奖设有评选科普作品奖，中国科学技术协会推荐全国学会优秀代表科普作品申报国家奖项，多数医药领域社会组织也设立了科普奖项。

CACA拥有丰富的科普专家资源，一直以来都重视科普宣传，已组建了19支肿瘤学科的科学传播专家团队，成立了肿瘤防治科普专委会，因此为了鼓励和表彰优秀肿瘤科普作品，经CACA八届五次理事长办公会审议通过，在CACA科技奖项中增设科普奖。科普奖的设立，丰富了CACA科技奖的评审范围，为肿瘤科技工作者提供了更广阔的展示科技成果的平台，鼓励广大肿瘤科普工作者总结优秀科普作品，积极参加推荐评审工作。

"中华医学科技奖"是中华医学会面向全国医药卫生行业设立的科技奖，在2019年的"中华医学科技奖"中，由上海科学技术出版社的两本科普图书《血管通——血管病防治保健必读》和《中国脂肪肝防治指南（科普版）》均荣获"2019年中华医学科技奖医学科学技术普及奖"，表明科学普及工作也值得拥有对应奖项；2021年，中华医学会授予91项中华医学科技奖获奖项目中的80个项目为2021年中华医学科技奖医学科学技术奖，包括多项与肿瘤防治相关的奖项，其中《漫画胃癌防治》等项目荣获"2021 年中华医学科技奖医学科学技术普及奖"。

在中国关于加强科普工作的意见中，科学普及被赋予了与科技创新同等重要的地位。除国家级别的肿瘤科普奖项外，各省及地区为推动医疗科技及科普体系的发展，也纷纷开展多种科普奖项。"上海市抗癌科技奖"由上海市抗癌协会主办，旨在奖励和表彰在肿瘤诊治领域或肿瘤科普宣传领域做出突出贡献的肿瘤医学科技工作者。在 2022 年第八届上海市抗癌科技奖终审会上，"肿瘤全程管理的健康科普"项目荣获"科普奖"，该项目以肺癌等恶性肿瘤的诊疗为重点内容，通过分享精品课程、开展直播讲堂等方式向患者、患者家属及医务工作人员传递科普影音作品，实现医学知识的科学普及。河南省医学会也设置了医学科技奖及科普奖，对为河南省医学科学技术领域有杰出贡献的个人和集体进行奖励，其中多项肿瘤相关的科普项目荣获奖励，如一等奖项目"面对癌症：不恐慌不盲从"和"肿瘤疼痛与康复治疗相关知识科普"，二等奖项目"癌症最爱的 7 个字，90% 的人竟然不知道"，三等奖项目"乳腺癌的筛查"和"肿瘤营养科普小剧场"。

（二）团体组织篇 – 学会 / 协会 / 社会团体

专家观点

在学会 / 协会方面，中国有多个肿瘤学相关的学会和协会，如中国抗癌协会、中国肿瘤学会、中国医师协会肿瘤学分会等。这些学会和协会通过组织学术交流、举办研讨会和培训班等活动，推动肿瘤科学的研究和进步。

1. 中国抗癌协会

中国抗癌协会（China Anti–Cancer Association，CACA）成立于 1984 年 4 月 28 日，是中国科学技术协会、中华人民共和国民政部注册登记、具有独立法人资格的肿瘤学科唯一的国家一级学会。CACA 是中国肿瘤医学领域历史最悠久、规模最大、影响力最强的科技社团，协会秘书处设在天津，挂靠单位为天津医科大学肿瘤医院，在 31 个省、市、自治区建立了地方抗癌协会，在全国范围内组建了 93 个分支机构，105 个会员单位，现有个人会员 34 万余人。自成立以来，协会积极开展肿瘤学科的临床与基础性研究，举办国内外肿瘤学术会议，创办多种形式的肿瘤学习培训班，积极推广新成果、新技术，举办国内外肿瘤学术会议。

中国肿瘤学大会（Chinese Conference on Oncology，CCO）由 CACA 于 2000 年创建，以综合、交叉、高端、前沿为特色，成为中国最高层次的肿瘤领域学术会议。近年来，会议规模、学术影响力不断推升，至今已经成功举办 13 届。

中国抗癌协会自成立之日起，就把科普宣传和学术交流放在同等重要的位置，1998 年设立中国抗癌协会科普部。2018 年，协会成立肿瘤防治科普专委会，成为中国肿瘤科普领域第一支专业团队。经过长期实践，协会创新性总结出"八位一体"科普组织体系（"团队 – 活动 – 基地 – 指南 – 作品 – 培训 – 奖励 – 媒体"），为中国肿瘤防治科普事业做出了重要的模式创新和路径探索。

2022 年 4 月 14 日至 17 日，由 CACA 主办，河南省肿瘤医院、中国整合医学发展战略研究院、河南省癌症基金会承办，国际抗癌联盟、中国工程院医药卫生学部联合协办的"2021 中国肿瘤学大会"在郑州召开。此次大会设有主会场，8 个指南精读巡讲专场，109 场学术分会场。征文总数达到 14312 篇，壁报交流 3466 篇，论文数量创历届之最。417 家权威媒体参与宣传，包括 CACA 客户端、央视网、新华网客户端、人民网、人民好医生、央视频等。

2022 年，CCO 由 CACA 主办，浙江省肿瘤医院、浙江省抗癌协会、浙江省癌症基金会、中国整合医学发展战略研究院承办，会议于 2022 年 11 月 17 至 20 日在杭州市隆重召开。CCO 大会秉承"肿瘤，赢在整合"的主题，在基础研究、成果转化等方面进行深入探讨。

2022 年 2 月起，由 CACA 主办，中国整合医学发展战略研究院、各专业委员会承办的中国最新肿瘤整合诊治指南（CACA）全国精读巡讲活动正式拉开帷幕，此次巡讲活动以"肿瘤整合诊治（MDT to HIM）前沿"为主题，结合经典病例，聚焦"防筛诊治康"的核心观念。

2. 中国公益总会抗癌联盟

中国公益总会抗癌联盟（China Commonweal General Assocation Against Cancer Union，CCGAACU）是全国性、学术性、非营利性社会组织；由全国及海外的社会团体、相关企事业单位、各学科的肿瘤科技工作者和热心于抗癌事业的各界人士自愿结成的，旨在发挥全国各抗癌组织的力量，呼吁相关企事业单位及爱心人士为癌症患者的健康伸出援助之手，团结和动员全国各学科的肿瘤科技工作者，促进抗癌知识和技术的普及和推广，促进癌症防治与康复事业。联盟业务包括对各组织及团体召开不定期的论坛以开展防癌宣传，普及肿瘤科学知识，提高广大群众的抗癌知识水平，开展肿瘤学术和技术交流，开展民间国际肿瘤科学技术交流，发现、推荐优秀肿瘤科技人才等。针对乳腺癌及宫颈癌，CCGAACU 开展了"关爱女性，远离癌症"系列活动，从科普教育、健康调理、巡回展览方面进行公益活动。

3. 中国肿瘤防治专业委员会

中国肿瘤防治专业委员会（China Cancer Prevention and Treatment Committee）是由全国从事肿瘤防治的医师、护师、药师及营养师，肿瘤患者及其家属，以及热心于肿瘤防治工作的社会人士自愿结成，本协会具有肿瘤专业性，为全国性非营利性的社团单位。其宗旨为"一切都为了肿瘤患者"，团结全国从事肿瘤防治事业的医务人员、肿瘤患者以及热心肿瘤防治的社会人士，进行肿瘤的宣传教育工作，普及肿瘤知识，降低肿瘤的发病率，减轻肿瘤并发症的危害。

其业务内容包括：①组织对肿瘤患者及整个社会的肿瘤教育活动，普及肿瘤防治知识，开展有关肿瘤的医疗咨询工作，举办肿瘤防治知识讲座；②组织对基层医生及肿瘤防治社会工作者的教育与培训；③编印、出版肿瘤知识的宣传材料、刊物及书籍；④积极促进肿瘤防治研究的成果推广；⑤推动与肿瘤有关的中西药品、医疗器械及保健食品的开发利用，维护肿瘤患者的合法权益；⑥组织肿瘤防治学术交流及经验推广活动；⑦为实现本会宗旨所必须承担的其他任务；⑧积极筹办各类关于肿瘤防治研究论坛、会务及相关活动；⑨承担国家中医药管理局和主管单位交付的相关工作。

4. 中国临床肿瘤学会

中国临床肿瘤学会（Chinese Society of Clinical Oncology，CSCO）成立于 1997 年，是由临床肿瘤专业工作者和有关的企事业单位自愿组成的全国性专业学术团体，CSCO 长期致力于开展临床肿瘤学继续教育和多中心协作研究，推动肿瘤诊断治疗的规范化，提高中国临床肿瘤学的学术水平。

CSCO 的团体宗旨包括广泛团结和组织广大临床肿瘤学工作者和相关单位，共同提高中国临床肿瘤领域的学术研究水平，推动肿瘤诊断治疗的规范化、标准化、专业化和个体化进程，为保障人民健康做出积极贡献。其主要任务为：①开展与临床肿瘤学有关的继续教育、培训和科普宣传工作；②组织临床肿瘤学领域的科技合作与学术交流活动；③整合学术资源，积极促进临床肿瘤学领域的协作研究；④选拔并支持优秀中青年临床医师进修、学习，提高执业人员的业务水平；⑤推动临床肿瘤学的多学科规范化综合诊断治疗，依照有关规定，编写有关专业书刊；⑥举办其他符合宗旨的公益性学术活动。

5. 中华中医药学会肿瘤分会

中华中医药学会（China Association of Chinese Medicine，CACM）是中国成立最早、规模最大的中医药学术团体。CACM 接受业务主管部门中国科学技术协会和登记管理机关民政部的业务指导与监督管理。

其业务范围包括：①开展各种形式的中医药学术交流活动，组织重点课题研究和科学考察，促进中医药学术传承创新发展；②编辑出版中医药学术、技术、信息、文化、科普等期刊、图书、资料及音像制品，提供中医药科技知识指导、传播、服务；③开展中医药继续教育、师承教育、科学普及，提高会员及广大中医药科技工作者的学术水平；④密切联系中医药科技工作者，宣传党的路线方针政策，反映中医药科技工作者的意见、建议和诉求；维护科技工作者的合法权益，建设中医药科技工作者之家；⑤组织中医药专家参与国家对中医药政策法规、发展战略、规划、科技政策的建言、咨询、制定工作；⑥按照规定，开展 CACM 科学技术奖、李时珍医药创新奖评审表彰工作；⑦开展国际及港澳台地区的学术交流与合作，加强同国际及港澳台地区相关组织、学术团体及学者的联系，促进国际中医药人才资格互认、学术互补、成果共享工作，促进中医药国际传播、交流与发展；⑧加强对中医药科技成果的研究与评价，推进健康服务产业的发展，经政府有关部门批准或授权，为其提供科技咨询、评价、技术标准研制，促进中医药科研成果的转化和推广应用；⑨加强对中医药期刊的管理，培育一流期刊，提升期刊品牌影响力，促进期刊在学术交流、学科发展中发挥更好作用；⑩做好中医药文化传承和弘扬工作，扩大中医药文化影响力等。

2021 年，"中华中医药学会肿瘤分会 2021 年学术年会"以"传承经典、创新发展"为主题，展示了中医药肿瘤临床、基础研究及中医药循证医学研究方面取得的新进展，促进了国内中医肿瘤领域的合作和发展。2022 年 7 月 21 日至 23 日，"中华中医药学会 2022 年全国中医肿瘤青年学术论坛"顺利召开，大会以"汇聚中西医，护航全周期"为主题，鼓励青年人才在中医肿瘤发展中发挥带头引领作用，引进新技术、新方法，将中医经典理论与现代研究相结合，促进中医药防治肿瘤工作及中医药传承创新发展。在特邀报告环节中对中医食疗与营养在肿瘤防治中的重要作用进行了科普，倡导"食饮有节、不妄作劳"的中医养生模式。

6. CFC

中国癌症研究基金会成立于 1984 年 10 月 26 日，于 2005 年更名为 CFC，是中国致力于癌症防治的公益性组织、全国性公募基金会及独立社团法人，其宗旨为"募集资金，开展公益活动，促进中国癌症防治事业的发展"，公益活动的业务范围包括：①支持中国癌症防治规划的执行和示范项目与活动的开展；②支持中国癌症防治的应用研究及培训项目；③支持中国癌症防治与康复的科学普及项目与活动；④按照有关规定，支持和帮助中国癌症防治学术著作与科学普及读物或音像作品的出版；⑤支持中国癌症防治研究机构开展学术合作与交流，以及对外的友好交往活动；⑥支持和推动中国抗癌新药的研制和临床应用；⑦资助贫困地区癌症防治工作，资助贫困癌症患者医疗康复救助工作；⑧开展符合本基金会宗旨的其他有关活动。

CFC 组织多项肿瘤相关公益活动。从 2006 年开始，CFC 动员各界力量、汇聚多方资源，在全国开展"三八妇女节"大型公益活动，十几年来，已为 14 万余名下岗女工、进城务工女性提供了子宫颈癌和乳腺癌免费的筛查，在全国举办了上千场科普讲座及学术培训，大大促进了公众对女性健康的关注和关爱，提高了女性群体对乳腺癌和子宫颈癌的防治意识和防治水平，推动了中国两癌筛查技术的推广、普及和规范。2005年以来，CFC每年在北京长安大戏院举办抗癌京剧票友演唱会。参加演出的有肿瘤康复者、肿瘤医疗工作者、京剧名票和专业演员，此演唱会为肿瘤康复者提供了一个展示饱满精神风貌的平台，同时，也呼吁整个社会对肿瘤患者给予更多的关注，宣传了肿瘤可防可治的科学理念。1995年以来，"全国肿瘤防治宣传周"在CFC的承办下每年定期举行，2021年4月15日至21日是第27个全国肿瘤防治宣传周，主题为"健康中国健康家——关爱生命科学防癌"，旨在广泛倡导发挥家庭在防癌抗癌中的重要作用，宣传家庭关爱的理念，推动以家庭为单位，成员间相互支持，共同践行健康文明的生活方式，定期防癌体检，关爱陪伴患癌家人，促进家庭健康和谐，切实降低癌症带来的家庭负担和社会危害。2021年4月15日，CFC发布了以"关爱家人，知癌防癌"为主题的《家庭防癌手册》，10余位专家理事围绕肺癌、食管癌、胃癌、结直肠癌、乳腺癌、肝癌、宫颈癌、头颈鳞癌、鼻咽癌、淋巴癌等10个常见癌症的特点、易发人群、早期症状、检查手段、预防措施、治疗方法及百姓比较关注的内镜检查、合理用药等进行了通俗的阐述，以帮助公众学习相关防控知识，科学预防、筛查和治疗癌症。

2020年11月11日，CFC肿瘤人文协作组在北京正式成立，这是国内首个肿瘤人文协作组，在肿瘤防治知识宣教、推进文化领域交流、完善肿瘤筛查方案、聚焦肿瘤防治新技术等方面开展多项活动。

7. 北京中西医肿瘤防治技术创新联盟

北京中西医肿瘤防治技术创新联盟（Beijing Traditional Chinese and Western Medicine Prevention And Control Technology Innovation Alliance，BJCA），简称"肿瘤联盟"，于2014年8月在首都北京成立。该联盟的工作主要包括：①积极开展中西医结合肿瘤防治的理论研究、药物与产品研发，探索中医理论，发掘传统诊疗中的瑰宝，用现代科技开发传统的肿瘤防治药物，研发提高机体免疫力的新产品；②成立BJCA专家委员会，开展学术研究。指导各联盟单位，举办专业咨询、培训与会展，组织开展形式多样的学术活动，宣传和普及中西医肿瘤防治知识；③承接政府委托项目：积极与政府对接，与各专业学会对接，承接政府委托项目。开展国际交流与合作：搜集世界各国有关肿瘤防治信息，组织开展国际交流，建立国际交流合作平台。2020年，中国中西医肿瘤防治论坛乳腺癌专题讲座暨BJCA第二届第二次理事会召开，主题为乳腺癌专题讲座，旨在提升相关领域从业人员职业素质，丰硕职业生涯产生重要影响，为促进中国乳腺癌预防及治疗事业的发展、造福更多患者做出新贡献。

8. 北京肿瘤学会

北京肿瘤学会（Beijing Association Of Oncology，BAO）成立于2018年1月23日，是位于北京市中国医学科学院肿瘤医院的一个社会团体，其会训为"严谨、务实、服务、协作"，宗旨为"推广学术、普及知识、科学抗癌、服务健康"。至2022年8月，BAO已发展会员1568人，汇集了医学界享有盛名的30余家三甲医院的专家学者，为社会各界肿瘤防治工作搭建了交流平台。该学会全面落实"健康肿瘤2030"发展战略，促进抗癌知识和技术的普及推广，在北京范围内展开肿瘤领域的专业培训，学术研讨及技术交流；宣传、普及肿瘤科学知识；推广及转化肿瘤科学技术成果并促进成果的应用；开展肿瘤科学论证、咨询服务，提出政策建议，接受政府有关部门委托承担相应任务；开展民间国际肿瘤科学技术交流；发现、推荐优秀肿瘤科技人才；兴办社会公益性事业等。

（三）全民科学普及篇－融媒体创新

专家观点

在全民科学普及方面，目前中国肿瘤科普工作开展良好，不少肿瘤防治知识得到了广泛宣传。例如，国家癌症中心开展了'癌症防治科普进校园'等活动，向青少年普及肿瘤预防知识；医院、社区等也通过各种途径向公众宣传肿瘤防治知识。

1. 中国肿瘤融媒体科普调研现状

《健康中国行动（2019—2030 年）》在健康知识普及行动中提出：每个人是自己健康第一责任人，对家庭和社会都负有健康责任。普及健康知识，提高全民健康素养水平，是提高全民健康水平最根本、最经济、最有效的措施。同时，在健康知识普及行动的"行动目标"中提出：建立并完善健康科普专家库和资源库，构建健康科普知识发布和传播机制；建立医疗机构和医务人员开展健康教育和健康促进的绩效考核机制；医务人员掌握与岗位相适应的健康科普知识，并在诊疗过程中主动提供健康指导；鼓励各主要媒体网站和商业网站开设健康科普栏目。

从社会和政府的角度出发：首先，要建立并完善国家和省级健康科普专家库，开展健康科普活动。中央级媒体健康科普活动的专家应从国家科普专家库产生，省级媒体应从省级以上科普专家库产生。构建全媒体健康科普知识发布和传播的机制，加强对健康教育内容的指导和监管，依托专业力量，加强电视、报刊健康栏目和健康医疗广告的审核和监管，以及对互联网新媒体平台健康科普信息的监测、评估和通报。其次，医务人员掌握与岗位相适应的健康科普知识，并在诊疗过程中主动提供健康指导。各医疗机构网站要根据本机构特色设置健康科普专栏，为社区居民提供健康讲座和咨询服务，三级医院要组建健康科普队伍，制订健康科普工作计划，建设微博微信新媒体健康科普平台。第三，建立鼓励医疗卫生机构和医务人员开展健康促进与教育的激励约束机制，调动医务人员参与健康促进与教育工作的积极性。第四，鼓励、扶持中央广电总台和各省级电台、电视台在条件成熟的情况下开办优质健康科普节目。中央广电总台对公益性健康节目和栏目，在时段、时长上给予倾斜保障，继续办好现有数字付费电视健康频道。报刊推出一批健康专栏。运用"两微一端"（指微信、微博、移动客户端）及短视频等新媒体，推动"互联网＋精准健康科普"。此外，还有动员更多的社会力量参与健康知识普及工作、开发推广健康适宜技术和支持工具等也是促进健康知识科学普及的有力方法。

2009 年，"融媒体"概念被首次提出，其被定义为充分利用互联网这个载体，把广播、电视、报纸这些既有共同点，又存在互补性的不同媒体在人力、内容、宣传等方面进行全面整合，实现"资源通融、内容兼融、宣传互融、利益共融"的新型媒体。融媒体的实践需要充分地发掘互联网的载体优势，依赖于互联网技术的数据化、智能化与移动化发展，实现"网络嵌入深度化"。

媒体与医疗卫生的融合，能够提高全民科学普及能力，帮助公众更好地认识并预防恶性肿瘤。研究显示，大多数患者认为医学专家和医护人员是最值得信赖的信息来源。然而，在咨询过医学专家后，仍有 40%～90% 的患者表示自己的需求未得到充分满足，包括心理需求（担心肿瘤扩散和肿瘤复发）、疾病相关信息需求（肿瘤治愈概率、接受治疗的益处和不良反应）及生理方面（疲倦、精力不足）的需求。因此，患者也依赖其他资源来满足自己应对疾病的需求。

研究显示，在美国等发达国家，除专业医疗人员进行科普以外，互联网已成为患者获取癌症相关信息的最重要来源。然而，在中国肿瘤患者及其家庭成员中，医疗专业人员是其获取疾病相关知识的主要信息来源，通过互联网获得知识科普的比例最低。一项针对中国肿瘤患者及其家庭护理人员的横断面研究纳入了来自中国四川省的79名肿瘤患者和119名陪护人员，通过问卷调查了两类人群获得肿瘤相关知识的途径。在医护人员、邻里亲戚、传统媒体（报纸、杂志、电视、收音机）及互联网四种信息获取途径中，医护人员是患者及其陪护人员获取信息最主要的途径，获取的信息包括疾病诊断、治疗、自我管理等健康信息，而利用互联网获取信息的人群比例最低，从传统媒体获得知识科普的比例高于互联网。尽管中国互联网的使用率很高，但只有很小一部分群体能够通过互联网获取疾病相关的信息，提示中国互联网在关于诊断、自我保健、社会心理和医疗保健等方面的信息普及力度仍需加强。

2.“中国抗癌协会科普融媒体中心”成立

“健康中国2030规划纲要”推出“共建共享、全民健康”的战略主题，并提出“以改革创新为动力，预防为主，中西医并重，把健康融入所有政策，人民共建共享的卫生与健康工作方针，针对生活行为方式、生产生活环境及医疗卫生服务等健康影响因素，坚持政府主导与调动社会、个人的积极性相结合，推动人人参与、人人尽力、人人享有，落实预防为主，推行健康生活方式，减少疾病发生，强化早诊断、早治疗、早康复，实现全民健康。”把“促进全民健康的制度体系更加完善，健康领域发展更加协调，健康生活方式得到普及，健康服务质量和健康保障水平不断提高，健康产业繁荣发展，基本实现健康公平，主要健康指标进入高收入国家行列。”作为2030年的战略目标。为满足“健康中国2030规划纲要”的战略发展、融媒体时代的战略发展及公众认知发展的需要，CACA科普融媒体中心在全民健康、全民科普的大背景下应运而生。

CACA科普融媒体中心结合传统媒体与新媒体的优势，将人力、内容、宣传等进行全面的整合，实现“资源通融、内容兼融、宣传互融、利益共融”，为全国人民群众提供权威、专业且有用的科学普及知识，推动中国肿瘤防治计划的实施。中国各大权威媒体也参与肿瘤防治科普行动，2019年，CACA与人民网、光明网、百度健康、今日头条等权威媒体完成了战略合作签约，利用权威媒体让更多公众精准了解肿瘤相关知识，认识肿瘤，精准助力肿瘤的科普工作。医师报、医学界、健康界作为医疗领域的媒体，也与CACA达成深度合作，建立了专属肿瘤频道，拓展肿瘤防治的专科建设和科普教育。

3. 中国抗癌协会的APP上线

2020年4月1日，CACA的APP上线，集“新闻＋会议＋资源”于一体，全面整合各专业委员会、省市抗癌协会、团体会员单位和媒体资源，为CACA会员提供垂直化的内容与服务，为广大会员提供及时的行业新闻和前沿资讯，权威的学术报道和学习资源，实现全民肿瘤知识的科学普及。CACA的APP包含“新闻、会议、资源、个人中心”四个板块，新闻板块包括协会通知、协会动态、科普患教、会议报道；会议板块提供会议预告、查询；资源板块为会员整合协会系列期刊、指南规范、NCCN助手、学科报告等；APP会员将在个人中心板块接收到与个人密切相关的各类通知和新闻动态。

4. 防癌科普融媒体节目上线

2018年4月18日，由中国健康教育中心指导，百姓健康频道承办的“2018科学抗癌，关爱生命：抗癌路上，你我同行"全国肿瘤防治宣传周大型主题活动顺利举行，活动现场举行了"健康中国–肿瘤科普电视系列节目"的启动仪式。"健康中国–肿瘤科普电视系列节目"以百姓健康频道专业的节目制作能力为依托，充分发挥"电视、网络、手机"三位一体的全媒体传播优势，联合"名医堂""健康中国报道""百姓健康""健康卫士""在线发布""电视医学院""中华养生""健康那些事""动感生活""健康百科"共十档专业化、权威性、服务型的大型肿瘤科普电视系列节目，从肿瘤的预防、检查、治疗、营养、运动、康复等多个方面，为人民群众打造"看得懂、听得明白"的肿瘤知识科普平台，为医生打造"专业、实用"的肿瘤电视医学视频培训平台。

四川广播电视台新闻频道联合四川省肿瘤医院，特别推出了健康科普节目"防癌大讲堂"，自 2022 年 8 月 18 号起播出，以肿瘤患者与医生面对面的形式，分享患者抗癌的真实故事，同时医生给予专业的防癌建议，以此向全社会普及肿瘤防治相关知识，提高全社会肿瘤防控意识。为普及肿瘤相关知识，安徽广播电视台文体中心大型融媒体医疗健康节目"医道健康"通过直播的方式向公众带来多角度的科普知识。

"生命线"栏目是中央广播电视总台与应急管理部框架协议的执行者，致力于为百姓解读生命意义，提高安全素养和责任意识，促进国家的公共安全体系建设。2022 年 6 月 4 日，"生命线"以"科学体检，科学防癌"为主题，邀请肿瘤专家为公众进行了肿瘤预防、筛查相关知识的科普。

"健康之路"是中央电视台唯一一档以关注大众身心、保健意识，倡导健康生活为主旨的谈话类服务节目，通过权威的专家讲解和科学的现场演示，向大众展示和传播实用且科学的健康知识。2022 年 4 月，"健康之路"相继推出"抗癌战"系列节目，对临朐县胃癌、河南省林州市食管癌和广东鼻咽癌等抗癌历程进行了记录和回顾。

"关爱生命，科学防癌"系列节目是中国教育电视台"医说"栏目推出的特别策划。中国教育电视台"医说"栏目联合国家癌症中心、中国医学科学院肿瘤医院等多家医院和科研机构，于 2022 年全国肿瘤防治宣传周期间推出以"关爱生命，科学防癌"为主题的节目，邀请国内肿瘤防治医学专家进行演讲，演讲内容从常见肿瘤的预防入手，如肺癌、胰腺癌、胃癌、结直肠癌、食管癌、乳腺癌、宫颈癌、甲状腺癌、恶性淋巴瘤等多个癌种，包含肿瘤的筛查及中医、介入治疗、放疗等多种治疗手段在肿瘤预防和治疗方面的正确应用。

TopMD 医学短视频平台垂直于肿瘤领域，是肿瘤领域备受关注的患者教育平台。2017 年以来，TopMD 旗下的肿瘤患者教育栏目"约吧大医生"，在全网累计观看超 4 亿次，上百位国内肿瘤领域著名专家受邀参与节目的录制，在新媒体互联网时代、后疫情时代连接肿瘤患者与肿瘤医生，帮助众多肿瘤患者了解当下前沿诊治信息，为广大肿瘤病友提供一个交流互动的平台。

在第 28 届全国肿瘤防治宣传周期间，CACA 科普专委会积极响应总会号召，携手主流媒体和新媒体开展了多种多样的肿瘤防治宣传教育活动。CACA 联合人民网、人民健康共同策划推出"肿瘤防治三人行"系列视频栏目。每期节目聚焦于一大癌种，邀请全国顶级名医参与该视频栏目录制，围绕具体癌种的专业科普进行展开，用浅显易懂的语言向人民群众输出体化的专业科普知识，满足患者及公众日益增长的癌症科普知识需求。CACA 携手新华网特别推出同主题策划报道"新华医声"，以长图＋短视频的报道形式，邀约不同领域肿瘤专家从各自专长方向围绕癌症早防早治进行科普宣传。光明网卫生频道联合 CACA 策划推出"整合资源，科学防癌——光明网 2022 全国肿瘤防治宣传周系列访谈"专栏。CACA 与人民日报健康客户端携手打造"防癌的真相"肿瘤科普公益直播，邀请多位肿瘤领域大咖、权威专家做客直播间，以线上直播的形式面向公众，科普权威的肿瘤防治核心知识。2022 年 4 月，CACA 携手微博健康发起"# 向肿瘤说拜拜 #"肿瘤防治宣传月活动，每天一场专业癌种科普直播，邀请 CACA 专家现场解答。CACA 科普专委会及哔哩哔哩 bilibli（B 站）视频百科项目组特邀专家，针对年轻群体关心的肿瘤问题，邀请抗癌协会合作的国家医学科普专家与 B 站 UP 主（uploader）联合创作稿件，为用户带来专业有深度的肿瘤科普。CACA 与京东健康携手发起"名医直播"肿瘤公益科普直播，邀请了多位国内肿瘤领域权威专家，以线上直播的方式，从多个角度为公众科普权威肿瘤知识。百度健康医典联合 CACA 及 CACA 科普专业委员会共同发起"全民防癌在行动"的肿瘤防治科普主题宣传活动，邀请到来自中国医学科学院肿瘤医院、北京大学肿瘤医院、重庆市肿瘤医院、中日友好医院、天津医科大学肿瘤医院等 20 余家三甲医院 70 多位权威专家通过近 30 场科普直播或视频宣传方式为大众带来一场肿瘤防治科普盛宴。光明网"医声小剧场"栏目与 CACA 科普专业委员会、北京大学肿瘤医院联合策划推出特别节目，讲述一线医务人员的抗癌故事。其他肿瘤知识科学普及节目如"解密癌症（精编版）""新生活请回答"等也为肿瘤的预防、筛查相关知识进行了科普。

5. 防癌科普相关书籍陆续出版

2022 年，《防癌真知：听大咖谈癌症筛查与预防》书籍在线上发布，此书采用专家访谈形式，与 21 位肿瘤防治专家进行深入探讨，回顾了肿瘤防治历程中的宝贵经验，记录了肿瘤学临床、预防专家对常见的 15 种恶性肿瘤和遗传性肿瘤的真知灼见。访谈中，肿瘤专家集中讲解了肿瘤的病因、高危因素、如何预防、如何早诊等，同时也邀请了病理科及检验科的专家，为大众科普肿瘤相关检查上的常见认知误区。此书内容贴近人民群众的日常生活，科学、理性、严肃、实用，有利于肿瘤知识的传播推广。

《居民常见恶性肿瘤筛查和预防推荐》自 2018 年首次发布以来就受到广泛关注。2022 年 5 月，上海市抗癌协会携手复旦大学附属肿瘤医院发布 2022 版《居民常见恶性肿瘤筛查和预防推荐》，对已有 20 种常见肿瘤和遗传性肿瘤的高危因素、筛查推荐、预防建议内容进行了更新，并新增"居民降低癌症风险的七大建议"，针对男性和女性，针对不同年龄段给出了肿瘤筛查的推荐时间表，为个人在不同生活阶段的防癌行动给予具体、可操作、更有针对性的健康指导和筛查推荐，及时将全球肿瘤预防研究进展转化为对居民防癌的行动指导。

为了向公众进一步普及肿瘤相关健康知识，让更多人做到早筛查、早诊断、早治疗，中国医药卫生事业发展基金会肿瘤筛查与防治专家委员会联合中国人口出版社、北京大学肿瘤医院、北京协和医院等共同编写了《医生喊你来体检：10 种常见恶性肿瘤的早期筛查》科普图书，以漫画的形式，系统、全面地阐述通过改变生活方式和体检进行科学防癌的方法。该科普图书发布会已于 2022 年 4 月在线上成功举办，该书面向公众，将权威医学专家的健康科普通过通俗易懂的方式传播给大众，系统讲解了实用、管用的健康防控常识与一级医疗处置办法，图文并茂，风趣幽默，以提高公众肿瘤筛查的意识和积极性。

重庆大学附属肿瘤医院牵头编写的《肿瘤防治科普丛书》作品系列由科普读物（《认识肿瘤》《头颈部肿瘤》《胸部肿瘤》《胃肠肿瘤》《乳腺肿瘤》《妇科肿瘤》《血液肿瘤》《体表肿瘤》《骨与软组织肿瘤》《消化道早癌》《肝胆胰肿瘤》《泌尿系统肿瘤》和《脑部肿瘤》共 13 册）、延伸科普作品及科普活动共同构成，从肿瘤的认识预防、早期诊断、规范治疗、康复管理等方面普及肿瘤防治的整体情况，使公众对各种常见肿瘤建立起全面的了解和正确的认知。

6. 充分利用医院官方微信，打造肿瘤防治特色健康教育平台

在"互联网＋医院健康"的大背景下，信息技术与传统医疗健康服务进行了深度融合，以微信为代表的新媒体平台在信息传播的诸多方面已经逐步超越传统媒介。近些年，各大医院利用微信公众号、APP 等新媒体形式，传播医院信息和医学科普知识，逐渐成为一种普遍现象。

中国一项研究以 9 所公立三甲中医院为研究样本，通过文献研究法、内容分析法、统计学方法等研究方法分析了中医院微信公众号的运营现状，结果显示，各医院公众号所推送的信息主要集中在"新闻动态"、"医院人文"、"医院服务"、"健康科普"、"其他"五大类。其中，"健康科普"类信息的总推送量在服务号的全部推送信息中占比最高，"医院服务"、"健康科普"类信息的平均阅读量明显高于其他几个板块。另一项问卷调查研究显示，微信用户的医学科普文章阅读偏好较明显，并且微信用户对医学专家创作的文章最感兴趣，关注度达 82.6%（436/528），相比之下，对文章的专业性、真伪性和原创性关注不足，近 1/5 的微信用户盲目信任医学专家，缺少对信息真伪性的判断，盲目关注健康，缺少辨别意识。因此，微信公众平台上的医学科普信息应该受到一定的介入和监管，从"活跃度、关注度、渗透度、科学度、理解度和引导度"六个维度不断完善自身的新媒体。

（四）中国肿瘤科学普及活动

> **专家观点**
>
> 在肿瘤科普活动及作品方面，目前国内有很多肿瘤科普作品形式，如电视节目、书籍、公益广告等。其中，既有科普类的纪录片，也有讲述癌症患者经历的真实故事，均能普及肿瘤防治知识，增强公众对肿瘤防治的认识和理解。

1. 世界癌症日（2 月 4 日）

每年的 2 月 4 日是"世界癌症日"（World Cancer Day）。世界癌症日由国际抗癌联盟于 2000 年发起，旨在倡导新的方法促进各组织间的合作，加快癌症研究、预防及治疗等领域的进展，为人类造福。为响应世界癌症日的宣传主旨，中国各地区纷纷采取措施举办各种抗癌宣传活动。

2019 年，国家癌症中心、中国医学科学院肿瘤医院举办了"2019 世界癌症日——送祝福、送健康"活动，医院书法协会的老干部、北京抗癌乐园的抗癌明星和医护工作者共同挥毫泼墨，为患者及家属赠送了近 200 个"福"字。

2021 年，湖南省肿瘤医院开展"关爱患者，共同抗癌"（I am and I will）世界抗癌日系列主题活动，利用"院内＋院外、线上＋线下"双结合模式全面展开。线上活动包括主题发声、深度访谈、专家科普海报、专家科普视频、专家科普文章、H5 防癌抗癌辟谣十问六大板块；线下活动包括主题科普折页、主题科普宣传栏、主题电子海报三大内容，在新湖南、金鹰报等融媒体平台阅读量上百万。

2022 年 1 月 22 日，在由 CACA 主办、重庆大学附属肿瘤医院承办的 2022 年世界癌症日全国启动仪式上，CACA 发布了《2022 年中国癌症防治十大建议》：①正确认识癌症。癌症是可防、可筛、可治的慢性疾病。大部分癌症是人体细胞在外界因素长期作用下，基因损伤和改变长期积累的结果，是一个多因素、多阶段、复杂渐进的过程，从正常细胞发展到癌细胞通常需要十几年到数十年的时间；②改变不良生活方式。吸烟、酗酒、肥胖、压力、缺少运动、不合理膳食习惯等都是癌症发生的危险因素。戒烟限酒、平衡膳食、适量运动、心情舒畅可以有效降低癌症的发生；③密切关注致癌因素。癌症不会传染，但一些与癌症发生密切相关的细菌（如 HP）、病毒（如 HPV、肝炎病毒、EB 病毒等）是会传染的。通过保持个人卫生和健康生活方式可以预防癌症的发生；④远离身边致癌物。在我们身边有一些明确的致癌物，如甲醛、黄曲霉毒、亚硝酸盐等。建议不食用发霉的食物，少食用油炸和腌制的食物；⑤接种疫苗预防部分癌症。HPV 疫苗可预防宫颈癌、口咽癌、肛门癌、阴茎癌等多种癌症，乙肝疫苗可预防乙型肝炎病毒感染，而乙肝正是肝癌发生的高危因素。接种疫苗可以避免感染相关的细菌和病毒，建议尽早及时接种；⑥保持乐观心态。好的心态是预防和抗击癌症，甚至一切疾病的良药，积极的态度会让你保持正常、合理的生活状态。学会保持乐观情绪，振作精神；⑦选择个体化防癌体检。三级预防能够有效降低癌症的发生率和死亡率。目前技术手段可以早期发现大部分的常见癌症，如使用胸部低剂量螺旋 CT 可以筛查肺癌、超声结合钼靶可以筛查乳腺癌、胃肠镜可以筛查消化道癌等。根据个体遗传史、疾病史、年龄、既往检查结果等选择个体化体检项目，是提高癌症早诊率的关键；⑧警惕早期症状。癌症的治疗效果和生存时间与癌症发现的早晚密切相关。发现越早，治疗效果越好，生存时间越长。当身体出现异常肿块、持续疼痛、痰中带血、无痛性血尿、大便习惯及性状改变或带血等症状时，应及时到医院就诊；⑨选择正规医院接受规范化诊疗。规范化治疗是长期临床治疗工作的科学总结，根据癌症种类和疾病分期来决定综合治疗方案，是治愈癌症的基本保障，癌症患者要到正规医院进行规范化治疗，不要轻信偏方或虚假广告，以免贻误治疗时机；⑩科学康复，持之以恒。科学康复治疗可有效提高患者生存时间和生活质量。癌症康复治疗包括心理康复和生理康复两大部分，是临床治疗必要的延续和完善。

2. 全国肿瘤防治宣传周（4 月 15 日）

"4.15 全国肿瘤防治宣传周"由 CACA 于 1995 年发起并主办，是 CACA 科普宣传的精品品牌活动之一，是中国历史最悠久、规模最大、影响力最强的肿瘤防治品牌科普活动，每年 4 月 15—21 日在全国范围内展开。1997 年至今，每年均在宣传周活动前，由科普宣传部制定实施计划，拟定宣传周活动主题，通过各种媒体进行相关宣传报道，宣传周活动后均进行总结。

2022 年是第 28 届全国肿瘤防治宣传周，主题是"整合资源，科学防癌"。此次活动响应《"健康中国 2030"规划纲要》的要求，宣传聚焦"防筛诊治康"五大领域的全程管理，重点内容包括"科学防癌，关口前移""关注早筛，防患未然""科技助力，规范诊治""积极心态，乐观康复"等方面，通过主流媒体和新媒体融合的形式开展形式多样的肿瘤防治宣传教育，提升公众对肿瘤核心知识的知晓率，普及科学防癌的理念，建立健康生活方式，实现对肿瘤的有效防控。

3. 中国肿瘤学大会科普中国行活动

2022 年 7 月 9 日，以"红船领航，健康强国"为主题的 2022 年 CCO 科普中国行首站在浙江嘉兴正式启动。本次 CCO 科普中国行活动，由 CACA、浙江省卫生健康委、浙江省科学技术协会主办，浙江省肿瘤医院、浙江省癌症基金会、浙江省抗癌协会承办，嘉兴市卫生健康委员会和嘉兴市疾病预防控制中心协办，汇集了多位肿瘤学领域的顶尖专家，聚焦胸部 CT、肝脏 B 超等多项老百姓急需的肿瘤筛查项目，现场免费科普、义诊，真正做到了

"民呼我为"。

　　嘉兴为此次科普中国行的首发仪式地，浙江省肿瘤医院党委书记带领 "防、筛、诊、治、康" 五支队伍，集聚 101 人绕嘉兴南湖毅行，"防""筛""诊""治""康" 代表着肿瘤防治核心科普知识的五个篇章，昭示国内健康科普力量的最强集结已 "行在路上"。专业权威科普讲座，如《癌症，你说你喜欢缠上谁》和《找找身边的养生法宝》，在 "寓教于乐" 中传递有用、好用的医学知识，推动卫生健康事业高质量发展，把人民健康福祉提高到新水平，走稳、走实、走深 "健康共富" 路。正如 CACA 理事长樊代明院士所说："科普中国行，将把优质医疗资源与数字化创新融合，让遥不可及的肿瘤筛查变得便捷可及，从根本上提升居民健康素养，做到科学防癌"。

4. 肿瘤科普讲座

　　2022 年 4 月 15—21 日是第 28 个全国肿瘤防治宣传周，为了帮助大家更好地了解科学防癌、抗癌的前沿知识，获得专家的权威指导，全球肿瘤医生网特别联合北京癌症防治学会、无癌家园、北京迦南门诊等国内外知名癌症防治及科普平台，邀请到国内、国际多位知名肿瘤专家举办了大型科普直播及在线咨询活动，连续举办了 6 场"战癌行动"大型科普讲座，内容包括 "肿瘤中的钻石靶点和新药""日本放射线治疗的先进性""营养是疾病预防、治疗及康复的一线措施" 等。

　　为了更好地普及肺癌相关知识，第 28 个全国肿瘤防治宣传周期间，辽宁省肺癌临床医学研究中心联合大连医科大学第二附属医院胸部肿瘤 MDT 团队，为肺癌患者及广大群众带来了一场全方位的肺癌系列科普讲座，让百姓走进肺癌，了解肺癌，从而做到 "癌症防治，早早行动"。本次科普讲座共分为 5 场：①《肺癌变成慢性病不再遥远》和《PET/CT– 肺癌照妖镜》；②《发现肺内磨玻璃结节怎么办》和《是可忍，痛不需忍！》；③《肺部肿瘤消融术的临床应用》和《肺癌可以换肺治疗吗？》；④《肺癌放疗，你真的了解吗？》和《免疫治疗助力晚期肺癌长生存》；⑤《带你走进病理科 – 肺活检样本如何制成病理切片》和《肺癌放疗不可怕，找对方法获益佳》。各位专家用浅显易懂的语言，结合多年临床经验，为肿瘤患者及其家属带来了一场场精彩纷呈的肺癌科普盛宴。

5. 举办肿瘤防治科普相关活动及比赛

　　为配合全国肿瘤防治宣传周活动，南通抗癌协会于 2022 年 4 月举办了 "肿瘤防治科普短视频比赛"，并按照评比程序要求，分为六个专辑进行展播。

　　为普及科学防癌理念，提升公众健康素养，使更多公众了解并保持健康的生活习惯，由海南省肿瘤防治中心（海南省肿瘤医院）主办，海南省抗癌协会、海南省肿瘤防治协会、海南省肿瘤专科医疗联合体等单位协办的海南首届肿瘤防治健康科普大赛顺利举行，并评选出了视频、图文等共 15 件优秀科普作品。

　　浙江省肿瘤医院 2022 年第六届科普创作大赛紧扣科学防癌主题、防癌筛查及体检主题、中国肿瘤防治核心科普知识相关主题等，结合日常医学实践，带来肺癌、乳腺癌、直肠癌、骨髓瘤等多种癌症的防治科普，比赛内容丰富，形式多种多样，涌现出了《那些年，曹操踩过的雷》和《辐射，退退退！》等优秀作品。

　　此外，2019 全国青年医师肿瘤科普能力大赛由 CACA 主办，其总决赛已于 2019 年 8 月 18 日在重庆 CCO 上举行。大赛旨在促进中国青年医师在肿瘤科普方面的经验交流，展现当代青年医师的风采，发现和培养肿瘤科普人才，提高肿瘤科普能力。

（五）优秀科普作品评析

《当肿瘤遇上心脏病》

《当肿瘤遇上心脏病》科普视频荣获 2019 年全国青年医师肿瘤科普能力大赛科普短片组一等奖。作品以 MG 动画的形式，辅以诙谐幽默的文案，从抗癌药物对心脏的不良反应，心血管遗传病患者患肿瘤的严重性，到肿瘤与心血管疾病的共同危险因素，生动有趣地向大家科普展示了肿瘤与心脏病的关系。

《癌症患者的生命线 PICC》

大连医学院第一医院成立大连市科普基地（肿瘤专业）以来，自导自演的第一部科普短片作品，在由 CACA 主办的 2019 全国青年肿瘤科普能力大赛获得二等奖。

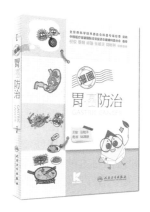

《漫画胃癌防治》

该书由中国医学科学院肿瘤医院田艳涛主任医师主编，涵盖胃癌病因、诊断、治疗及术后护理、康复等内容，对胃癌进行全方位多层次介绍，直观地了解胃的结构与功能，认识胃癌的早期症状，了解胃癌的检查手段、治疗原则及术后护理、复查等基本知识，能让广大读者了解到胃癌的高危因素并调整生活习惯，及时进行检查，从而可以有效预防胃癌发生发展。以漫画代文字，让每一个知识点都"显而易见"，同时配以精炼的文字概括，既轻松幽默不枯燥，又保证了专业水准，让老百姓看得懂、记得住、学的来。获得 2019 年首届中国预防医学会科学技术奖科普奖、2020 年北京科学技术奖医学科普奖、2021 年中国抗癌协会科普奖、2021 年中华医学科技奖科普奖。

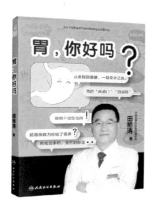

《胃，你好吗》

该书由中国医学科学院肿瘤医院田艳涛主任医师主编，选题来源为公众最关心、点击量最高的健康话题，内容分为"初探胃肠道""'对外交流'的最大脏器""情绪与胃肠健康""这些饮食，养胃还是伤胃""远离高危因素""留心来自身体的微小信号""关于胃镜，你想知道的一切""胃病老病友须知""中医治胃篇"等 9 部分，共 76 篇文章，约 20 万字。为第十八届文津图书奖获奖图书，入选 2022 年 9 月"中国好书"。

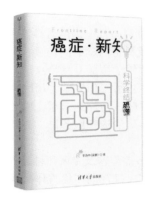

《癌症·新知：科学终结恐慌》

《癌症·新知：科学终结恐慌》这一书籍承载着作者的希望，把国际上最前沿、科学、靠谱的抗癌知识和科学思考的方法分享给所有愿意主动学习的读者，帮助患者和家属少走弯路，找到最佳解决方案。2018 年 11 月，《癌症·新知：科学终结恐慌》入选 2018 年全国优秀科普作品名单，同时也是中国科普作家协会优秀科普作品金奖的获得者。

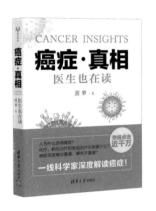

《癌症·真相：医生也在读》

《癌症·真相：医生也在读》曾获"2015 中国好书"、第十一届文津图书奖、第八届吴大猷科学普及著作奖、第四届中国科普作家协会优秀科普作品奖、科技部 2016 全国优秀科普作品奖，是科学性和可读性完美结合的科普书籍，从科学原理到个人体验，从历史经验到癌症前沿，介绍预防和治疗恶性肿瘤的知识，相关文章在互联网上被誉为"史上最强的癌症深度科普"。

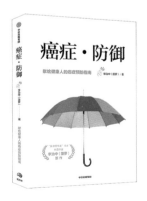

《癌症·防御》

《癌症·防御》是从预防角度科普肿瘤相关知识的一本科普读物，也是一本可以指导人们日常生活的实用防癌手册。首先介绍了关于癌症基础的一些知识，然后从先天基因到饮食，再到身边风险、感染危害，按照由先天到后天，由自身到他人的逻辑组织知识点，进行关于癌症的病因、传播的科普知识。同时，详细地介绍了各种癌症如何尽可能地通过体检筛查的方式预防。此书作者为著有畅销科普书《癌症·真相：医生也在读》和《癌症·新知：科学终结恐慌》的作家。

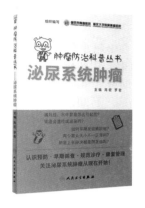

《肿瘤防治科普丛书》

重庆大学《肿瘤防治科普丛书》获评科技部全国优秀科普作品，该作品共分13册，延伸科普作品及科普活动共同构成，由重庆大学附属肿瘤医院牵头，全国首席科学传播专家吴永忠教授、周琦教授领衔120位长期从事肿瘤防治工作专家，历时两年编写完成。该丛书从肿瘤的认识、预防、治疗到愈后，以一问一答的形式，系统而全面地介绍肿瘤防治诊疗服务链，介绍了老百姓最想了解的防癌抗癌科普知识。

此套科普丛书先后获得重庆市科技传播与普及专项和科普中国共建基地等项目支持，获评第五届重庆科普创作优秀作品优秀科普图书、2018年重庆市优秀科普图书、2019年全国优秀科普作品和入选国家卫健委卫生健康主题宣传激励项目图书推荐名单。

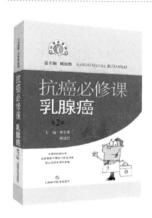

《抗癌必修课》

上海长征医院肿瘤科总主编的《抗癌必修课》丛书获评"全国优秀科普作品"。该套丛书集合科室精锐力量，联合全国十余家三甲医院肿瘤相关专科医生，结合临床实际需求，整合学科最新进展，打造了一套图文并茂的科普丛书。在"互联网+"背景下，肿瘤科团队以该丛书为脚本，打造了肿瘤科普微电影、科普微信等适应新媒体科普宣传的系列产品，产生了积极的影响。

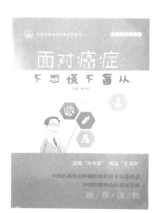

《面对癌症：不恐慌不盲从》

肿瘤科普达人陈小兵教授携团队历时3年编写的《面对癌症：不恐慌不盲从》荣获科技部2020年度全国优秀科普作品奖。本书用通俗易懂又不失专业的语言介绍了癌症的预防、治疗、康复及人们对癌症的误解等知识，告诉大家应该怎样正确、科学地面对恶性肿瘤这一令人胆寒的话题。

此外，这本科普图书同时荣获2021河南省优秀科普作品（图书），也获得了2020健康中国·癌症防治行动健康科普大赛"最具人气奖"。

第4章 肿瘤科学普及工作的重要性、紧迫性和获益

一、肿瘤科学普及工作的重要性

专家观点

肿瘤科普的价值主要体现在以下几个方面。

① 消除公众的恐惧和误解：由于缺乏对肿瘤的正确认知，公众对肿瘤有一定程度的恐惧和误解，甚至产生过度治疗或误诊的情况。通过肿瘤科普工作，可以普及肿瘤相关知识，让公众了解肿瘤的病因、预防、治疗等方面的信息，消除恐惧和误解。

② 促进早期筛查和治疗：早期筛查和治疗是肿瘤治疗中非常重要的环节。通过肿瘤科普，可以让公众了解到肿瘤的早期症状和筛查方法，从而促进早期发现和治疗，提高治愈率和生存率。

③ 缓解社会总体负担：肿瘤是一种高发病率、高致死率的疾病，给家庭和社会带来沉重的负担。通过肿瘤科普，可以普及预防知识，降低肿瘤发生的风险，减少医疗资源的浪费，从而缓解社会总体负担。

④ 推动肿瘤医疗的进步：肿瘤科普不仅可以让公众了解到肿瘤的基本知识，还可以推动肿瘤医疗的进步。通过科普工作，可以让公众了解到最新的肿瘤治疗方法和研究进展，从而促进肿瘤医疗的不断创新和提升。

⑤ 增加公众参与和支持度：肿瘤科普可以增加公众对肿瘤治疗和研究的参与和支持度，促进医患沟通和信任，增强公众对医疗事业的信心。

---

1. 肿瘤科学普及有助于加速中国肿瘤发生率与死亡率拐点的到来

当下中国的肿瘤形势严峻，是威胁中国人民健康的一大原因。肿瘤的正确预防和早期筛查对降低肿瘤发生率和死亡率而言具有重要意义，正确看待肿瘤，既不要忽视，也不能过度恐慌，对于肿瘤患者也十分重要。肿瘤的科学普及工作是中国民众健康教育的重要组分之一，医疗知识与科学普及结合，有助于提高中国人民肿瘤相关知识的知晓率。因此，肿瘤科学普及工作，有助于加速中国肿瘤发生率与死亡率拐点的到来。

《全国肿瘤防治规划纲要（1986—2000年）》1986年颁布，该纲要旨在通过医学科普，实现降低中国肿瘤发生率与死亡率的重要目标。进入21世纪后，陆续制定了相关政策，如《中国癌症预防与控制规划纲要（2004—2010）》，针对科普知识宣传方面，其总目标强调："加强癌症防治知识宣传、健康教育和行为干预，提高全民防癌意识和全社会对癌症防治工作的认识。"；《中国癌症防治三年行动计划（2015—2017年）》坚持"坚持预防为主、防治结合、中西医并重，加强癌症防治体系建设，提高癌症防治能力，实施癌症综合防治策略和措施，为遏制癌症增长、降低癌症疾病负担奠定基础。"为目标；2016年，《"健康中国2030"规划纲要》在防治重大疾病的要求中，强调："针对高发地区重点癌症开展早诊早治工作"，并提出了"到2030年，实现总体癌症5年生存率提高15%"的目标；同年，《"十三五"卫生与健康规划》

印发并实施，提出"针对高发地区重点癌种开展早诊早治工作，早诊率达到55%，提高5年生存率。"提高中国肿瘤防治工作的重视程度，力争实现"到2020年，癌症等慢性病导致的过早死亡率比2015年降低10%"的重要发展目标；2019年，中国印发了《国务院关于实施健康中国行动的意见》，将"普及知识、提升素养。自主自律、健康生活。早期干预、完善服务。全民参与、共建共享。"作为基本原则；《健康中国行动（2019—2030年）》制订了一系列计划，旨在提高中国人民的肿瘤防治核心知识知晓率，提高肿瘤高危人群的筛查率，改善肿瘤患者的早期诊断率和生存率。

2. 肿瘤科学普及顺应人民群众对健康知识的需求

据中国癌症中心的最新报告显示，2016年中国新增恶性肿瘤约406.4万例，死亡病例241.4万例，且发病率和死亡率均呈逐年上升趋势。中国人口老龄化的进展、城市化水平的提高、工业化进程的加剧及生存环境与生活方式等因素，都是促使肿瘤发生发展的重要因素。此外，公众对于肿瘤相关知识的知晓率不够，也是中国肿瘤发病率及死亡率持续增长的重要因素。因此，加强肿瘤科学普及迫在眉睫，中国需加强科学、专业的肿瘤科普宣教工作，普及肿瘤相关防治知识，提升民众的健康意识和素养，从公众的个人行为开始，注重自我保健，运用科学的健康知识养成健康的生活方式，有效地预防肿瘤发生发展。为了解肿瘤相关知识的知晓情况和对肿瘤防控的影响，中国一项研究针对20—44岁的青年群体进行了问卷调查，主要调查内容包括肿瘤相关健康信息的接触情况、青年群体如何看待和认识肿瘤、对于肿瘤的发病因素及预防措施是否有足够的认知及是否养成了防癌抗癌的行为，结果显示青年群体对肿瘤的认知水平与其防癌抗癌信念呈正相关，即肿瘤相关知识的知晓情况越理想，人们的抗癌防癌信念越强烈。此外，肿瘤认知水平显著影响个人健康行为，科学全面的肿瘤知识促进了人们健康行为的优化。

3. 肿瘤科学普及能够帮助患者及其家属从容应对肿瘤相关挑战

肿瘤科学普及能够提高肿瘤患者的生存质量，减轻家庭的负担。研究显示，随着医疗卫生条件的进步，肿瘤的检测和治疗手段得到了改善，肿瘤幸存者的数量增加。然而，肿瘤患者在身体、社会心理等多方面的需求尚未得到满足。健康信息的获取对于肿瘤患者极其重要，正确的肿瘤认知能够帮助患者减轻焦虑、抑郁等痛苦情绪，改善患者的心理和身体健康，帮助患者应对肿瘤相关挑战。中国一项研究以手术治疗后的食管癌患者为研究对象，分别采用了常规护理管理（对照组）及提供支持性照护信息（观察组），照护信息的提供基于"康复管理、心理疏导、线上咨询、调查与研究"信息平台，通过微信等传播方式，将肿瘤相关知识传递给患者，对患者的问题进行解答和指导。结果显示，干预3个月后，观察组患者营养指标显著优于对照组，这得益于信息平台在术后饮食、运动等方面为患者提供的科学指导。同时，信息平台起到了心理疏导作用，缓解了患者的负性情绪，使患者保持良好的心态，明显提高了肿瘤患者的生活质量。

肿瘤患者的家庭照护者在患者的疾病诊断、治疗和康复过程中发挥着重要作用。除肿瘤患者之外，其照护者也面临着肿瘤给生活带来的巨大挑战。健康知识科学充足普及，不仅能够改善肿瘤患者的生活质量，也能够缓解患者家属，即照护者的生活压力。研究显示，对于肿瘤信息的感觉性需求越高，即未得到满足的信息需求越高，照护者的焦虑情绪越强烈。因此，为了防止肿瘤患者照护人员出现不必要的焦虑和抑郁等症状，医疗保健人员应该及时告知照护人员有关患者疾病及其病程相关的重要信息。

二、肿瘤科学普及工作的紧迫性

1. 中国是肿瘤大国，多种肿瘤持续高发

根据 IARC 发布的"2020 年全球最新癌症负担"数据结果表明，中国新发恶性肿瘤病例 457 万人，占全球新发病例的 23.7%。中国作为处于世界前列的人口大国，肿瘤新发人数远超其他国家，占据世界第一位。近年来，中国的总体肿瘤发病率仍呈上升趋势，肝癌、胃癌等恶性肿瘤的发病率居高不下，肺癌、乳腺癌及结直肠癌等癌种的发病率迅速上升。2020 年，中国恶性肿瘤死亡病例约 300 万，占全球肿瘤相关死亡总人数的 30%，虽然中国肿瘤患者的 5 年生存率有所改善，但肿瘤负担仍显著增加。因此，中国的肿瘤防控迫在眉睫，亟待加强对公众肿瘤知识的宣教，提升公众对肿瘤防控的认知。

2. 中国的肿瘤普及工作相对滞后

调查发现，中国公众对肿瘤持有宿命论态度的平均得分（3.3）要高于宿命论衡量量表的中位分数（2.5），提示中国民众对于肿瘤的可预防意识仍然薄弱。肿瘤宿命论，即错误地认为肿瘤的发生不受个人行为的影响，肿瘤从发生发展到死亡是不可避免的。肿瘤宿命论是一种消极的观念，大大削减了民众预防肿瘤和早期筛查的积极性，也对肿瘤患者的治疗依从性产生不利影响。在世界范围内，肿瘤宿命论已被看作疫苗接种、肿瘤相关信息的获取、肿瘤筛查和治疗的一大障碍。HPV 感染是宫颈癌的重要发病因素，HPV 疫苗可广泛用于 HPV 感染和宫颈癌的一级预防，美国的一项研究调查了 18—26 岁年轻女性的肿瘤宿命论观念对其 HPV 疫苗接种行为的影响，结果显示肿瘤宿命论的观念阻碍了年轻女性完成 HPV 疫苗的全程接种。此外，持有肿瘤宿命论观念的人群寻求肿瘤相关信息及进行肿瘤筛查的主动性偏低。英国的一项研究分析了来自 529 名 60—69 岁的成年人数据，结果表明具有肿瘤宿命论观念的人群不易主动进行肿瘤筛查。美国的一项调查也得出了相似结论，研究纳入了 397 名 30—65 岁的女性，对其乳腺检查行为、乳腺癌知识认知、肿瘤宿命论及健康信念等进行问卷调查，结果显示肿瘤宿命论观念与乳房线检查率呈负相关。相反地，坚信肿瘤可治愈的人群比其他人更易主动获取肿瘤相关健康信息。中国健康信息趋势调查数据（the Health Information National Trends Survey，HINTS）显示，持有肿瘤可治愈观念的人更加积极主动寻求肿瘤相关健康信息。因此，中国需要加强肿瘤科学普及工作，加强民众的肿瘤预防意识，使"肿瘤可预防可治愈"的观念深入人心，以加强肿瘤的预防，提高肿瘤筛查率。

中国的调研结果显示，肿瘤患者对防治知识的认知普遍不足。一项研究纳入了北京市若干名社区的肺癌和肾癌患者，以问卷调查的形式，对患者的肿瘤防治知识知晓程度进行考察，考察问题主要包括肿瘤发病因素及早期筛查方法等，问卷满分为 14 分，调研结果显示，患者对肾癌及肺癌防治知识知晓程度的平均得分仅为 5.1 分，说明参与此次调查的肿瘤患者对肿瘤相关知识的认知情况远远不够，也反映了中国肿瘤患者对肿瘤仍缺乏科学客观的认知和专业医学知识的支撑，肿瘤防治宣传工作仍待加强。

媒体是促使肿瘤相关认知及信念形成或强化的有利因素。一些国家和地区的研究均表明，媒体有助于人们认识到肿瘤可预防、可治疗，促进人们积极寻求肿瘤相关信息。Deborah K 等对来自美国 NCI 的健康信息趋势调查数据进行了二次分析，结果显示，在 619 名肿瘤幸存者中，67.5%（418 名）的患者曾主动寻求肿瘤相关信息，而 32.5%（201 名）的人没有寻求过。大多数肿瘤幸存者从医疗服务机构获取健康信息。此外，互联网媒体也在肿瘤患者及其照护者寻求健康知识的过程中发挥着举足轻重的作用。由于互联网信息的涵盖范围广，可在需要

时随时获取，因此健康信息寻求者的互联网使用频率很高。互联网媒体的使用也提高了肿瘤患者及其家属对健康问题的理解，增强了患者和医生的沟通，在一定程度上增强了患者及其照护者应对肿瘤的能力，减轻了焦虑等痛苦情绪。

在中国，广播、电视等传统媒体为卫生信息的传播提供了基本的媒体环境，微信、微博等新媒体平台促进了健康信息的广泛宣传。《中国癌症防治三年行动计划（2015-2017年）》在主要措施中提出"加强科普宣传，提高全民防癌意识。充分发挥广播、电视等传统媒体和互联网、微博、微信等新媒体的作用，广泛宣传癌症防治知识核心信息，普及戒烟限酒、合理膳食、适量运动和心理平衡等健康生活方式，提高群众自我防控意识和能力。制作播放防癌公益广告、专题节目、影视文艺作品、科普图书等，充分利用卫生相关节日纪念日开展宣传教育活动。鼓励社会组织和癌症防治机构共同行动，建立抗癌健康教育专家库，编制抗癌知识手册，深入城乡开展义诊咨询活动，设立咨询热线，为公民提供针对性的科学防癌知识。"作为网络时代的产物，虚拟社区应运而生。目前，国外逐渐利用互联网开展虚拟社区的健康调查及健康促进的研究，互联网和移动健康（mobile health，mHealth）有望成为健康干预的新方法，如巴西针对肿瘤患者开发了一种在线情绪分析工具（sentihealth-cancer，SHC-pt），用于检测互联网社交网络中肿瘤患者的正面或负面情绪状态，以便对患者的不良情绪进行及时疏导和治疗。美国的研究显示，大多数美国互联网用户都在使用各类社交媒体、智能手机及软件应用程序的普及，实现了社交媒体网络中数据资源的共享，从而为利用社交媒体来施行肿瘤防控措施创造了更多的机会。最新社交媒体的使用数据显示，73%的互联网成年用户使用社交媒体软件，近1/4的社交媒体用户在社交媒体上关注互联网好友的个人健康信息，15%的用户会通过网站获得健康信息。因此，该研究认为利用社交媒体为互联网社交媒体用户提供肿瘤预防的相关知识及干预措施，能达到良好的宣传效果，且成本低。然而，中国的调研显示，微信用户的肿瘤防治知识知晓率仍较低。该研究通过问卷调查的方式，收集了8290份微信虚拟社区居民的有效问卷，结果显示居民的肿瘤防治核心知识知晓率仅为59.42%，且居民的肿瘤知识知晓程度存在不平衡的现象，性别、文化程度、职业等因素都是影响因素。因此，应充分结合传统媒体和新媒体，广泛宣传肿瘤防治相关知识；充分利用微信等网络新媒体开展公众健康教育，为公众构建获取健康信息的重要平台，以提高人群肿瘤防治知识的知晓率，改变中国目前肿瘤科学普及相对滞后的现状。

3. 中国针对年轻人群的科普工作亟待加强

中国恶性肿瘤的发病越来越年轻化，且女性比男性趋势更明显。然而，中国年轻人群对肿瘤相关知识的认知程度偏低，亟须科学普及。中国有一项调研针对在校大学生展开在线问卷调查，旨在探究年轻人群对肿瘤防治知识的知晓程度，该调查研究共收集到有效问卷721份，所有问卷得分的平均分数不及满分的60%，说明在校大学生的肿瘤相关知识十分缺乏，对于肿瘤的关注度偏低，尤其在疾病的临床表现和治疗方面。因此，针对年轻人群应该开展肿瘤宣传活动，通过有效的教育途径向年轻人普及肿瘤相关知识。同样，还有一项问卷调查针对708名在校大学生进行，包括医学专业及非医学专业的学生。调查问卷的内容包括对肿瘤的基本知晓情况、肿瘤的高危诱发因素、肿瘤的预防措施及肿瘤的早期症状等，结果显示，参与调查的大学生对肿瘤的基本认知薄弱，仅33.1%的学生认识到肿瘤是一种慢性病且可遗传，59.2%的学生对肿瘤持有可治愈的观念；对于肿瘤致病因素的知晓情况，医学专业大学生的知晓率明显高于非医学专业的大学生，如医学专业大学生对吃油炸烟熏食物、精神压力过大及长期接触有害气体等高危因素的知晓率均在90%以上，而非医学专业学生对致癌因素的整体认识均比较薄弱；对于肿瘤早期症状，医学专业和非医学专业的大学生的知晓率分别为 25.4% 和 12.6%，均不理想；虽然大多数学生能够意识到肿瘤是可以预防和治疗的，但对于肿瘤的具体预防措施了解不够深入，如接种 HPV 疫苗最佳时期及什么是"三早"预防。如今，肿瘤已成为危害中国民众健康的重大因素，而年轻大学生由于不良饮食习惯和作息习惯等，已逐步成为肿瘤的易感人群之一，但年轻人群对肿瘤不够重视，这也充分说明在校大学生是肿瘤的易感人群和重点宣传对象，在年轻人中开展肿瘤相关知识的教育活动的必要性。

与之前调查结果相似的，在我们的调研中，普通大众对于肿瘤科普的兴趣度较低，尤其是年轻的普通大众，看到肿瘤相关科普内容时，更倾向于随便看看或直接忽视。不同年龄的受众对肿瘤科普内容兴趣点也有所不同，对于年龄≤30 岁的患者而言更希望获取肿瘤治疗方法和日常生活注意事项及误区等方面的科普内容，在付费学习肿瘤防治科普知识的意愿方面，年龄≤30 岁的年轻患者付费学习肿瘤防治科普知识的意愿最高。这些调研结果提示我们在对年轻群体加强肿瘤知识科学普及的同时要注意科普内容的选择，也可以适当提供付费科普知识。

年轻群体健康行为形成易受健康教育的影响。中国的一项调查结果显示，对大学生进行肿瘤防治知识的宣传教育后，大学生对肿瘤的认知率有明显的提高，且逐渐养成健康行为。如健康教育前能够进行健康体检、定期检查身体健康状况的比率为 58.7% 和 80.5%，进行健康教育后，这两个比率分别上升至 78.8% 和 90.6%，且对于肿瘤可预防可治疗的信念态度正确率由 58.15% 上升至 89.9%；生活习惯方面，每天都喝酒的比率从接受健康教育前的 6.3% 下降至接受健康教育后的 1.2%，而每周有 3 次锻炼身体的比率从 26.6% 上升至 42.3%，健康行为的形成率由 41.28% 增加到 83.1%，提示对年轻人群进行肿瘤知识宣传科普，能够有效提高其肿瘤知识的知晓程度，引导和督促不良生活习惯的改变，帮助年轻人养成稳定的健康行为。

4. 中国应加强低文化程度人群及老年人群等特殊群体的肿瘤科学普及工作

随着中国人口老龄化的进程，肿瘤的发病率逐年升高，一些癌种好发于老年群体，且老年人的身体素质与青年人群相比较差，这也是肿瘤更易发生发展的重要因素。

中国上海市针对肺癌高危人群进行了一项调研，旨在调查肿瘤高危人群对肿瘤防治知识的了解情况，该研究共纳入 4526 名人员，并根据《肺癌筛查指南》，筛选了 416 例肺癌高危人群，进行肿瘤防治知识的问卷调查，结果显示肿瘤防治核心知识的知晓人数为 326 例，知晓率达 78.4%。年龄和文化程度都是影响肿瘤相关知识认知的影响因素；该研究中，60—72 岁老年人的肿瘤防治知晓水平明显偏低，可能与老年人接受健康信息教育的来源不足及老年人的认知功能较差有关。中国天津市对互联网虚拟社区居民进行的一项肿瘤知识知晓情况调查也得出了相似的结论。该研究于 2017 年对天津市 18 岁及以上居民进行调查，通过天津市疾病预防控制中心开发的微信公众号发布肿瘤防治核心知识网络电子问卷，共收集到有效问卷 8290 份，结果显示居民的整体肿瘤防治知识知晓率为 59.42%，对知晓情况的影响因素进行分析后发现，年轻居民的肿瘤知识知晓情况优于年长人群，25—44 岁年龄组的肿瘤防治知识知晓率最高（72.19%），65 岁及以上年龄组的知晓率最低（49.52%）。此外，不同文化程度的居民对肿瘤相关知识的知晓程度也不同，文化程度越高的居民，其肿瘤防控知识的知晓率越高。一项基于中国中部农村地区居民的肿瘤认知调研显示，文化程度较高人群的肿瘤防控认知水平高于文化程度低的人群；居民对于吸烟、饮酒是肿瘤危险因素的知晓率高达 90% 以上，说明中国近年来针对戒烟、限酒的宣传工作卓有成效。然而，居民对"不合理的饮食习惯""各种感染因素"导致肿瘤发生发展的知晓比例低于 50%，认识到"职业危害"是引起肿瘤的高危因素的知晓率仅为 20.26%，说明居民对于肿瘤的预防知识仍缺乏系统全面的教育。因此，对肿瘤高危因素进行具体化、细化肿瘤预防有效措施、全面概述肿瘤早期症状，是接下来肿瘤相关知识宣传教育的重点。我们的调研结果显示，年龄＞30岁的患者更希望获取预防肿瘤复发和日常生活注意事项及误区等方面的科普内容，年龄＞60岁的患者家属更希望获取肿瘤治疗方法和肿瘤治疗不良反应及应对方法等方面的科普内容，因此在加强对老年人肿瘤科普的基础上，也要有针对性地选取科普内容。

浙江省癌症中心开展的肿瘤防治核心知识摸底调查显示，医疗卫生行业人群的肿瘤防控认知远比非医疗行业人群的高。该调研通过报纸、微信公众号等平台同时发布调查问卷，收集到省内共2587份有效问卷，结果显示参与调研的医疗卫生行业人群的肿瘤相关知识知晓率为84.6%，显著高于非医疗卫生行业人群（76.3%）。在从事医疗卫生行业的人群中，63.36%的调查对象"基本了解"肿瘤防治核心知识，而非医疗卫生行业的人群中，61.95%的调查对象仅"部分了解"肿瘤防治核心知识，提示我们今后应加强针对非医疗卫生行业人群肿瘤防治教育宣传工作的开展，促进全体居民健康素养的提升。研究显示，针对居民开展肿瘤防控知识的科普教育活动，能够切实提高社区居民的肿瘤防控知识知晓程度，促使居民养成良好的肿瘤防控意识，形成稳定而健康的行为习惯。

5. 中国肿瘤科普工作地域间不平衡

以上调研数据均提示，除了提高对老年人群肿瘤教育宣传工作的关注度之外，也应大力开展针对文化程度较低人群及非医疗卫生行业人群的防癌宣教活动，解决中国健康信息传播不平衡的问题，加强防癌核心知识的科普性，切实提高中国全体居民的肿瘤防控意识和防癌知识认知水平。

尽管过去数十年间中国恶性肿瘤的防治工作得以紧密开展及推行，但截至2017年底，中国累计出现了高达387个"肿瘤高发村"，即某些村落的肿瘤的发病率或死亡率高于同期全国的平均水平或高于正常期望水平。肿瘤高发村的形成归咎于多种因素，如环境状况、经济发展水平、人口分布及人地关系演变都是导致肿瘤发病率及死亡率差异出现的重要原因。

2020年，中国的一项研究在全国范围内，对"肿瘤高发村"的影响因素进行探讨，旨在为解决"肿瘤高发村"的问题提供参考，结果显示中国肿瘤高发村的数量在时间分布上呈先增后减的趋势，1985—2004年中国新增多达204个肿瘤高发村，占到了总数的78.16%，可能与中国在此20年间注重经济飞速发展而忽视环境治理有关。在肿瘤高发地区，环境污染物通过呼吸道、消化道或直接接触等方式损害当地居民的健康情况。肿瘤高发地区的最主要的污染源为工业污染，包括各种采矿、印染等化工企业产生的化工污染物，使居民饮用的地表水和地下水受到污染，而水污染是肿瘤高发村普遍存在的问题，肝癌、胃癌的多发均与水污染相关。2005年后，新增的肿瘤高发村明显减少，一方面得益于中国的环境得到改善，致癌污染物减少；另一方面源于居民的健康意识逐渐提高，能够采取一定措施来面对环境污染给健康带来的威胁。

在空间分布上，中国肿瘤高发村的数量呈由东向西递减的趋势，东部地区、中部地区和西部地区分别占据208个（53.75%）、128个（33.07%）和51个（13.18%），其差异可能源于中国东西部地区的经济发展差距。1980年以来，中国东部地区的经济首先快速发展，由此造成的环境污染比其他地区更加严重。环境状况、经济发展状况及人口分布均为影响肿瘤高发村的重要因素。中国大多数的肿瘤高发村是由环境污染引起的，属于环境健康问题。研究发现，肿瘤高发村的数目随着区域人均GDP的增长而增加，而当人均GDP达到较高水平后，肿瘤高发村的数目又会相应地减少，这可能是由于地区经济发展落后时，地方政府为了加快发展经济而忽视了环境污染问题，污染损害了当地人民的健康状况，使肿瘤得以发生发展；

而当经济发展达到一定目标后，生态环境的重要性又得到彰显，人们逐渐注重健康问题，使肿瘤高发村的数目逐渐减少；同时，人口密度也影响肿瘤高发村的分布，一般来说，人口数量越多、人口密度越高的省份，肿瘤高发村的数目也越多。

目前，中国的肿瘤防控形势仍十分严峻，肿瘤高发村的形成是一个社会问题，该问题的有效治理依赖于科学的肿瘤防控体系的建立。上至国家政府，下至社会力量，都需要参与肿瘤综合防治网络的建设，加强肿瘤防治的宣传教育，提高人们的肿瘤预防认知水平，倡导高危人群进行有效的筛查。

目前，中国越来越重视肿瘤防控工作的推进及肿瘤相关信息的传播，针对日益严峻的肿瘤防控形势，中国陆续出台了一系列政策以鼓励、支持和监督肿瘤防控事业的发展，如《中国癌症防治三年行动计划（2015—2017 年）》《"健康中国 2030" 规划纲要》《健康中国行动（2019—2030 年）》等文件。然而，大部分的肿瘤防控工作聚焦于北京、合肥和南京等东部大都市，西南地区针对肿瘤相关知识的科学普及仍然缺乏。中国西南地区由 5 个省、市、自治区组成，包括重庆市、四川省、贵州省、云南省、西藏自治区，占中国总人口的 14.40%。到 2017 年，西南 5 个省、市、自治区的国内生产总值（gross domestic product，GDP）仅占全国的 10%。据全国癌症统计数据显示，2015 年，中国西南地区的肿瘤发病率最高（226.7/10 万），明显高于中国中部（185.5/10 万）、东部（193.7/10 万）和北部地区（213.2/10 万）。此外，中国西南地区的肿瘤死亡率也最高，达 170.2/10 万，明显高于中国中部（109.4/10 万）、东部（115.6/10 万）和北部地区（134.5/10 万）。中国西南地区的肿瘤发病率高、存活率低，这与其吸烟率在全国最高存在一定关系，即戒烟工作落实不到位，肿瘤防控的宣传力度不够，肿瘤的筛查和治疗相对落后。

癌痛是恶性肿瘤发生发展过程中直接引起的躯体疼痛，严重影响肿瘤患者的生存质量，医务工作者对癌痛的认知程度决定着对患者癌痛的控制情况。某研究调查了中国上海市 106 家医院共 1982 名医务人员的癌痛认知状况，结果显示中国发达地区医务工作者对于癌痛的认识和诊治水平比较理想。为了解中国西南地区基层医务人员对癌痛的认知情况，中国的一项调研针对西南地区的四川省宜宾市的基层医务人员进行了问卷调查，调查内容包括癌痛的止痛意识、评判方法、规范化治疗、药物供给及癌痛宣教情况等方面，该研究收集到有效问卷 46 份，调研结果显示，基层医务人员对癌痛的控制意识情况并不乐观，仅 17%（8 份）的医务人员认为癌痛患者得到了止痛治疗，即大部分医务工作者所负责的癌痛患者未能得到及时且科学的止痛治疗，70%（32 份）的医务工作者希望能够增加癌痛相关知识培训的次数；中国欠发达地区的医务人员癌痛认知状况不容乐观，需要得到更多的肿瘤相关知识培训和教育，也提示中国应将癌痛控制纳入国家基层的慢性病肿瘤具体管理之中。以上结果均提示中国的肿瘤科普工作地域差异大，西南地区患者的教育和肿瘤防治应当受到更多的关注。

三、肿瘤科学普及工作的临床效益

1. 肿瘤科学普及工作有助于肿瘤的预防

专家观点

肿瘤科普可以通过各种途径来进行，如社交媒体、电视、报纸、杂志、网络等。肿瘤科普可以包括有关癌症的常见症状、危险因素、预防方法和筛查方法等内容。这些信息可以使大众更加了解癌症，并了解早期筛查的重要性。

肿瘤是可防可治的，如规避皮肤癌的高危因素对于皮肤癌的预防至关重要，涂抹防晒霜、避免晒伤及到医疗机构进行全面的皮肤检查等健康行为，都有助于预防皮肤癌的发生发展，而这些健康行为取决于人群的依从性。美国的一项研究提出，针对预防皮肤癌进行健康教育有助于人们健康行为的形成，促使人们采取预防皮肤癌的行为措施并积极进行皮肤癌的筛查，以实现皮肤癌的预防和早诊早治。

宫颈癌的早期筛查使宫颈癌的发病率大幅下降，国家专业机构制订并更新了宫颈癌筛查的相关指南和建议。然而，公众需要经历一段时间来认识和适应筛查方法的更新，健康教育对于加快指南的践行尤为重要。为提高公众对美国《30岁以下妇女宫颈癌筛查和异常细胞学管理指南》的践行率，美国的一项研究与宫颈癌领域的专家（包括美国宫颈癌联盟、拉丁美洲反癌组织、加利福尼亚计划生育办公室及美国阴道镜和宫颈病理学学会）进行合作，开发了一种患者教育工具，旨在利用多媒体社交平台，为用户提供有关宫颈癌筛查和治疗的教育知识，利用音频、图片及视频等多手段，打造以患者为中心的沟通途径。开发者为该教育工具制订了3个目标：①增加宫颈癌预防知识的宣传，包括女性生殖解剖、HPV自然病史及HPV疫苗保护作用机制；②传播针对宫颈癌筛查的指南和建议；③就生殖健康话题进行适度的沟通。研究结果显示，该患者教育工具的使用提高了女性对宫颈癌筛查指南的了解，为参与该工具互动的女性提供了有关宫颈癌筛查的建议，促使人们积极参与宫颈癌的筛查，提高了患者随访的依从性。对宫颈癌患者的在线患者教育可以提高她们对宫颈癌预防和治疗的认识，这对有效预防宫颈癌来说至关重要。

中国的多项研究亦表明，肿瘤科学普及有助于肿瘤的预防。对社区居民开展肿瘤防治健康教育活动，有助于居民掌握最基本的肿瘤预防知识，养成稳定的健康生活方式，提高居民防控肿瘤的素养和能力，以达到降低肿瘤发病率的最终目的。为了解中国社区居民对肿瘤防治方面的认知及生活方式，中国的一项调查研究采用问卷调查的形式，纳入了哈尔滨市320名社区居民，研究其参加健康宣教活动前后，对肿瘤防治相关知识的认知情况、肿瘤疾病的态度及生活方式是否发生改变。该研究中，参与调研的居民均接受为期一年的集中健康教育，即"百名医学博士进社区讲科普"健康推广活动，此活动请医学专家进入社区，为居民开展健康教育系列讲座，并对居民进行健康查体，通过发放肿瘤相关知识宣传册和制作肿瘤宣传展板等多样化形式，开展肿瘤防治健康教育活动，研究数据显示，进行健康教育活动干预前，社区居民对肿瘤防治相关知识知晓率不高，仅为66.33%；而接受肿瘤知识教育后居民对所有肿瘤防治相关知识的回答正确率均显著提高，如接受健康教育前，居民对"常食霉变制品易患癌种类"一题的回答正确率仅为23.26%，而健康教育干预后，其正确率提高到74.15%；干预前，居民对"发病率最高的恶性肿瘤"一题的回答正确率仅为41.78%，干预后，其正确率提高到70.59%；干预前，居民对"肿瘤是否具有传染性"一题的回答正确率为77.33%，干预后，其正确率高达85.8%；对"致癌因素了解"的回答，接受健康教育前仅有67.11%的居民回答正确，干预后，其正确率提高到83.57%。对肿瘤病因的认知有助于疾病的预防和早期诊治，对社区居民进行肿瘤教育干预后，居民的肿瘤防治知识知晓率明显提高，提示肿瘤知识的科学普及能够明显提高社区居民肿瘤防治的素养和水平。因此，在肿瘤健康教育干预工作中，应着重对不同肿瘤致病因素、早期诊断及治疗等基本知识进行宣传和普及。

除改善肿瘤相关知识的认知情况外，健康教育也改变了居民的肿瘤防治相关的生活方式。接受健康教育前，"经常体育锻炼"的采纳率仅为53.47%，而干预后采纳率提高到65.63%；"隔夜变质食品扔掉"的采纳率也从93.69%提高到96.87%。然而，"愿意改变不良生活习惯"、"是否喜欢并且常吃烫食"、"是否愿意参加肿瘤普查"的采纳率仍未得到明显的提高，这可能归因于居民行为习惯的改变是一个渐进的过程，短时间内比较难改变。因此，改变居民的不良行为、形成健康的生活习惯将作为健康教育干预的长期重点，将健康知识科学普及的理论与实践相结合，确保健康教育工作的可持续发展。

上海市的一项研究随机选取 200 名 18 岁以上居民作为调查对象，对居民宣传教育前后分别进行肿瘤防治知识问卷调查，干预时间长达 3 年。宣传教育围绕肿瘤的预防开展，活动方式包括线下交流、问题咨询、体育锻炼、健康知识巡展及开展医学保健讲座等，宣传内容主要集中于肿瘤的高危因素、肿瘤相关不良生活习惯及肿瘤的预防措施等，此宣教干预时间为期 3 年。理论知识的宣传是促使行为习惯改变的基础和前提，调研结果显示，为期 3 年健康知识科普，使居民的肿瘤相关知识认知程度、不良生活方式与行为危害的认识、肿瘤自查素养都有了显著的提高，养成了良好的就医行为，促进了身心健康。

有关肿瘤防治健康知识的宣传方式多种多样，包括开展知识讲座、线下交流、医疗专业答疑和发放健康知识宣传手册等方式。无论什么宣传方式，都对提升居民的肿瘤防治知识知晓程度有益，对促进肿瘤的预防工作有益。为了解不同教育宣传方式对城乡居民肿瘤预防的干预效果，重庆市的一项研究随机抽取 1211 名城乡居民，采取"调查－干预－再调查"的方式，分别对接受健康教育前后的居民使用问卷进行基线调查，调研内容主要包括与肿瘤发生发展相关的生活方式、肿瘤防治知识认知情况、面对肿瘤的态度和获得肿瘤预防相关知识的情况；宣传教育的干预方法多种多样，如以肿瘤预防健康教育为主题的演讲、知识竞赛、肿瘤防控相关的科普图片、肿瘤预防宣传手册及现场咨询答疑等；城市与农村两地域分别采用不同的宣传教育方式，其中城市主要采用演讲、知识竞赛、宣传手册及现场咨询的方式，农村主要采取肿瘤防控科普图片、宣传手册发放及现场咨询的方式；调研结果显示，虽然城乡居民接受健康教育的方式方法存在一定的差异，但进行肿瘤预防健康教育后，居民的肿瘤预防知识的知晓率得到了提高，肿瘤预防知识的知晓率由宣传教育前的 47.4% 上升到 61.2%，恶性肿瘤早期症状知晓率由 40.5% 提高到 54.6%。此外，接受健康教育后的居民逐渐树立了对待肿瘤的正确态度，形成了健康的生活方式，说明不同形式的肿瘤健康教育都有效；干预前，有 96.8% 的居民"愿意获得肿瘤预防知识"，说明居民具有强烈的肿瘤相关知识的求知欲，这也为中国开展肿瘤预防教育工作奠定了良好的基础。

对于预防肿瘤发生发展而言，肿瘤健康教育是一项投入小且收益大的高效措施。与医疗、药物等传统的肿瘤防治手段相比，肿瘤知识的科普教育可取得根本性的预防效果。肿瘤健康知识的科普能够帮助居民掌握基本的肿瘤预防知识，在短期内提高了居民肿瘤防治知识的水平，长期宣教又能改变人们的不良生活习惯，是肿瘤防治的根本方法。中国江苏省的一项调研表示，对城乡居民开展恶性肿瘤健康教育干预，是降低肿瘤发病率最有效的方法，该研究分别对健康教育干预前后的调研对象进行问卷调查，收集到 9766 份有效问卷，干预方式包括行政干预、社区干预、传媒干预、行为干预及心理干预共 5 种干预形式，其中行政干预包括：①成立肿瘤防治健康教育领导小组；②成立肿瘤防治健康教育技术小组；③制订肿瘤防治健康教育的具体实施方法；社区干预具体措施包含定期举行肿瘤防治知识相关的讲座、发放宣传资料以传播恶性肿瘤防治措施及健康生活方式、在居民点开展面对面咨询答疑活动、为居民提供健身场所以促进健康生活方式的形成等；传媒干预主要指的是充分利用电视、广播、报纸等媒体以扩大肿瘤相关知识的宣传，扩大知识传播的有效覆盖面和覆盖率；行为干预包括健康生活方式具体化，即要求居民合理膳食，戒烟、限酒，坚持运动；心理干预即对居民进行心理疏导，帮助居民端正面对肿瘤的态度，消除恐惧情绪，树立起肿瘤可防可治的坚定信念。研究显示，健康知识宣传教育的工作者、肿瘤防控工作人员、城乡居民、媒体及有关部门的共同参与，提高了人们积极参与恶性肿瘤防治的意识，起到了肿瘤预防的关键作用。以上调研结果均鼓励中国进一步加强肿瘤健康教育的宣传力度，并联合媒体、教育工作人员、居民等多部门一起，通过多种知识传播方式进行多方位、多形式、多部门的肿瘤知识科普，帮助中国人民建立正确的健康观念，以达到科学预防肿瘤的效果。

2. 肿瘤科学普及工作能够帮助居民进行定期体检及早期筛查

专家观点

肿瘤科普可以提高大众对于肿瘤筛查的意识，促进更多人进行早期筛查，从而有助于早期发现癌症，提高治愈率和生存率。肿瘤筛查可以通过不同的方法进行，如乳腺 X 线检查、宫颈抹片检查、肠镜检查等等。这些筛查方法旨在早期发现癌症，并进行早期治疗。然而，一些人可能不知道这些筛查方法的存在，或者认为只有在出现症状时才需要进行筛查。因此，肿瘤科普的目的是提高大众对于癌症筛查的认知和理解，鼓励人们积极参与早期筛查，从而提高癌症治愈率和生存率。

中国一项研究纳入 170 名社区居民进行肿瘤相关知识的健康教育，并对比了他们接受健康教育前后肿瘤防治行为的变化情况，该研究中的教育宣传方式包括：①邀请肿瘤方向的临床专家与社区卫生人员，对调研对象开展讲座，并提供现场答疑和咨询服务；②公开社区服务电话，并通过宣传栏等方式传播肿瘤防治相关知识；③定期进行家庭访视，以了解居民的行为方式的变化，并纠正其不良行为习惯，帮助其养成健康的生活习惯；④制订并发放肿瘤防治基本知识宣传手册。结果显示，开展健康教育显著提高了居民对肿瘤基本概念、肿瘤预防相关知识认知程度；行为习惯方面，对于"坚持体育锻炼""合理饮食""自愿参与肿瘤普查"的采纳率均高于健康教育前，其中"自愿参加肿瘤筛查"的比率从 25.88% 提高至 99.41%，说明科学有效的肿瘤普及工作能够提高居民的早期筛查率。

宫颈癌及乳腺癌是中国女性多发的恶性肿瘤类型，肿瘤科学普及教育对于女性乳腺癌及宫颈癌的筛查行为具有促进效果。中国一项研究选取了 100 例社区筛查宫颈癌和乳腺癌女性，随机分为两组，对照组给予常规护理，观察组接受社区健康教育。健康教育工作包括开展两癌防治知识和筛查知识的系统培训，通过讲座、咨询、宣传栏等多种方式传播肿瘤相关知识，借助社交媒体（如微信公众号）向社区女性提供两癌健康信息等。结果显示，观察组在两癌相关知识知晓率、健康教育满意度评分、筛查积极性评分、两癌筛查率方面均高于对照组，其中观察组两癌筛查率为 92%（46/50），而对照组的筛查率仅为 64%（32/50），说明针对社区女性开展宫颈癌、乳腺癌教育工作，能够显著提高肿瘤的筛查率。

3. 肿瘤科学普及工作有助于肿瘤患者及早诊断

专家观点

肿瘤科普的工作可以提高肿瘤诊断流程的效率，但具体效果取决于肿瘤科普的质量和实施情况。

肿瘤科普可以帮助公众了解肿瘤的相关知识，如早期诊断的重要性、肿瘤症状的表现、肿瘤预防的方法等，从而提高公众对肿瘤的认知水平。当公众对肿瘤有了更多认知和了解，就能更早地寻求医疗帮助，更早地进行检查和诊断，从而提高肿瘤诊断的及时性。

此外，肿瘤科普还可以提高医护人员对肿瘤的认知水平和诊断能力，从而进一步提高肿瘤诊断的准确性和效率。然而，要使肿瘤科普的工作真正起到提高肿瘤诊断流程效率的作用，需要科普工作者和医疗机构密切合作，制订科学合理的肿瘤科普计划，并将肿瘤科普纳入医疗服务的全过程中。只有这样，才能真正实现肿瘤诊断流程的高效运转。

诊断时间的早晚是影响肿瘤存活率的重要因素，及时及早诊断肿瘤一直以来都是各地医疗工作者追求的目标，而肿瘤的早期诊断受多种因素的影响。接诊医生与患者的肿瘤知识认知程度均影响早期诊断。欧洲的一项研究收集了多个国家初级保健医生的看法和意见，结果显示患者接受健康教育的程度、照护者接受医学知识教育的程度、临床医生接受教育及培训的水平，以及卫生系统的政策均能影响肿瘤的早期诊断率。

提高对肿瘤的警觉性，需要对肿瘤的早期症状做出及时的反应，如直肠出血、长期咳嗽和体重减轻等症状。因此，针对患者及医务工作人员均需进行不同程度的肿瘤知识教育，提高人们对肿瘤典型及非典型症状的意识。肿瘤知识的科学普及有助于患者及早诊断，进而及时接受治疗，提高肿瘤的治愈率。

4. 肿瘤科学普及工作有助于规范治疗，提高患者的依从性

专家观点

肿瘤科普可以通过以下方式促进规范治疗、提高患者依从性。

① 提高患者的健康意识：肿瘤科普可以向公众宣传肿瘤的早期症状、预防方法、治疗原则等，让患者及时发现并就医，减少因病情延误而造成的不必要损失。

② 增加患者的知识和理解：肿瘤科普可以向患者和家属普及肿瘤知识，让他们对病情有更清晰的认识和理解，从而更容易接受和遵循治疗方案。

③ 强化医患沟通：肿瘤科普可以加强医生和患者的交流和沟通，让患者更加了解治疗方案和治疗过程，更容易理解并遵守医生的建议，提高患者依从性。

④ 推广规范治疗：肿瘤科普可以向公众宣传肿瘤的规范治疗方法，让患者及家属了解治疗的标准和流程，避免不规范的治疗行为，减少治疗失败和病情恶化的风险。

肿瘤科普的推广可以对治疗结局产生一定的影响。一方面，通过肿瘤科普，可以提高患者和家属对治疗的认识和理解，从而增强他们对治疗方案的信心和依从性，提高治疗的成功率；另一方面，肿瘤科普可以减少因病情延误、不规范治疗等原因而导致的治疗失败和病情恶化，从而提高治疗成功率。

总体而言，肿瘤科普可以提高患者的治疗依从性，减少因病情延误和不规范治疗而导致的治疗失败和病情恶化，从而可能对患者的总生存期和生存率产生积极的影响。

健康知识宣传教育能够提高肿瘤患者的治疗依从性。中国一项研究纳入了 183 例局部晚期食管癌手术治疗患者，将他们随机分为观察组（91例）和对照组（92例），随访过程中，观察组接受医师参与的肿瘤知识科普教育，对照组仅接受传统的宣教。结果显示，出院3周后，观察组肿瘤患者的生活质量平均得分为58.6分，明显高于对照组（52.5分）；出院3个月后，观察组肿瘤患者入院复诊就医率为82.4%（75/91），显著高于对照组的67.4%（62/92），该结果说明出院前来自医师的健康知识宣教和随访，能够帮助肿瘤患者规范治疗，提高肿瘤患者术后治疗的依从性，从而提高和改善治疗效果。

为调查健康教育能否促进肾肿瘤手术患者的康复，中国的一项研究纳入了60例肾肿瘤手术患者，将他们随机分为3组，分别在术前、术后、术前加术后对其进行健康知识教育，观察3组患者术后的疾病恢复情况。结果显示，术前和术后均接受健康知识科普的患者术后恢复情况最好，即术后第1次肛门排气时间、下床活动时间最早，住院天数最短，说明术前及术后的健康教育对于肿瘤患者来说也很重要。术前进行的健康教育帮助肿瘤患者正确看待疾病，端正对待肿瘤的态度，并且明确术后各种活动的重要性和必要性，帮助肿瘤患者缓解恐惧、焦虑等不良情绪；而术后的健康教育帮助肿瘤患者正确对待术后伤口疼痛等问题，促使患者积极配合护理，以达到早期康复的目的。因此，医护人员应注重对肿瘤患者术前及术后的肿瘤知识科普。此外，还有一项针对肾肿瘤手术患者术后康复影响的调研显示，术前对患者实施健康教育对于患者生活质量的改善程度明显高于术后对患者进行健康教育，即术前进行健康知识宣教能明显缩短肾肿瘤患者的术后下床活动时间、排气时间及住院时间。

化疗是恶性肿瘤综合治疗的常见方法，由于骨髓抑制，化疗常引起患者外周白细胞、血小板的减少，导致化疗者出现乏力、食欲减退、恶心、呕吐等临床表现，严重影响患者的生存质量。中国一项研究对肿瘤化疗患者进行有关骨髓抑制的科普教育，以探究科普教育能否改善患者对骨髓抑制的应对能力，该研究纳入了83例恶性肿瘤化疗患者，将他们随机分为对照组和实验组，其中对照组进行常规的教育，实验组通过健康教育程序进行系统且规范的健康知识科学普及，即评估、诊断、计划、实施、评价。结果显示，接受系统化的健康知识教育后，肿瘤患者应对骨髓抑制的能力得到明显提高，首先是对化疗导致骨髓抑制相关知识的知晓程度得到提升，其次是患者对治疗的依从性得到提高，患者能够严格遵医嘱，密切监测血象，及时用药及治疗；健康教育也帮助骨髓抑制患者了解并掌握了相关并发症的预防措施，避免并发症的发生；健康知识普及也有效地提高了患者应对骨髓抑制的心理承受能力，帮助患者以良好的心态面对疾病的治疗。

应用"知、信、行"模式对肿瘤患者进行健康教育，不仅能够提高患者的依从性，同时也提高了患者的治疗满意度。华中科技大学同济医学院附属协和医院肿瘤中心进行了一项研究，将2017年1—12月收治的300例肿瘤患者作为研究对象，分为对照组和观察组，其中对照组患者接受传统健康教育方法，观察组以对照组为基础，采用"知、信、行"模式进行健康教育，具体内容包括：①科室全体护士集中学习；②集中讲解，每周开展1次健康大课堂讲课；③传授健康知识；④增加健康信念自觉维护健康。结果显示，"知、信、行"模式的知识科普途径通过传播基础知识、培养正确信念及养成良好行为等步骤，显著提高了恶性肿瘤患者的治疗依从性，观察组患者在稳定情绪、合理安排饮食、预防感染等方面的依从性显著高于对照组，且对护理工作的满意度也明显优于对照组，此结果提示"知、信、行"模式的健康教育能够促进患者与医护人员的沟通与交流，帮助患者掌握疾病相关知识和自我保护措施，减轻患者的不良情绪，提高肿瘤患者的生活质量。

四、肿瘤科学普及工作有助于改善治疗预后，提高肿瘤的康复效果

专家观点

肿瘤治疗后随访复查是确保患者恢复良好、及时发现并处理肿瘤复发、转移及治疗后并发症的重要环节。

① 促进患者合理复查：肿瘤科普工作可以帮助患者理解复查的重要性，以及复查时间、频率和方式等问题，避免患者因不了解而漏检、误检或过度检查，从而保障患者的健康。

② 促进患者治疗依从性：肿瘤科普工作可以提高患者对治疗的认知和理解，帮助患者正确地接受治疗，避免因不理解或恐惧而产生治疗中断或误诊等问题。

③ 促进患者心理健康：肿瘤科普工作可以帮助患者了解疾病的发生、治疗及预后等情况，减少患者的恐惧、焦虑和抑郁等负面情绪，提高患者的生活质量。

④ 提高公众防癌意识：肿瘤科普工作可以通过宣传预防癌症的知识、方法和技巧，引导公众养成健康的生活方式和防癌意识，减少癌症的发生和死亡率。

综上所述，肿瘤科普工作在肿瘤治疗后随访复查的阶段具有重要的价值，不仅可以帮助患者顺利完成复查，提高治疗效果，还可以提高公众防癌意识，预防癌症的发生。

甲状腺肿瘤是中国高发肿瘤之一，中国杭州市一项调研纳入了 286 例甲状腺肿瘤患者，随机分为常规组和研究组，每组各 143 例。常规组对患者进行常规防治及护理，如入院时对患者行甲状腺影像学检查，按时给药，完善病情记录等；研究组在常规组防治护理的基础上加入健康知识宣教，教育对象包括甲状腺肿瘤患者及其照护家属，健康教育内容包含甲状腺肿瘤的高危致病因素、发病机制及最佳治疗策略等，帮助患者及其家属树立起面对肿瘤时良好的心态和端正的态度。干预 1 个月后，对两组肿瘤患者的心理情况及术后不良反应进行评估比较。结果显示，研究组患者的 SAS 量表（焦虑自评量表）平均得分明显低于常规组（25.63 分 vs. 54.87 分），且护理满意度显著高于常规组。接受健康教育的研究组患者术后不良反应的发生情况明显好于常规组，如恶心、呕吐，创口出血及头颈疼痛的发生例数明显少于常规组。由此可见，健康知识宣教在甲状腺肿瘤的治疗中有效促进了肿瘤的治疗效果，改善了疾病的预后，通过加强肿瘤患者及其照护家属的防治意识和素养，促进肿瘤的康复。

五、肿瘤科学普及工作的社会效益

专家观点

目前，百姓对肿瘤的关注程度越来越高，似乎每个人身边都存在肿瘤的患者，新闻也经常报道名人等患肿瘤离世的消息，让人们感到肿瘤既恐怖又神秘。对普通百姓普及肿瘤的相关知识，让他们知道肿瘤的发生有其背后的科学原理，而不仅仅是因为‘运气不好’，让他们知道消除肿瘤的高危因素，改变不健康的生活方式，能够减少肿瘤的发生，而这一切都是可以通过了解相关知识并将其转化为每一天的行动，是实实在在可以做到的。同时，生活中充斥着各种真、假、有用、无用，甚至是有害的肿瘤相关信息。

肿瘤科学普及工作用正确的方式把科学的肿瘤知识普及给大众，能够正本清源，让良币驱除劣币，真正给大众带来健康福利。

此外，肿瘤科普工作可以为医院带来社会效益。

① 增强医院品牌知名度：通过开展肿瘤科普活动，医院可以向社会宣传自身的肿瘤医疗技术和服务水平，增强品牌知名度和美誉度，吸引更多的患者前来就诊。

② 提高患者满意度：肿瘤科普工作可以向患者普及肿瘤预防、早期发现和治疗等知识，帮助患者了解肿瘤疾病的特点和治疗方法，增加患者对医院的信任和满意度。

③ 增加患者就诊量：通过肿瘤科普工作，医院可以吸引更多患者前来就诊，特别是对于一些早期肿瘤患者，及时进行肿瘤筛查和治疗，可以提高治愈率和生存率。

④ 促进医院内部协作：肿瘤科普工作需要涉及多个科室和专业，需要各个科室协作与配合。这种协作与配合可以促进医院内部协作，增强医院整体服务能力。

⑤ 促进医学进步：肿瘤科普工作需要医务人员不断学习和研究肿瘤相关知识，可以促进医学进步和医疗技术提高。

六、肿瘤科学普及有益于提升肿瘤的防治效果，改善患者的身心健康

研究显示，肿瘤严重影响了正常人的生活，给患者造成极大的心理困扰，心理疾病的出现通常伴随着肿瘤患者死亡风险的增加。1998—2020 年，英国的一项研究纳入了 459542 名 18 岁及以上不同癌种的肿瘤患者，分析肿瘤确诊后 5 种精神疾病（抑郁症、焦虑症、精神分裂症、双相情感障碍和人格障碍）的累积负担。数据表明，抑郁症是肿瘤最常导致的精神疾病，其次是焦虑症，接受化疗、放疗或手术治疗的肿瘤患者具有更高的精神疾病负担。

肿瘤知识的科学普及与健康教育，能够改善患者面对肿瘤的态度，并减轻其心理负担。一项针对结直肠癌患者的研究发现，肿瘤知识健康教育及电话咨询能够加深患者对结直肠癌的了解程度，并提高他们面对肿瘤的心理素质，减轻负面情绪。在肿瘤治疗过程中辅以视频教育，有助于患者更好地应对肿瘤带来的压力。土耳其的一项调研显示，乳腺癌患者在接受首次化疗后生活幸福指数下降，且伴随着呼吸困难、恶心、呕吐和食欲不振等症状，对患者进行健康教育并提供肿瘤相关知识答疑后，患者的自我管理技能得到提高，生活质量得到提升，且临床不适症状发生率有所下降，说明肿瘤相关知识的宣教有益于提升肿瘤的治疗效果，改善肿瘤患者的身心健康。

融媒体信息传递方式在肿瘤科普中发挥着举足轻重的作用，移动设备的广泛应用及其功能拓展使其成为规划、执行和评估健康干预措施的绝佳工具。国外一项横断面调查研究纳入了 500 名肿瘤患者，其中 43.2%（216/500）的患者能够通过互联网获取健康知识，互联网是患者获取疾病相关知识的重要来源，移动软件、短信服务及电子邮件均是促进肿瘤患者与医生的沟通、提升患者健康素养的重要途径，互联网作为一种经济、方便的信息通信技术，为经济条件受限的肿瘤患者获取更多疾病相关知识提供了可能。随着智能手机的普及，mHealth 作为一种健康教育途径应运而生，智能手机及其应用程序已广泛用于健康信息的传播，为改善肿瘤的预防、治疗和随访带来了广阔前景。WhatsApp 是一项基于移动手机的即时消息应用软件，该软件使得用户通过群组通信功能发送语音、文本、视频或地理位置，在健康知识宣教和促进医患沟通方面展现出了巨大潜力。为探究 WhatsApp 传播健康信息的实用性和有

效性，巴西的一项研究评估了 WhatsApp 在女性乳腺癌相关健康科普中的作用。该研究纳入了 35 名 45—69 岁的 WhatsApp 女性用户，使用 WhatsApp 对其进行为期 3 周的乳腺癌知识科学普及，科普形式包括音频、视频、文本及图像等。结果显示，通过 WhatsApp 接受健康教育后，女性对乳腺癌防控中有关发病率、临床症状和高危因素等知识有了更深的了解，说明 WhatsApp 为肿瘤知识的传播提供了一个良好的平台。

中国的相关研究亦表明，肿瘤科普有益于改善患者的身心健康。中国一项研究纳入了 80 名新诊断的乳腺癌患者，随机分为实验组和对照组，每组 40 人，其中对照组患者仅接受常规护理，实验组患者在接受常规护理的基础上施以健康教育和心理支持治疗，宣教形式包括医患面对面交流或电话随访；对两组乳腺癌患者术后第一次就诊、术后 1 个月和术后 3 个月的疾病恢复状况进行比较分析。结果显示，实验组患者在术后 1 个月和术后 3 个月的焦虑水平显著低于对照组患者，肿瘤健康教育和心理支持有效改善了乳腺癌患者术后的情绪状态，使患者对心理支持及健康信息的需求得到更好满足。中国哈尔滨的一项调研显示，健康教育干预能够有效提高胃癌患者术后的生活质量。研究纳入了 80 例于 2018 年 2 月至 2019 年 2 月间在院接受手术治疗的胃癌患者，随机分为观察组和对照组，每组 40 人，其中对照组胃癌患者术后接受常规护理干预，观察组胃癌患者在接受基本护理治疗的基础上，同时接受肿瘤相关知识宣教，包括胃癌高危因素、健康行为和生活方式指导、肿瘤康复管理及心理健康咨询；该研究在术前及术后 1 个月，对两组患者的生活质量进行评估和比较，结果显示示术前观察组与对照组胃癌患者的生活质量无明显差异；术后 1 个月，观察组胃癌患者的吞咽困难、疼痛 / 不适、反流症状、不良情绪得分（34.86 ± 2.170、38.66 ± 3.08、32.26 ± 2.76 和 49.55 ± 4.20）均显著低于对照组（36.33 ± 3.10、44.29 ± 3.72、33.64 ± 3.10 和 53.56 ± 3.25），说明综合健康教育能够有效提高胃癌患者术后的生活质量。

儿童、青少年和年轻成人（确诊年龄≤25 岁）在确诊肿瘤后易伴发心理健康问题，年轻群体的身心健康问题不仅受个人对疾病认知情况的影响，也受到教育程度的影响，尤其是儿童和青少年群体。研究显示，母亲的教育信息水平影响中枢神经系统肿瘤患儿的生存率，因此在加强对青少年肿瘤科普的同时也为其父母提供相应的健康知识教育。

七、肿瘤科普有益于改善患者照护者的身心健康

肿瘤不仅直接影响患者个人的身心健康，也会给患者的家人、朋友及社区带来身体、情感和经济负担。肿瘤患者的家庭照护者为患者提供无偿的照顾和护理，这可能导致照护者失业，给照护者带来经济压力，导致身心健康状况不佳。研究发现，对肿瘤患者的护理比对痴呆症或体弱老年人的护理产生更大的身体健康负担和心理压力。家庭护理人员首先需要解决自己的心理社会需求，在保持自己身心健康的前提下为肿瘤患者提供尽可能最好的陪护。国外一项横断面研究对 172 名肿瘤患儿的父母进行了研究，通过匹兹堡睡眠质量指数量表、Piper 疲乏调查量表、Beck 抑郁量表和 Zarit 照顾者负担量表等分析肿瘤患儿父母的心理健康状况，研究发现大多数肿瘤患儿的父母睡眠质量差，被中度抑郁、疲劳、焦虑等不良情绪困扰，照顾者负担感中度至严重，健康状况也较差。

改善肿瘤患者及其照护者的生活质量和身心健康，减轻照护者的压力及负担，是提高肿瘤患者护理水平的重要途径。伊朗的一项研究讨论了健康教育及电话随访对乳腺癌患者的家庭照护者心理健康的影响，结果表明乳腺癌患者照护者在接受健康知识宣教和电话随访后，

心理健康状况得到了明显改善，紧张指数值显著下降，针对肿瘤患者及陪护者的健康教育，有助于减轻陪护者的精神压力。对肿瘤照护人员的培训与宣教也能提升他们护理方面的能力，研究显示增强肿瘤患者照护人员的护理培训，能够在短期内改善照护者的压力管理能力，为护理做更好的准备。

随着肿瘤患者护理重要性的提高，照护人员的生活质量、日常活动变化、压力管理及健康问题正逐渐得到更多的关注。家庭成员在日常生活中经历的心理和生理变化会影响他们对肿瘤患者的照护能力，因此为了让照护者提供最佳护理，应对照护者的压力予以重视，给予他们更多的心理和情感支持。土耳其一项研究评估了肿瘤科普对结直肠癌患者家属行为方式的影响，结果显示接受肿瘤相关知识科普后，照护者在人际关系、健康责任、体育活动及压力管理方面的能力均得到了提升。对结直肠癌家庭照护人员进行健康知识宣教，可减少照护人员的负面情绪，为陪护人员提供心理社会支持，并改善肿瘤患者的治疗效果。法国的研究结果亦显示，肿瘤健康知识教育有利于促进患者、家庭护理人员和医疗保健人员的沟通，提高患者及护理人员的生活质量，并减轻护理人员的负担。神经内分泌肿瘤是一种罕见的隐匿性恶性肿瘤，一项个案研究显示，健康教育与指导改善了神经内分泌肿瘤患者护理人员的身心健康，对促进护理人员健康具有可行性。对于肿瘤相关知识匮乏的家庭照顾者，电话咨询和教育的方式可以为其提供更专业的健康知识和技术服务。

中国的多项研究也表明，肿瘤科普有益于改善患者照护者的身心健康。肺癌是全世界肿瘤相关死亡的主要原因，非小细胞肺癌约占肺癌病例的84%。非小细胞肺癌患者伴有较高的心理疾病发生率，且他们的家庭照顾者也经历着不同程度的痛苦情绪，包括抑郁、焦虑和生活质量下降等。心理疾病不仅是一种心理障碍，更会对整个家庭关系产生威胁。有研究指出，抑郁可能与年龄和受教育水平相关，老年人及受教育程度较低的人更容易患抑郁症。早期诊断和有效管理心理疾病可提高患者及其护理者的生活质量，避免肿瘤护理的中断。中国的一项前瞻性试验研究，鼓励非小细胞肺癌患者及其护理人员在患者接受伊可替尼治疗期间，同时接受肿瘤相关的健康教育，教育内容包含运动与饮食指导、药物管理、与健康有关的法律问题以及心理健康问题，8周后评估其疗效，结果显示对非小细胞肺癌患者及其陪护人员进行健康教育能够减轻焦虑情绪，改善患者和陪护人员的生活质量及身心健康，同时缓和了患者与护理人员的关系，产生积极影响。对肿瘤患者照护的顺利进行，离不开医务专业人员的指引、教育和帮助，医疗专业人士的引导有助于促进晚期肿瘤患者与其陪护人员的沟通，提升双方在医疗照护中的默契程度，提高肿瘤照护的意识和能力。

八、肿瘤科普有益于中国社会的发展

专家观点

在中国，城乡及地区的发展不平衡是一个长期存在的问题。在城市地区，肿瘤科普工作已经受到越来越多的关注和支持。然而，在农村和偏远地区，肿瘤科普工作仍然存在一些困难和挑战。以下是肿瘤科普工作在中国城乡及地区发展不平衡背景下的特殊意义。

① 提高肿瘤防治意识：在城市地区，由于医疗资源和健康教育水平的优势，公众对肿瘤的认知和防治意识较高。而在农村和偏远地区，公众对肿瘤的认知和防治意识较低。因此，肿瘤科普工作在这些地区显得尤为重要，可以通过科普宣传、健康教育等途径提高公众对肿瘤防治的认知和意识。

② 缩小城乡健康差距：城乡及地区发展不平衡导致了城乡健康差距的存在。由于医疗资源和技术的差异，城市地区的肿瘤防治水平普遍高于农村和偏远地区。通过肿瘤科普工作，可以向农村和偏远地区的公众传递肿瘤防治的最新知识和技术，缩小城乡健康差距，提高农村和偏远地区的肿瘤防治水平。

③ 加强基层医疗机构能力：由于医疗资源的不足，农村和偏远地区的医疗机构往往缺乏肿瘤诊疗和治疗的能力。通过肿瘤科普工作，可以向基层医疗机构的医生和护士传递最新的肿瘤防治知识和技术，提高他们的诊疗和治疗能力，从而提高农村和偏远地区的肿瘤防治水平。

④ 增强社会责任感：肿瘤科普工作可以促进社会的协同和互助。通过肿瘤科普活动，社会各界可以共同参与，增强社会责任感和团结协作精神，从而形成良性的社会氛围和价值观，推动肿瘤防治工作的开展。

⑤ 提高生活质量：肿瘤科普工作可以帮助公众了解肿瘤的防治知识和技术，从而提高其对肿瘤的认知和应对能力，减少对肿瘤的恐惧和焦虑。同时，科普工作也可以促进公众对健康生活方式的关注和重视，从而提高生活质量。

总之，肿瘤科普工作在中国城乡及地区发展不平衡背景下具有重要的意义。通过科普工作，可以提高公众对肿瘤防治的认知和意识，缩小城乡健康差距，加强基层医疗机构的能力，增强社会责任感，提高生活质量等，为全面推进肿瘤防治工作打下良好的基础。

国外研究显示，缺乏宣传途径和措施是导致肿瘤相关健康知识传播力度不够的重要原因，导致人们肿瘤相关知识的匮乏、肿瘤意识薄弱，进而延误肿瘤的诊断和治疗。在低收入国家，对基层医疗卫生队伍进行肿瘤预防及早期诊断的宣教和培训，能一定程度上满足社会对肿瘤相关健康知识的需求，宣教途径包括利用社交媒体为大众传播有关乳腺癌和宫颈癌以及前列腺癌等常见恶性肿瘤的视听剪辑、印发肿瘤宣传手册以及制定健康教育指南等。

针对不同癌种进行相关知识的科普均能带来社会效益。研究显示，对医疗工作者、青少年及其父母进行宫颈癌预防教育，能够提高社会青少年 HPV 疫苗的接种率。肿瘤教育研讨会能够加深人们对结直肠癌的了解，提高社会对结直肠癌的整体认知度。对有结直肠癌家族遗传史的人群进行预防教育，能够提高人们对粪便隐血试验筛查的接纳程度，提高全社会的结直肠癌筛查率。长期随访过程中对居民进行的个性化教育可能会改进人群的生活方式，营造良好的肿瘤防控社会氛围。美国一项研究显示，学校制定的肿瘤预防政策和教育计划，在协助学生预防皮肤癌方面发挥着重要作用。该研究在加州某高中学校进行，通过为高中生开展皮肤癌宣传视频课程，有效地提高青年学生群体的皮肤癌相关知识的知晓情况，并促进了年轻群体健康行为习惯的养成，如"每周至少 5 天涂抹防晒霜"的学生比例显著增加。

《中华人民共和国科学技术普及法》的颁布和实施，为肿瘤科学普及工作的开展提供了强有力的法律保障，该法明确指出，开展科普工作是全社会的责任和担当，其目的是提高全民科学文化素养。中国肿瘤健康教育的开展基于"知、信、行"理论，主要从肿瘤防治知识、肿瘤防治态度及肿瘤防治行为3方面进行宣教。肿瘤防治知识包括不同癌种的致病因素、发病机制、预防手段、临床症状、治疗方法等基本信息；肿瘤防治态度主要是帮助居民树立正确的"肿瘤可防可治"观念，摒弃宿命论，并帮助人们缓解焦虑与恐惧心理，端正面对肿瘤的态度，树立应对肿瘤的信心，鼓励人们积极参与肿瘤的早期筛查、疫苗接种；肿瘤防治行为即养成良好的行为习惯和健康生活方式。通过开展健康知识宣教活动，提高居民对于肿瘤相关知识的知晓情况，摒弃错误观念，树立正确的态度和信念，将理论知识转化为实际行动，促进全社会健康行为的流行。

《"健康中国2030"规划纲要》将"健康中国行动"上升到了国家战略层次，将"积极推广和宣传健康知识，促进全民健康知识普及"放在了重要地位。医学学术期刊作为医学学术成果的传播媒介，也承担着促进社会肿瘤防治科学普及的重任。如《肿瘤基础与临床》杂志，刊登肿瘤防治知识有关的公益广告，利用新媒体覆盖范围广的优势，充分发挥学术期刊在肿瘤知识科学普及工作中的重要作用，为提高全民科学肿瘤防控意识做出巨大贡献，进而促进整个社会健康知识的科学普及，为建设健康中国贡献力量。

九、肿瘤科学普及工作的经济效益

1. 肿瘤给个人、家庭乃至全社会带来巨大经济损失

> **专家观点**
>
> 在个体和家庭层面，通过肿瘤科普而减少的经济负担。
>
> ① 让大众了解肿瘤预防相关的知识，控制危险因素，改变生活方式，减少肿瘤的发生，自然减少了因罹患肿瘤而产生的医疗费用。
>
> ② 如果不幸罹患了肿瘤，肿瘤科普可以帮助个体和家庭了解肿瘤的早期症状和体征，提高诊断的准确率，从而减少误诊和漏诊带来的经济负担。
>
> ③ 肿瘤科普还可以指导患者如何获得优质的医疗资源，如何比较顺利地完成就诊，避免走弯路和冤枉路，并在纷繁芜杂的各种诊断治疗中确定出最优化的诊断和治疗策略，节省了时间和金钱。
>
> ④ 肿瘤科普能帮助患者尽快从肿瘤的治疗中获得康复，尽快地回归工作和社会，从而降低了家庭的经济负担。

肿瘤给个人、家庭和社会带来了重大的经济挑战，瑞典的一项调查纳入了 11 076 名肿瘤患者，对肿瘤患者确诊前后的医疗保健总费用及其伴侣的医疗保健使用情况进行了探讨，结果显示与诊断前相比，患者确诊肿瘤2年内，其伴侣的医疗保健成本及住院医疗保健的使用数目显著增加，意味着肿瘤的确诊给个人及家庭带来了经济损失。肿瘤患者的经济困难率均较高，随着肿瘤的进展，肿瘤治疗费用越来越昂贵，同时肿瘤带来的花费也会着时间的推移而增加，而肿瘤患者的家庭照护者经常由于陪护而影响正常的工作，辞职或岗位变动均使家庭成员遭受经济损失。研究发现，严重的经济困境可能会增加肿瘤患者的死亡风险。

除了对个人及家庭成员产生经济压力之外，肿瘤负担也威胁着整个国家和社会的经济状况，肿瘤导致患者的缺勤、生产力损失和过早死亡，给国家经济带来不利影响。世界上超过

2/3 的肿瘤死亡病例发生在经济发展中国家，一项研究对 2012 年巴西、中国、印度、俄罗斯联邦和南非等主要发展中国家的肿瘤相关死亡展开探讨，并分析了肿瘤相关过早死亡导致的生产力损失，结果发现，因肿瘤相关过早死亡造成的生产力损失总成本为 463 亿美元，相当于各国 GDP 的 0.2%～0.5%，其中最大的总生产力损失发生在中国（280 亿美元）。

2. 肿瘤科学普及通过改善预防及早筛带来经济效益

> **专家观点**
>
> 　在肿瘤预防上的投入，虽然看不到每一个具体病例所产出的效果，但能改变整体肿瘤的发病率和病期分布，进而改变肿瘤患者的总体治疗效果，是一种事半功倍的方式。同时，这是一项长期投入的工程，可能短时间内看不到显著效果，但日积月累，大众通过肿瘤科普，能潜移默化地改变对肿瘤的认识，改变不健康的生活费方式，最终提高中国整体肿瘤的诊治水平。

据估计，所有癌症中有 30%～50% 是可以预防的，因此避免高危风险因素对于减轻肿瘤相关负担至关重要。从卫生经济学的角度来看，肿瘤的预防成本远远小于治疗成本，一旦肿瘤发生发展，其治疗费用往往较高，且肿瘤的治疗是一个漫长的过程，长期医疗费用的支出无论对个人还是社会来讲都是沉重的负担。

国外的研究表明，预防肿瘤的发生是最具成本效益的肿瘤控制策略。早期干预除了改善人们的健康状况外，还减少了治疗疾病及其并发症的费用成本，减少社会的卫生健康支出费用的同时，肿瘤患者的减少抑制了因病旷工的现象，使得健康的劳动力增多，提高了社会生产力，由此带来更高的实际经济收益。对戒烟等生活习惯进行早期干预可降低肺癌的发病率，大大减轻肺癌带来的社会经济负担。研究显示，最具成本效益的策略是在居民 35、40 及 45 岁时进行强化戒烟干预，并在 55—65 岁期间每 3 年进行 1 次肺癌筛查。欧洲的多项研究显示，乳腺癌的早期筛查和预防也具有经济效益。

肺癌给中国的经济带来了巨大负担，然而人们对中国肺癌导致的经济负担知之甚少。2017 年，中国肺癌的总体经济负担为 250.69 亿美元，占 GDP 的 0.121%，其中直接支出 110.98 亿美元，间接费用为 139.71 亿美元；2020 年，中国经济负担上涨到 301 亿美元；据估计，2025 年和 2030 年经济负担将分别增加到 404 亿美元和 534 亿美元，分别占中国 GDP 的 0.131% 和 0.146%。而有效的肺癌防控措施能够减轻肺癌的疾病负担，从而减轻国家的经济负担。

3. 肿瘤科学普及通过促进早期诊治而降低经济支出

> **专家观点**
>
> 　肿瘤科普可以降低治疗费用。具体可通过以下方式，提高医疗资源投入的回报和利用率。
>
> 　中国的肿瘤社会负担很重，国家需要投入大量的人力和物力资源进行肿瘤防治，而且随着中国老龄化的加重，这一投入会持续增大。目前肿瘤防控遵照三级预防的策略，既往把主要的精力放在肿瘤的治疗上，但这么做其实是性价比比较低下的一种方式，因为真正到了中晚期肿瘤，投入再多的资源，患者所获得的治疗获益也是极其有限的。目

前的总趋势是肿瘤防控关口前移，注重肿瘤预防和早诊早治，也就是要让每一个老百姓培养成为肿瘤防控的主体，这就需要肿瘤科普对老百姓进行健康教育。而肿瘤防控关口前移，也是性价比最高的一种方式，能节省大量的医疗资源。

国外的研究显示，肿瘤早期诊断能够降低诊断成本。对于乳腺癌而言，从原位癌到远处转移癌的诊断费用逐渐增加，原位、局部、区域和远处乳腺癌的诊断费用分别为 9728 美元、17056 美元、38840 美元和 44409 美元，因此早期诊断有利于减轻经济成本。中国的研究也表明，随着肿瘤的进展，肿瘤的诊治成本也会不断增加。中国结直肠癌患者的肿瘤诊治经济负担相对较大，研究显示随着临床分期的增加，结直肠癌患者的人均肿瘤相关支出也逐渐增加，2011 年的数据显示，Ⅰ、Ⅱ、Ⅲ、Ⅳ期患者人均支出分别为 31698 元、37 067 元、38 918 元和 42614 元，即早期结直肠癌的医疗费用较低，因此肿瘤的早期治疗有助于减少治疗费用、减轻经济负担，而早期诊疗离不开对肿瘤的科普教育。

4. 肿瘤科学普及通过规范诊治而减少经济花费

专家观点

① 肿瘤科普能让患者对自己的病情有初步地了解，从而在就诊时选择正确的科室和医生，提高了医院就诊环节的效率，能服务更多的患者。肿瘤科普能让患者具备基本的科学素养和肿瘤基础知识，这样医生在进行诊断和治疗时，患者能充分理解和积极配合，减少了沟通的时间成本，提高了配合度，让诊治的流程更加顺畅，进而提高了整体医院运行的效率，有利于医院在单位时间内接诊更多的患者。

② 肿瘤科普的优点，最终会提高患者肿瘤治疗效果，提高医院在肿瘤患者中的口碑，从而转化为医院的知名度及竞争力。因此，一些医院都比较重视某些重要时间节点的科普宣传，某种程度上讲有为医院及专家进行"广告宣传"的作用。

③ 在做肿瘤科普的过程中，医务人员也能提升自身的知名度，并提高自己对于肿瘤防治知识的了解，从而提升自身的业务水平。

规范化治疗有助于提高肿瘤治疗的疗效、改善治疗预后、降低肿瘤治疗的成本。如对于肝硬化的肝癌患者，遵守巴塞罗那分期（Barcelona clinic liver cancer，BCLC）指南进行规范治疗能够降低治疗成本，研究显示消融治疗的广泛使用是对 BCLC 治疗管理指南的落实与实施，扩大早期消融治疗的适用范围，是肝硬化的肝癌患者最经济的治疗方法，能减少姑息治疗带来的长期治疗费用，提示加强肿瘤治疗指南的宣传教育十分重要。中国的研究表明，适当运动和健康饮食是一种可行且低成本的肿瘤干预措施，可改善食管癌患者的生活质量，因此在一定程度上，健康知识宣教能够替代药物治疗，有利于减轻药物带来的经济负担。不同治疗方式对同一肿瘤疾病带来的经济及健康效益不同。因此，规范且正确的治疗方式能够改善肿瘤对经济的负面影响。

第5章 中国肿瘤科学普及工作的发展前景

一、明确肿瘤科学普及的主要对象

> **专家观点**
>
> 关于肿瘤科普的主要对象，除提到的普通民众、患者及家属和医务工作者外，其他人员还包括学生、科研人员、政策制定者、公众知名人物等。

（一）普通民众是肿瘤科学普及的主要对象

> **专家观点**
>
> 以下为中国大众科普工作的现状。
>
> ① 大众肿瘤科普做得好的方向：科普方式灵活多样，除传统纸质图书和讲座外，还包括网络媒体、移动终端、社交媒体、微信公众号等多种形式，以适应不同受众的需求。科普内容通俗易懂，使用大量图表和插画来解释肿瘤病理生理学、防治等方面的知识，帮助读者理解和记忆，使科普内容更容易被理解和接受。科普内容针对受众需求，如针对患者的心理护理、治疗和康复等内容，以及针对不同阶段和病种的肿瘤防治等知识，让受众更有针对性地获取有用信息。采用有趣的科普形式和创意，如科普漫画、科普剧、科普游戏等形式，使科普更富有趣味性和互动性，让读者更好地了解肿瘤防治知识。科普内容来源丰富可靠，包括权威医学机构、肿瘤专家、知名医生等多种来源，确保科普内容的准确性和可靠性。
>
> ② 近年来，大众对癌症相关知识及其影响因素，如癌症风险因素，癌症预防、筛查、诊断等知识知晓水平有所提高，但仍有很大提升空间。一些研究表明，受教育水平、年龄、性别、经济水平等因素都会影响人们对癌症知识的了解程度。随着社交媒体和网络的普及，人们更容易获取各种健康信息，但也容易被不准确、不科学的信息所误导。因此，在加强大众癌症科普的同时，还需倡导科学、负责任的传媒报道和网络信息发布，帮助公众正确了解癌症相关知识，避免被错误信息所误导。
>
> ③ 大众科普工作未满足需求主要有几个方面。
>
> - 个性化需求：由于每个人的生活和健康状态都有所不同，因此科普内容需要更好地满足个性化需求，如基因检测和个性化治疗等。
> - 知识普及程度：尽管肿瘤科学和医疗技术在不断进步，但一些人仍然对肿瘤知识缺乏基本的了解，因此需要更多、更好地进行基础肿瘤科普。
> - 渠道覆盖不足：一些人可能无法获得或不知如何获取知识，科普覆盖需更广泛。
> - 可信度和透明度：一些人对于信息的可信度和透明度存有疑虑，因此需要更好的信息来源和信息披露机制，来保障信息可信度。

④ 影响大众了解癌症科普知识的主要因素。

- 信息来源不足：一些人可能缺乏从权威渠道获得科学和医疗信息的途径，也可能受限于自身的社会环境和信息获取能力。
- 知识盲区：一些人可能缺乏肿瘤知识的基础，也可能缺乏对自身患病风险和预防方法的了解，因此需要进行更基础、全面的肿瘤科普。
- 语言障碍：一些人可能不具备理解和掌握科普信息的语言能力，如口头交流、阅读和书写等，因此需要提供更加通俗易懂的科普内容。
- 社会文化影响：一些人可能受限于社会文化环境的影响，不敢或者不愿意接受科学和医疗信息，因此需要通过文化引导和科普宣传等方式来提高接受度。
- 传播渠道不足：一些人可能无法获得科普信息，或者没有足够的时间和精力来了解科普信息，因此需要通过更多传播渠道来扩大信息的覆盖范围。

2016 年，中国颁布了《"健康中国 2030"规划纲要》，该纲要以"提高人民健康水平"为核心，以"共建共享、全民健康"为战略主题，以改革创新为动力，预防为主，中西医并重，把健康融入所有政策，人民共建共享的卫生与健康工作方针，针对生活行为方式、生产生活环境及医疗卫生服务等健康影响因素，坚持政府主导与调动社会、个人的积极性相结合，推动人人参与、人人尽力、人人享有，落实预防为主，推行健康生活方式，减少疾病发生，强化早诊断、早治疗、早康复，实现全民健康。倡导改革创新、转变健康观念，提出加强健康教育、开展健康宣教的观点，强调疾病预防、养生保健的重要性，旨在提高全国人民的卫生科普素养。

培根曾讲道："知识的力量不仅取决于其本身价值的大小，更取决于它是否被传播，以及传播的深度和广度。"知识传播有利于彰显知识的力量，而科普便是传播知识的有力途径。科学普及的重点在于基层民众，对公众进行健康知识教育是提高全民健康素养的重要措施。2002 年 6 月，中国颁布了首部科普法《中华人民共和国科学技术普及法》，中国科普是一个多层次的立体工程，包括普及科学知识、倡导科学方法、传播科学思想、弘扬科学精神等内容。由此可见，中国科学普及内容十分广泛。良好高效的健康科普教育需要国家政策的支撑、社会环境的营造、大众传媒的配合和健康知识的积累等多方面配合，将健康理念、知识和技能深入浅出地传播给民众，指导民众进行自我健康管理，提高民众的健康素养。

科学普及是实现创新发展不可或缺的手段，一些科技先进的国家成为创新型国家时，其具备科学素质公民的比例已超过 10%。2022 年 9 月 5 日，中国国务院新闻办公室举行新闻发布会，中国科普研究所所长在会上接受采访时提到，我国公民具备科学素质的比例从 2010 年的 3.27% 上升到 2015 年的 6.20%，2018 年达 8.47%，2020 年达 10.56%，北京、上海、深圳三个城市和区域都已经超过 24%。

中国在民众科普教育方面也取得了不可小觑的成就，公民科学素质水平得到了明显提升。然而，与世界大多数发达国家比较，中国民众科学素质总体水平仍偏低，提高全民科学素质依然任重而道远。随着中国科学技术的突飞猛进，科学普及方式也随之发生变化。2021 年 4 月 1—11 日，中国"科普生态体系调查研究"项目组通过网络问卷进行了一项调查，旨在评价中国公众对科普生态的认知情况。此次调查共纳入 3994 份有效问卷，男女被调查者比例相当，且被调查者年龄覆盖全部人口。研究发现，大多数公众认可科学技术与科学普及的价值和意义，95.7% 的民众认为"科技给社会发展带来的积极影响居多"，69.9% 的民众认为了解科学技术对个人的日常生活来说"非常重要"。科学普及促使公众积极主动了解科学知识，参与调查的公众表示，科学普及在日常生活中发挥着重要作用。公众比较关注的科学技术内容中"食品安全"和"医学健康"占比最高，分别为 69.1% 和 65.9%，且随着被调查公众年龄的增长，对"医学健康"的关注度也逐渐增多，提示科学普及是向公众传播健康相关知识的有效措施，是提高全民健康素养的有力途径。在获取科学知识的途径上，86.2% 的民众通过微信、微博、豆瓣等平台进行知识交流和传播，"移动社交媒体"成了科学知识传播的首选方式。而本次调研发现肿瘤相关知识的获取，医护人员是患者及其陪护人员获取信息的最主要方式，利用互联网获取信息比例较低，导致该差异的原因可能为肿瘤相关知识的普及在所有医学健康知识普及中的占比和宣传力度不够，因而公众更偏向于向医护人员索取相关健康知识，这也提示我国应在健康知识的传播方面重视肿瘤相关信息的科学普及。

公众对科学知识和科学普及的信任度是影响科普参与效果的重要因素。调查显示，政府机构发布的科学知识最受公众信任，科研机构发布的内容次之，而公众对自媒体发布的内容信任度极低，因此提高各自媒体平台宣传知识的可信度，提高公众的信任度成为中国知识普及的重要目标之一。目前，中国民众对科学普及的参与意识较强，仍需加强宣传教育，提高公众参与知识传播和学习的积极主动性。

近年来，中国科学普及的机制与设施也有了进步。科普场馆是中国大多数民众接受科学知识的重要基础设施，据调查数据显示，92.3% 的民众在最近一年内到过具有科普性质的场所。然而，44.1% 的民众日常居住地附近并未设立调研中的科普场所，52.6% 的民众表示去科普场所不方便，提示中国科学素质建设发展不平衡的现象仍然存在。基层科普服务体系是中国科学普及的重要单元，目前中国社区科普工作存在"科普活动单一"及"科普宣传不到位"等问题，中国社区的科学普及体系仍有很大的提升空间。"科普网络资讯服务"已成为中国公众使用频率最高的科学普及产品，因此可以利用互联网和新媒体，开发更多科普宣传工具，以促进健康知识的传播，提高全民科学素养。中国大部分公众对现有科学知识信息的丰富性表示满意，但仍然期待更多科学权威人士面向大众传播科学知识。

2021 年 6 月，国务院印发了《全民科学素质行动规划纲要（2021—2035 年）》，将青少年、农民、产业工人、老年人、领导干部和公务员列为科学素质提升的重点人群。相对而言，儿童、青年、老年人、农村居民更是科学素质提升的重中之重。

1. 儿童

专家观点

儿童也可以成为当前肿瘤科普工作的有效受众之一，具体的科普方式可以通过以下几种方式。

① 教育培训：将肿瘤科普知识融入学校教育中，教育孩子正确的健康观念，提高他们的自我保护意识。

② 游戏化科普：通过制作肿瘤科普相关的游戏、卡通、动画等形式，吸引青少年儿童的注意力，让他们在玩乐中学习知识。

③ 家庭教育：通过家长引导，让孩子正确了解肿瘤知识，提高其健康素养。同时，家庭也是孩子学习和了解肿瘤知识的重要场所，家长应该加强对孩子的健康教育和引导。

儿童身心健康关乎祖国的未来，理应受到良好的教育。儿童期是个体一生健康和发展的基础，促进儿童健康是实现全民健康的希望，培养身心健康的儿童也是国家和社会未来人力资源发展的坚实基础。儿童作为特殊群体，其机能发育不完全、身体免疫力低下、对饮食及生活环境均有更高的需求。研究表明，在儿童期对一些慢性病进行一级预防，有助于从源头降低发病率，减轻疾病带来的经济和社会负担。儿童期的不良经历（adverse childhood experiences，ACE）长期负面影响成年后的身心健康，提示儿童期品质塑造尤其重要，对儿童期提供干预和健康管理，有助改善个体一生的健康状况。因此，对儿童群体健康知识的宣教，能提高家长对儿童保健知识的掌握程度、儿童健康水平，保障儿童保健工作顺利开展。

2021年9月，国务院印发了《中国儿童发展纲要（2021—2030年）》，为保障和实现儿童健康成长，该纲要的主要目标：①使覆盖城乡的儿童健康服务体系更加完善，儿童医疗保健服务能力明显增强，儿童健康水平不断提高；②普及儿童的健康生活方式，提高儿童及其照护人的健康素养；③新生儿、婴儿和5岁以下儿童死亡率分别降至3.0‰、5.0‰和6.0‰以下，地区和城乡差距逐步缩小；④构建完善覆盖婚前、孕前、孕期、新生儿和儿童各阶段的出生缺陷防治体系，预防和控制出生缺陷；⑤儿童常见疾病和恶性肿瘤等严重危害儿童健康的疾病得到有效防治；⑥适龄儿童免疫规划疫苗接种率以乡（镇、街道）为单位保持在90%以上；⑦促进城乡儿童早期发展服务供给，普及儿童早期发展的知识、方法和技能。⑧5岁以下儿童贫血率和生长迟缓率分别控制在10%和5%以下，儿童超重、肥胖上升趋势得到有效控制。⑨儿童新发近视率明显下降，小学生近视率降至38%以下，初中生近视率降至60%以下，高中阶段学生近视率降至70%以下。0—6岁儿童眼保健和视力检查覆盖率达到90%以上。⑩增强儿童体质，中小学生的国家学生体质健康标准优良率达到60%以上；⑪增强儿童心理健康服务能力，提升儿童心理健康水平。⑫适龄儿童普遍接受性教育，儿童性健康服务可及性明显提高等。策略措施方面，该纲要倡导：①优先保障儿童健康，将儿童健康理念融入经济社会发展政策，将儿童健康主要指标纳入政府目标和责任考核；②完善儿童健康服务体系；③加大儿童健康知识宣传普及力度；④保障新生儿安全与健康；⑤加强出生缺陷综合防治；⑥加强儿童保健服务和管理；⑦强化儿童疾病防治；⑧加强儿童免疫规划疫苗管理和预防接种；⑨加强儿童早期发展服务；⑩改善儿童营养状况；⑪有效控制儿童近视；⑫增强儿童身体素质；⑬加强儿童心理健康服务；⑭为儿童提供性教育和性健康服务；⑮加强儿童健康领域科研创新等。其中，对加大儿童健康知识宣传普及力度的具体策略措施，该纲要提出：①强化父母或其他监护人是儿童健康管理第一责任人的理念，依托家庭、社区、学校、幼儿园、托育机构，加大科学育儿、预防疾病、及时就医、合理用药、合理膳食、应急避险、心理健康等知识和技能宣传普及力度，促进儿童养成健康行为习惯；②构建全媒体健康知识传播机制；③发挥健康科普专家库和资源库的作用；④推进医疗机构规范设置"孕妇学校"和家长课堂，鼓励医疗机构、医务人员、相关社会组织等开展健康科普活动等；⑥预防和制止儿童吸烟（含电子烟）、酗酒，保护儿童远离毒品。

对儿童的健康科普教育不仅需要医疗保健等专业机构主导推进，也需要健康教育服务的辅助，不断帮助家长和整个家庭掌握儿童教育知识、拥有儿童教育技能、培养儿童教育素养。2016年，国家卫生计生委、发展改革委、教育部、财政部、人力资源社会保障部和国家中医药管理局等部门联合印发了《关于加强儿童医疗卫生服务改革与发展的意见》，提出了完善儿童医疗卫生服务体系的几项重要措施：①加强儿童医院、综合医院儿科和妇幼保健机构建设。

其中强调要"进一步加大政府投入,重点支持地市级儿童医院、综合医院儿科和省、市、县妇幼保健机构建设等";②优化优质儿童医疗资源区域布局;③推动形成儿童医疗服务网络。进一步强调"明确和落实各级医疗卫生机构服务功能定位,提升基层医疗卫生机构儿童服务能力,充分借助"互联网 +"行动计划和国家大数据发展战略,健全完善儿童健康教育、医疗信息查询、在线咨询和远程医疗服务体系"。

2. 青年

肿瘤与年轻人的关系日益紧密,恶性肿瘤发病正逐渐年轻化,青少年和年轻成人的恶性肿瘤给全球带来了沉重的医疗负担。2019 年的数据显示,全球 15—39 岁的年轻人中,每年有约 119 万患恶性肿瘤,肿瘤相关死亡病例约 39.6 万,且各年龄段青年人群的恶性肿瘤发病率都在不断上升。因此,青年群体的恶性肿瘤应该得到更多重视和更有力的防控。

针对青年群体的科普主要面向年轻大学生,大学生是健康科普的重要对象之一。一方面由于大学生时期是获取知识、塑造观念、培养习惯、改变行为并稳固发展的重要时期。生活方式影响人们的健康水平,而生活方式的健康水平与健康知识认知情况呈正相关。由于大学生活环境的特殊性及大学生的特殊心理活动,使其对于疾病及安全用药的科学普及需求性更强。研究表明,在对大学生的健康知识科学普及中,有关艾滋病的科普内容居多,其次为生殖、心理健康及禁毒的科普文献,说明应好好把握对青年群体的健康教育,以树立正确观念,并提升科学素养。另一方面,约半数的大学生正处于不同程度的亚健康状态。亚健康是人体身心健康的"隐形杀手",而大学生这一特殊群体中,处于健康素养低下状态的人数逐渐增多。亚健康会造成个体的各种身心疾病,严重影响大学生的正常学习生活,因此应当对此高度重视,并采取相应的预防和管理措施。为掌握中国在校大学生亚健康状况及其影响因素,中国一项研究选取湖北某高校在校大学生作为调研对象,采用问卷调查的方式,共回收有效问卷1038 份,其中,413 人(39.79%)处于健康状态,616 人(59.34%)处于亚健康状态,而体育运动缺乏是导致亚健康的重要因素之一。

针对大学生群体的健康知识科普,除了可以能给个人本身带来益处之外,也能以大学生为媒介,将健康知识和思想传播到其他个人、家庭及社会的各个层面,促进全民科学素养的提升。2019 年 3—4 月,我国某研究通过网络调查问卷调查了目前大学生健康科普活动的参与状况及建议,共回收有效了问卷 202 份。研究数据显示,49.01% 被调查者从未参加过科普讲座,53.96% 的人没有转发过任何科普性质的文章,说明中国对健康知识宣传的重视程度,改良健康知识普及方式亟待提高。由于年轻群体特殊的年龄阶段、生活环境和心理因素,其需求的科普内容也与众不同,因此应该针对大学生这一特殊群体选择更合适的科普话题及方法,营造良好的科学知识普及氛围,推动年轻群体积极主动参与健康科普活动。被调查者中有 84.73% 的人将科普知识的"科学性"置于第一位,其次是及时性和通俗性,大学生普遍更加信任健康权威机构,更愿意从专业医疗人员处获取健康知识,这提示我们应在健康科普中宣传健康知识、传播科学思想、弘扬科学精神,组建权威的健康宣传团队、传播正确的健康科普知识、倡导良好的健康行为,引导人们主动关注、讨论、学习及践行健康知识,摆脱错误观念的束缚。新媒体是年轻群体最常使用的媒介,该研究中,97.03% 的被调查者通过新媒体途径来学习健康知识,获取健康信息,对新媒体形式科普持肯定态度。然而,作为新兴科普方式,新媒体仍存在不足,信息的可信度便是其中一个很重要的问题,如何选择良莠不齐的科普知识是年轻人面对的主要问题,也是未来中国健康科普事业发展的工作重心之一。

3. 老年人

专家观点

提升对高危人群重点科普效果的三种主要方式。

① 定向科普：针对不同高危人群的特点和需求，有针对性的科普宣传，如对吸烟者和家族中有癌症病史的人群，可以加强相关的癌症预防和筛查知识的科普宣传。

② 多样化宣传方式：采取多种宣传方式，如通过公共场所的展板、宣传单张、微信公众号、短视频、直播等多种形式来宣传，让信息更加易于传播。

③ 教育培训：加强医务工作者、社区卫生工作者、志愿者等相关人员的肿瘤科普知识培训，提高他们的专业知识和能力，从而更好地传递知识。

随着人口的老龄化，恶性肿瘤的发病率逐年升高，一些癌种好发于老年人群，且老年人的受教育程度普遍不高，体质和免疫力普遍较中青年人差，这都是肿瘤发生发展的重要诱因。2010年，上海市某社区的一项《65岁以上社区老年居民健康体检结果分析》显示，BMI超标的老年人占58.37%，患有高血压、高血脂、高血糖的老年人分别达31.57%、36.44%及7.2%，心电图异常率为18.72%，说明中国老年群体的健康状况并不乐观。对老年人进行健康知识教育后，其疾病相关知识的知晓率可以得到明显提升。

老年人的需求呈现出多元化的发展趋势，重视与发展老年学习与教育任重而道远。2016年，国务院印发的《老年教育发展规划（2016—2020年）》中指出，老年教育是我国教育事业和老龄事业的重要组成部分。同时提出了发展老年教育的五项主要任务：①扩大老年教育资源供给；②拓展老年教育发展路径；③加强老年教育支持服务；④创新老年教育发展机制；⑤促进老年教育可持续发展。并且，在"加强老年教育支持服务"这一任务中强调："运用信息技术服务老年教育""整合文化、体育、科技资源服务老年教育"，体现了中国政府对老年科普教育的重视。

4. 农村居民

2019年，国务院印发的《健康中国行动（2019—2030）》提出，到2022年和2030年居民环境与健康素养水平分别达到15%及以上和25%及以上。2022年，全国两会期间，全国政协委员及中国科学院院士葛均波教授在接受《中国企业报》记者采访时表示，"只有完善基层农村地区的医学科普，才能全面提升我国居民的健康素养"。

中国农村人群的科学素养水平偏低，经济发展水平、人群受教育程度以及健康科普宣传工作的投入力度都是其影响因素，因此农村居民为科学素质提升的重点人群。2020年，我国浙江省对618名农村常住居民使用《中国居民环境与健康素养调查问卷》的一项调查研究结果显示，2020年农村居民的健康素养储备率较2018年有了提升，居民对健康素养的基本理念的储备率为36.9%，对基本知识和基本技能的储备率分别为4.4%和30.8%，比率均较低。其中，仅1/3以下的居民意识到"环境与健康安全不存在零风险"、"环境污染造成健康危害的大小与暴露程度有关"的问题。此次调研还发现，农村居民对传统媒体宣传的健康知识认可度更高，对新兴媒体的信任度偏低，而随着智能手机的普及，新媒体对健康信息的宣传越来越普遍。因此，我国需加大对农村地区新媒体科普的投入，提高农村居民对健康知识的认知情况和科学素养。

（二）患者群体是肿瘤科学普及的重要对象

专家观点

当前针对患者及家属的肿瘤科普工作。

① 关于患者及家属的学习意愿及途径。肿瘤患者及家属通常非常愿意学习肿瘤知识，因为他们需要了解有关治疗、疾病预后、生活方式等方面的信息，以更好地管理疾病和改善生活质量，具体的学习途径主要有以下几种。

- 医院和医生：患者及家属通常从医院和医生那里获得肿瘤知识，这些信息来自医生的建议、治疗计划、手册和教育课程等。
- 互联网：患者及家属通过互联网搜索和阅读有关肿瘤的信息，包括专业网站、社交媒体和在线论坛等。
- 社区和支持组织：患者及家属也通过加入肿瘤支持组织和参加社区活动来获得肿瘤知识。

作为患者和家属，他们明确知道自己需要的知识方向，因此会主动寻找、参与、学习相应的科普活动。而针对患者及家属的科普，也正是医务工作者比较擅长的方向，因此无论是内容还是活动的形式，都比较丰富。

② 关于患者特征对选择肿瘤科普内容和形式的影响。

- 患者的经济社会阶层、受教育水平、年龄等特征都是影响选择合适的肿瘤科普内容和形式的重要因素。例如，对于受教育水平较高、熟悉医学术语的患者，可以提供更为深入的科普内容，而对于受教育水平较低、语言表达能力较差的患者，则需要使用更为通俗易懂的语言和图表，让他们更容易理解。
- 患者的年龄和生活习惯等特征也需要考虑。例如，对于老年患者，可以提供更为详细的病情介绍和治疗方案，以及如何保持良好的身体状态；而对于青少年患者，可以采用更为生动活泼的形式，如动画视频或卡通漫画等，来吸引他们的注意力。
- 患者经济社会阶层也需要考虑。对于经济能力较强的患者，可以提供更为全面的信息和更高端的治疗方案介绍；而对于经济能力较弱的患者，则需要提供更多的经济援助信息，以及更为实用的治疗建议和注意事项等内容。

③ 未满足患者和家属需求的肿瘤科普工作。

- 需求多样性：患者和家属在不同阶段、不同类型的癌症、不同文化背景下的知识需求和学习方式可能存在差异。
- 信息质量：一些患者和家属可能会遇到信息来源不可靠、信息量大但杂乱无章、信息水平不适宜等问题，导致学习效果不佳。
- 沟通交流：有时患者和家属可能无法理解医学术语或医学知识，或者医生和其他医务人员可能没有足够的时间或能力来进行有效的沟通和交流。
- 心理支持：患者和家属在面对癌症时，可能存在负面情绪和心理困扰，需要得到相应的心理支持和帮助。

④ 影响患者及其家属了解肿瘤科普知识的具体因素。影响患者和家属了解肿瘤科普知识的因素很多，其中包括个人因素（如文化程度、社会经济背景、信仰和态度

等）、社会因素（如医疗资源分配不均、社会文化氛围等）和医疗系统因素（如医生沟通能力、医疗机构政策等）。一些患者对肿瘤的不科学理解可能会导致或激化以下几项问题。

- 心理负担：对于癌症的错误认知可能会导致患者和家属的心理负担增加，影响治疗效果。
- 延误治疗：一些患者可能因为对于癌症的错误认知而耽误就医和治疗，导致病情加重。
- 营销误导：一些不良商家或偏方可能会利用患者和家属对于癌症的恐惧和不了解，进行虚假宣传和不必要的消费。

据国家最新癌症中心数据显示，中国肿瘤发病率和死亡率呈逐年上升趋势。肿瘤患者在医疗、心理和社会支持方面有着复杂而特殊的需求，促使该群体充分利用健康教育资源以帮助自己身心健康的恢复。健康教育在提高患者对肿瘤的认知，坚定患者面对疾病的信心及促进患者配合治疗、实现早日康复方面发挥着重要作用。肿瘤患者的健康教育主要包含医疗支持、照顾陪护、情感疏导、信息普及和社会资源，这5个方面相互作用、相辅相成，为肿瘤患者提供稳定且平衡的支持。

中国在国家政策方面倡导社会对肿瘤患者进行健康宣教。2016年，国务院印发的《"健康中国2030"规划纲要》在防治重大疾病方面，提出"到2030年，实现全人群、全生命周期的慢性病健康管理，总体癌症5年生存率提高15%"的目标。为了发展医疗卫生与健康事业，保障公民享有基本医疗卫生服务，提高公民健康水平，推进健康中国建设，我国加强了对肿瘤患者全方位、全周期的健康管理教育。政策方面，我国于2020年6月颁布了《中华人民共和国基本医疗卫生与健康促进法》，其中第二十二条明确指出："国家建立慢性非传染性疾病防控与管理制度，对慢性非传染性疾病及其致病危险因素开展监测、调查和综合防控干预，及时发现高危人群，为患者和高危人群提供诊疗、早期干预、随访管理和健康教育等服务。"目前，我国肿瘤相关健康教育的实施主要集中于医疗卫生机构，由专业的医护人员进行宣教，负责患者整个治疗过程中的健康服务。2017年，国家卫生计生委与中医药管理局印发的《进一步改善医疗服务行动计划（2018—2020年）》在"巩固切实有效举措，形成医院工作制度"中"医务社工和志愿者制度"作为有效措施被提出，其具体实施内容为"医疗机构设立医务社工岗位，负责协助开展医患沟通，提供诊疗、生活、法务、援助等患者支持等服务。""有条件的三级医院可以设立医务社工部门，配备专职医务社工，开通患者服务呼叫中心，统筹协调解决患者相关需求。""医疗机构大力推行志愿者服务，鼓励医务人员、医学生、有爱心的社会人士等，经过培训后为患者提供志愿者服务。"

健康知识科学普及可提升肿瘤患者对疾病的认知程度，显著改善患者的负面情绪，具有较高的临床应用价值。肿瘤患者对健康宣教内容的需求持续增加，患者健康教育主要包含诊疗、照护、情感、信息和资源5个方面，"诊疗"指的是肿瘤的诊断和治疗相关知识，"照护"代表陪护人员的照顾，"情感"是精神支撑及心理安抚，"信息"包括与疾病治疗、康复、护理等方面相关的重要信息，"资源"指各种医保、救助等资源。医护工作人员不仅负责患者在疾病诊断、治疗、康复方面的知识宣教，也要从患者健康教育整体的角度出发，维持健康教育每个环节的互动与联系，促进患者与医护、家属和社会等成员的积极互动，贯彻落实"以人民健康为中心"和"以人为本"的中心思想，切实提高患者的生存质量。国内外研究均显示，肿瘤患者在饮食、运动、睡眠等多个方面合理的自我管理，能够显著提高患者的生活质量。我国一项描述性相关性研究，对某三甲肿瘤医院 93 例胃癌术后接受化疗的患者进行了调查，旨在探究肿瘤患者治疗期间的健康状况及相关缓解途径，结果显示，86% 胃癌根治术后化疗期的患者会发生癌因性疲乏，其中 8 名（9%）患者为重度疲乏。癌因性疲乏是恶性肿瘤常见症状之一，是一种持续存在的痛苦表现，患者会经历劳累、虚弱及沮丧等负面的主观感受，严重影响患者的生活质量，目前无有效药物。癌因性疲乏相关研究显示，完全静息、活动过少是重度疲乏的诱因之一，而运动锻炼等群体性康复活动有助于缓解疲乏。此次调研中，大多数患者认为有效的缓解方式是"躺下休息"、"睡觉"、"坐下"，占比分别为 99%、96% 和 91%。由此可见，患者对癌因性疲乏的缓解方式存在一定误解，对相关知识了解甚少。此外，我国的另一项研究探讨了妇科恶性肿瘤患者癌因性疲乏的缓解方式，共纳入某医院妇科收治的 82 例恶性肿瘤患者，对其化疗前、化疗中和化疗后进行调查，结果显示化疗前以轻度疲乏为主，化疗中以重度疲乏患者为主。患者缓解癌因性疲乏的常用方式为"睡觉"、"打盹"和"休息"。然而，这些途径并不能消除疲乏，相反地，患者对运动锻炼等方式的认可度较低，提示临床医护人员应加强对患者的健康教育，对患者的治疗和康复进行专业的帮助和指导。

（三）患者家属等照护人员是肿瘤科学普及的重要对象

专家观点

一些医院，针对患者家属有相应的患者服务中心及一些患友自发组建的患友群。医院会不定期安排医务工作者为他们提供咨询服务，发放肿瘤相关的宣传资料，同时医院也通过互联网公众号等提供一定的肿瘤知识科普。重点普及疾病基础知识、肿瘤的预后和康复知识、心理健康及饮食营养的知识。

在恶性肿瘤患者的治疗过程中，家属及朋友为患者的主要照护者，也是姑息治疗团队的重要成员。在照顾患者的过程中，照护者会承受来自身体和情感的压力，一些照护人员表示自己掌握的肿瘤相关知识不足，导致其在照顾过程中不够自信，从而加剧了自己的痛苦和负担。当照顾者的身心健康受损时，患者的健康状况也会恶化。美国一项调研探究了对照护人员加强培训所带来的影响，结果显示对照护人员加强患者照顾方面的培训，能在短期内改善肿瘤患者的症状和压力，肿瘤患者患病后能否得到及时、正确的治疗及合理的护理，在很大程度上取决于家属等照护者。

胃癌患者出院后易出现各种并发症。因此，照护人员需要较高的照护能力。中国一项研究以某医院胃肠外科收治的胃肿瘤手术患者为研究对象，并将他们随机分为对照组和观察组，每组各 200 例患者，对照组给予常规随访，观察组在此基础上出院后对患者家属进行胃癌健康知识的宣教，通过问卷调查方式了解患者的满意度及并发症的发生率，结果显示，对照组患者的满意率为 74.0%，低于观察组的 94.0%；25%（51 例）的对照组患者出现并发症，而仅有 6.5%（13 例）的观察组患者出现并发症。说明对患者的照护家属进行肿瘤知识的健康教育，有助于患者的快速康复，家属能够在对患者护理的过程中提供情感上的支持，帮助患者提高自我护理能力，从而更快、更好地实现术后康复。

目前，我国对肿瘤家属进行的健康宣教仍然不足。为研究我国肿瘤患者及照护家属在营养健康方面的受教育情况，某医院通过问卷调查的方式，对其肿瘤科及放疗科的恶性肿瘤患者、家属展开调研，共获得443份有效问卷，数据结果显示，仅约10%的患者及家属参加过正规医疗机构的肿瘤知识科学普及活动，且70%人群对现有知识的信任程度较低，大多数患者及其家属认为来自医护人员的宣教知识更具可信度；虽然搭载新媒体平台的宣教越来越常见，患者及其家属更希望出院前接受一对一的床旁教育，讲座和微信公共平台次之。该研究提示，恶性肿瘤患者及照护家属亟须肿瘤健康知识的宣教，专业医务工作者应采取床旁指导、利用新媒体手段等方式对患者及其照护家属进行针对性的教育，以促进患者的康复。

研究显示，肿瘤患者的照顾者在照护患者的过程中会面对经济、生理和心理等问题，严重影响其照顾者自身的身心健康，与此同时，因肿瘤知识匮乏而带来的疾病不确定感，又会加重照顾者的负担，使其应对问题的能力下降。健康宣教能够为肿瘤患者家属提供有效的信息支持，提高照顾者对肿瘤的认知情况，降低患者照顾者的疾病不确定感。因此，传统教育方式和新媒体手段应联合起来，加强对肿瘤患者家属的健康知识宣教。

（四）医务工作者是肿瘤科学普及的重要对象

专家观点

① 不同于大众科普和患者科普，以医务工作者为对象的肿瘤科普工作具有一定特殊性。以医务工作者为对象的科普对专业性要求更高，而且知识更新迭代的速度更快，同时因为医务工作者直接面对患者，他们掌握的知识准确性会直接影响患者治疗效果，所以对知识的科学性和严谨性要求更高，否则将造成更大规模的不良影响。对医务工作者开展的科普的关注点为基础的诊治指南、最新的专业知识、医患沟通的技巧、风险防范策略等。

② 医务工作者进行科普有很大的优势，专业性强，在临床实践中积累了丰富的经验，对于患者提出的问题能给出权威而到位的解答。同时患者、家属和大众对医务工作者的信任度较高，科普的效果比较好。但是，医务工作者平时工作较忙，可用于科普的时间不足。同时，医务工作者虽然在医学上是专业的，但未必擅长科普工作，有的缺乏相应的能力和培训，不知道如何向非专业人士传递相关信息。此外，有的医务工作者向受众传递的信息没有针对性，并没有契合受众的需求，导致科普的效果不佳。

针对上述情况，提出的改进需求包括：①医院或相关机构可以为医务工作者提供科普技能培训、科普资源和技术支持等；②医院可以招募专职的科普人员来协助医务工作者进行科普工作；③医务工作者可以与科普机构、社会组织和媒体等合作，共同开展科普工作；④为了更好地服务受众，医务工作者可以根据受众的需求和背景定制科普内容，提供更有针对性的服务。

肿瘤预防及诊疗是目前中国亟待解决的公共卫生问题之一。因此，需要培养卫生专业人才，建立专业的肿瘤医护人才团队。肿瘤医护团队的建立要求医护人员扎实地掌握肿瘤相关的知识与讯息，熟练掌握相关技能，将理论知识应用于临床服务工作中，解决临床实际问题。中国的一项研究选取了499名参加过中华预防医学会学术交流会的医疗专业人员进行问卷调查，旨在探究中国医疗专业人员参与健康知识宣教活动的现状，结果显示，62.9%（314 名）的被调查者参加过健康知识宣教活动，其中，男性的参与率低于女性（35.7% vs. 64.3%）；职称较低专业人员的参与率低于职称较高专业人员，其中，副高级、中级、初级及以下人员的健康知识宣教活动参与率分别为 82.1%、69.3% 和 45.5%；因"个人兴趣爱好"而参加健康知识宣教的人员比率仅占 14.3%，大多数由于"领导安排"和"工作岗位相关"，分别占 27.7% 和 65.0%；在科普知识和技能的需求方面，希望获得"专业表达技能""多媒体工具应用"和"慢病防治与营养保健"的人员分别为 248 名、179 名和 317 名，分别占比 51.8%、37.4% 和 66.2%。随着互联网的普及化，人们通过新媒体平台接收信息的现象越来越常见。因此，医疗专业人员需要掌握当下科普受众的特点和健康知识宣传内容，具备应用新媒体工具的技能，拓宽健康知识的宣传途径，推动科学普及活动的可持续发展。对于开展宣教活动面临的问题，大部分人员认为"策划困难"和"资金困难"为主要问题，应加大对科普专项费用的投入，加强对健康宣教的继续教育，健全专业人员参与健康宣教的奖励机制，提高医疗专员参加健康宣教的主动积极性，为创造良好的宣教环境奠定基础。

　　肿瘤是一种由环境因素和遗传因素共同作用而导致的疾病，其病因复杂，与个体的自身遗传因素有关。因此，肿瘤也被称为"基因病"。近年来，中国肿瘤在遗传检测和治疗方面取得了巨大成就，对肿瘤的预防性干预极大地改善了肿瘤诊断与治疗的现状。目前，全球已发现≥11 种与卵巢癌相关的致病基因，针对致病基因突变的情况进行靶向药物治疗，对基因突变人群进行早期筛查和干预，有利于降低肿瘤的发病率和死亡风险。医疗专业人员在肿瘤的遗传咨询和检测中发挥着重要作用，其专业知识与能力水平影响着肿瘤遗传咨询和检测的进行。一项研究将参加中国抗癌协会肿瘤遗传咨询培训班的 76 名学员纳为研究对象，通过问卷调查的方式，了解中国医护人员对妇科肿瘤遗传咨询和检测的认知情况，结果发现，中国医护工作者对于肿瘤遗传检测的观点与国内外指南和共识仍存在较大差异，如指南中建议"上皮性卵巢癌一律接受咨询和检测"，而此调查中仅 38.2%（29 名）的人赞同该观点，多数人（61.8%）认为只需要选择"合适"的患者进行遗传咨询和监测。此次调查结果提示，虽然国内外的指南、共识及法律法规对肿瘤遗传和监测进行了规范的指导，但我国肿瘤遗传咨询的发展仍处于起步阶段，各行各界人士对此仍存在困惑和误解。因此，首先对医疗专业人员进行针对性教育和专业性培训，消除医务工作者在专业知识上的误区，使医务工作者在实践中将正确的观念传播给大众，促患者对正确知识的了解。

　　为了解我国医院的健康宣教现状，某研究从兰州市 8 家医院中分别随机抽取患者和医务人员进行问卷调查，最终回收医务人员有效问卷 770 份，患者问卷 765 份，结果显示在被调查的 8 家医院中，7 家制定了健康教育工作制度，5 家将健康教育工作作为科室考核标准；在对医院健康教育的态度与需求方面，60.06%（436 名）的医务人员支持"非常有必要开展健康教育活动"的观点，51.32%（388 名）的医务人员赞同"非常有必要对医务人员进行健康教育理论和技能的培训"的观点；认为"医院健康教育很有必要"的患者占比为 82.60%，其中 81.13% 的患者更希望得到与疾病病因、预防和治疗相关的知识。以上结果说明，我国医院对健康教育的重视程度逐渐升高，针对医务工作者进行的健康教育仍有很大的进步空间。医院应强化健康教育管理，改善医务工作者的诊疗行为，营造优越的诊疗环境，促进医院的建设与发展；加强对医务工作者的培训指导，提高医务人员的健康知识认知和传播能力，促进医务人员和患者的共同发展；结合医院情况开展个性化健康宣教活动，通过举办宣讲会、印发宣传材料及面对面答疑等多种方式，使患者更好地接受医务工作者的健康教育，促进医院健康宣教的蓬勃发展。

二、肿瘤科学普及的参与单位与主体

专家观点

肿瘤科普工作的参与主体和单位。

① 国家官方机制：国家卫生健康委员会等政府机构，负责发布相关的肿瘤防治政策和指南，组织开展肿瘤科普宣传活动。

② 行业协会：如中华医学会、中国抗癌协会等，致力于推动肿瘤防治和科普工作，组织开展各种学术会议和培训活动。

③ 慈善机构和公益基金会：如中国红十字会、中国癌症基金会等，通过捐赠、募捐等方式，资助肿瘤科研和防治，开展肿瘤科普宣传活动。

④ 医院及医务工作者：各大医院及医务工作者是肿瘤科普工作的重要推动者，他们通过诊疗、宣传、咨询等多种方式向患者和家属普及肿瘤知识。

⑤ 媒体从业者：各大媒体及从业者通过报道、宣传、微博、微信公众号等多种渠道向公众普及肿瘤知识，引导公众科学防治癌症。

以上主体和单位都在肿瘤科普工作中发挥着重要的作用。例如，国家卫生健康委员会每年都会发布全国癌症防治指南和癌症防治规划，慈善机构和公益基金会通过捐赠和宣传活动筹集资金，支持肿瘤科研和防治工作。医院及医务工作者在临床工作中向患者和家属普及肿瘤知识，并组织开展健康讲座和义诊等活动。媒体从业者通过报道和宣传，引导公众了解肿瘤预防、早期诊断和治疗的正确知识。从政策、资金及资源支持共同助力肿瘤科普工作。

- 政策支持：国家出台了相关政策文件，如《健康中国行动（2019—2030年）》和《癌症防治实施方案（2019—2022年）》等，鼓励和支持开展肿瘤科普工作。
- 资金支持：政府、慈善机构、公益基金会等提供了资金支持，用于开展肿瘤科普活动，如组织科普讲座、制作科普宣传材料等。
- 资源支持：各级医院、行业协会、慈善机构等提供了场地、人员、设备等资源支持，用于开展肿瘤科普活动；一些企业也参与支持一些与其业务相关的科普项目，如华大基因会赞助一些肿瘤早筛和基因诊断方面的科普项目，一些药厂也会针对他们的产品线赞助一些相关的科普项目；同时，互联网平台、社交媒体等数字化资源也为肿瘤科普提供了新的渠道和手段。

总之，各参与主体明确定位，各自发挥特长，同时加强合作，提高专业性和创新性。政府和协会要更多地发挥引领和政策支持作用，提供更多的资源，为全社会参与肿瘤科普扫除障碍。

（一）国家官方机制政策支持

专家观点

肿瘤科普相关政策。

① 国家出台了相关政策文件，如《健康中国行动（2019—2030 年）》和《癌症防治实施方案（2019—2022 年）》等，鼓励和支持开展肿瘤科普工作。

② 国家在多地推广的乳腺癌、宫颈癌两癌筛查项目，以及一些医院在一些癌症高发现场开展的胃癌、食管癌等早筛项目。

③ 目前国内政府和一些协会设置了科普奖。

- 中国抗癌协会科技奖：中国抗癌协会设立的奖项，旨在表彰在肿瘤科普领域做出杰出贡献的机构和个人。
- 全国科普工作先进工作者：该奖项由科技部、中央宣传部、中国科协创办，旨在表彰在科普工作中做出突出贡献的个人。
- 全国科普工作先进集体：该奖项由科技部、中央宣传部、中国科协创办，旨在表彰在科普工作中做出杰出贡献的机构。

我国对恶性肿瘤的重视程度越来越高，国家相关部门先后对肿瘤科普工作多次做了重要批示。2003 年 12 月，卫生部印发了《中国癌症预防与控制规划纲要（2004—2010 年）》，在指导原则中提出"重视农村，突出重点"；在总目标中提出"加强癌症防治宣传、健康教育和行为干预，提高全面防癌意识和全社会对癌症防治工作的认识。"

2016 年 10 月，国务院发布了《"健康中国 2030"规划纲要》，在普及健康生活篇中强调加强健康教育。2019 年 9 月，国家卫生健康委员会、国家发展改革委员会等联合印发了《健康中国行动——癌症防治实施方案（2019—2022 年）》，该方案重视肿瘤预防和相关知识的科学普及工作，要求"开展全民健康促进"工作。其中强调"建设权威的科普信息传播平台，组织专业机构编制发布癌症防治核心信息和知识要点。""深入开展全国肿瘤防治宣传周等多宣传活动，将癌症防治知识作为学校、医疗卫生机构、社区、养老机构等重要健康教育内容，加强对农村居民癌症防治宣传教育。"以解决健康宣教不平衡的问题，以上支持性政策均倡导建立完善的健康教育体系，引导公众树立正确健康观，培养公众面对肿瘤时积极应对的态度，推动中国肿瘤健康教育的发展。

目前，中国医疗服务体系的构建和完善主要依赖于各项政策的引导，由于其法律效力较低，在实施方面缺乏规范性和强制性。因此，政策的规范化实施需要借助法律强有力的保障。《中华人民共和国科学普及法》是中国的首部关于科普的法律，《中华人民共和国基本医疗卫生与健康促进法》的颁布进一步对健康科学知识的普及提出了具体要求。然而，目前中国仍然缺乏针对肿瘤科普的法律，因此在《中华人民共和国科学普及法》及《中华人民共和国基本医疗卫生与健康促进法》的基础上，中国应编写针对肿瘤科学普及的法律法规，为肿瘤科普政策的顺利实施提供有力的保障，促进肿瘤科普与防治的法治化。

（二）行业协会、慈善机构、公益基金会

专家观点

行业协会、慈善机构和公益基金会在肿瘤科普方面都扮演了重要的角色。这些组织通常能够提供更具针对性的肿瘤科普内容和形式，针对特定人群或特定领域进行科普宣传。例如，某些行业协会可能会推出针对从业人员的肿瘤预防和筛查指南，慈善机构和公益基金会则通常会提供更加实际的帮助和支持，如资助肿瘤患者的治疗和康复。

然而，这些社会组织在参与肿瘤科普工作时，遇到了人员、资金不足等主要问题。为了促进肿瘤科普工作发展，希望这些组织能够：①提供资金支持和资源支持，资助相关研究和科普项目；②组织专家和学者进行科普讲座、培训和研讨会，提升科普效果和水平；③开展科普活动和宣传，倡导人们重视肿瘤预防和筛查；④持肿瘤患者康复和心理疏导工作，减轻患者和家属的负担。

社会团体，指的是中国的社会组织及非政府官方组织，即在政府与企业之外，向社会各个领域提供社会服务的组织团体，具有公益性、非营利性、自治性、志愿性等特点。社会团体是公民社会中的重要力量，是代表各国民众发表声音的基本形式，社会团体的参与可以促进全球生活的民主化。自 20 世纪 70 年代以来，我国逐渐开展肿瘤高发地区的防治工作，在肿瘤高发地区建立防治机构，并在肿瘤的早期筛查、早期诊断、早期治疗及干预措施等防治工作中取得了显著成就。

1. 中国抗癌协会

中国抗癌协会（China Anti Cancer Association，CACA）是中国肿瘤医学领域历史最悠久、规模最大、影响力最强的科技社团，成立于 1984 年 4 月 28 日，是中国科学技术协会主管、中华人民共和国民政部注册登记、唯一具有独立法人资格的国家肿瘤学一级学会。中国抗癌协会挂靠天津医科大学肿瘤医院，在全国范围内的 31 个省、市、自治区建立了当地的地方抗癌协会，在全国范围内组建了 93 个分支机构，105 个会员单位，现有个人会员 34 万余人。

经过长期实践与探索，中国抗癌协会科普专委会成立，并建立了由"团队 – 活动 – 基地 – 指南 – 作品 – 培训 – 奖项 – 媒体"组成的"八位一体"科普组织体系。其中"团队"是科学普及的基础，通过召集和组建专业且权威的医学团队，为肿瘤防治知识的宣传教育奠定坚实的人才基础，协会组建了 20 支科学传播专家团队，以"癌种（53 个癌种）– 专业（"防 – 筛 – 诊 – 治 – 康"全程管理）– 地域（全国、各省市）– 科普特长（讲座 – 写作 – 组织等）"等作为标签，建立肿瘤防治科普智库；"活动"是科学普及举办的时效性场景，通过多样化的宣教活动吸引公众的注意力，调动公众的参与积极性，利用公众关注的热点传播科学普及理念，如"4.15 全国肿瘤防治宣传周"是 1995 年由中国抗癌协会发起创办的活动，是中国抗癌协会科普宣传的精品活动之一，每年 4 月 15—21 日在全国范围内展开。该活动每年吸纳上千家医疗机构，几十万医务工作者参与，群众数千万人直接受益，是中国历史最悠久、规模最大、影响力最广的肿瘤科普教育品牌活动；"基地"是健康宣教举办的常态化场景，通过建立科学普及基地，使科普场景常态化、精准化。在中国科协支持下，中国抗癌协会在全国范围内建设了 316 家覆盖各大癌种的科学普及教育基地。通过建立图书角、图书赠阅、患教讲座、访谈直播等多种方式，开展常态化、精准化的科普患教工作；"指南"是科学普及知识的标准与规范，定期

更新和发布科学普及指南，为公众和患者提供全面、系统、权威、实用、实时的肿瘤防治知识，同时为医疗机构、康复组织、媒体、医务工作者等提供肿瘤防治内容支撑，方便其二次创作；"作品"是基于指南的引导而开展的多种形式的创作，以最新的权威指南为提纲，创作大量的精品科普作品，传播权威、科学、实用、生动的肿瘤防控科学普及知识，如《癌症知多少》科普系列丛书荣获国家"十三五"重点图书奖；"培训"是指培养肿瘤科普的精英人才队伍，自 2018 年，中国抗癌协会建立了国内首个针对肿瘤医生科普能力提升的继续教育项目"肿瘤科普训练营"，每年召开"全国肿瘤科普能力提升大赛"，通过"线上教育 – 线下大赛"的循环模式，培养适应新时期科普传播特点的肿瘤科普精英队伍；"奖励"的目的是提升肿瘤科普作品质量、激励科普创作、开设权威奖项。中国抗癌协会科技奖是中国肿瘤医学领域唯一的社会科技奖励。为了鼓励和表彰优秀肿瘤防治科普作品，经中国抗癌协会八届五次理事长办公会审议通过，自 2021 年起在中国抗癌协会科技奖项中增设科普奖。协会及奖项的设立不但为全国肿瘤防治领域的精品科普作品提供了展示平台，还能激励科普专家的创作热情，引导科普创作的方向；"媒体"是肿瘤防控宣传的助推器，通过与传统媒体及新媒体开展合作，可以将优质的肿瘤防控宣传内容广泛传播给大众。近 20 年来，协会与人民网、新华网、光明网、百度、今日头条、医师报等权威媒体进行长期深度合作，实现互信、互通、共建、共享，建立战略合作关系，共建品牌栏目，共创优质内容，充分发挥专业媒体的内容生产和传播优势，深耕肿瘤防治科普领域，共同助力健康中国。

中国抗癌协会以"为肿瘤防治事业服务，为提高全民健康素质服务，为肿瘤科技工作者服务"为基本宗旨，基本任务包括：①密切联系肿瘤科技工作者，宣传党的路线方针政策，反映肿瘤科技工作者的建议、意见和诉求，维护肿瘤科技工作者的合法权益，建设肿瘤科技工作者之家；②开展肿瘤学术和技术交流，活跃学术思想，倡导学术民主，优化学术环境，促进肿瘤学科发展，服务国家创新体系建设；③组织肿瘤科技工作者开展科技创新活动，参与科学论证和咨询服务，加快肿瘤科技成果转化应用，助力经济社会发展；④弘扬科学精神，普及抗癌科学知识，推广肿瘤防治技术，传播科学思想和科学方法，提高全民科学素质和健康素质；⑤健全肿瘤防治科学共同体的自律功能，推动建立和完善科学研究诚信监督机制，促进科学道德建设和学风建设；⑥组织肿瘤科技工作者参与国家科技战略、规划、布局、政策、法律法规的咨询制定和国家事务的政治协商、科学决策、民主监督工作，建设中国特色高水平肿瘤科技创新智库；⑦承接肿瘤科技评估、肿瘤专业技术人员水平评价、肿瘤技术标准研制、国家科技奖励推荐等政府委托工作或转移职能；⑧按照国家有关规定表彰奖励和宣传优秀肿瘤科技工作者，举荐肿瘤科技人才，发现培养杰出青年科学家和创新团队；⑨开展国际肿瘤科技交流和合作，为海外肿瘤科技人才来华创新创业提供服务；⑩开展肿瘤科技相关的图书、期刊、报纸、电子出版物、音像制品的编辑、出版、发行及数字出版活动，提供科技知识服务。中国抗癌协会的主要职责包括：①繁荣学术活动。自 2000 年起，中国抗癌协会每两年举办一次中国肿瘤学术大会，每年举办数百场国际性、全国性和地区性学术会议，每年召开的全国肿瘤内科大会、肺癌大会、头颈肿瘤大会、临床肿瘤学大会等均是千人大会。②深入科普宣传。自 2008 年起，中国抗癌协会响应国际抗癌联盟号召，每年 2 月 4 日在全国 30 个省、市、自治区举行"世界癌症日活动"，旨在号召民众树立正确的防癌治癌的认识，消除对癌症的误区。1995 年，中国抗癌协会发起全国肿瘤防治宣传周活动，至今已连续举办 28 年，已成为中国抗癌协会的品牌科普活动。为推进科普信息化建设，中国抗癌协会还建立了官方微博和微信公共服务终端。③推进人才培养。2014 年，中国抗癌协会共申请国家继续教育项目 24 项，培训学员 5600 余人，累计授予教育学分 158 分。此外，食管癌、鼻咽癌等专业委员会还开展了规范化诊疗培训。④推动社会服务。中国抗癌协会相继承担全国乳腺癌检查项目，组织专家组进行宫颈癌、乳腺癌免费筛查、会诊、手术救助和科普讲座，同时，以带教查房、病例讨论等方式对当地医疗技术人员进行培训，安排当地医师进修。⑤加强能力建设。开展中国科协学会能力提升专项，专业版丛书针对肿瘤专业技术人员出版，囊括了《腹部肿瘤学》《头颈肿瘤学》等病种的内外科诊疗理论和实际应用。

2. 中国癌症基金会

中国癌症研究基金会成立于 1984 年 10 月 26 日，后更名为中国癌症基金会（Cancer Foundation of China，CFC），是经民政部注册、由国家卫生健康委员会业务主管、具有公开募捐资格的慈善组织。中国癌症基金会以"募集资金，开展公益活动，促进中国癌症防治事业的发展"为基本宗旨，遵守宪法、法律、法规和国家政策，践行社会主义核心价值观，弘扬爱国主义精神，遵守社会道德风尚，自觉加强诚信自律建设。作为开展肿瘤防治公益活动的平台，中国癌症基金会通过筹集资金，吸引社会各界参与肿瘤的防治事业，尤其关注肿瘤的预防与控制、肿瘤高发地区以及因病致贫的贫困肿瘤患者。中国癌症基金会的业务范围覆盖面广，包括募集资金、防治研究、学术交流、专项资助、教育培训、国际合作和普及推广。具体公益活动的业务范围分为八个方面：①支持中国癌症防治规划的执行和示范项目与活动的开展；②支持中国癌症防治的应用研究及培训项目；③支持中国癌症防治与康复的科学普及项目与活动；④依照有关规定，支持和帮助中国癌症防治学术著作与科学普及读物或音像作品的出版；⑤支持中国癌症防治研究机构开展学术合作与交流，以及对外的友好交往活动；⑥支持和推动中国抗癌新药的研制和临床应用；⑦资助贫困地区癌症防治工作，资助贫困癌症患者医疗康复救助工作；⑧开展符合本基金会宗旨的其他有关活动。业务范围中法律法规规章规定须经批准的事项，经批准后依法开展。

中国癌症基金会在中国肿瘤防治工作发展中发挥着举足轻重的作用。首先是协助政府进行恶性肿瘤的早期筛查、早期诊断、早期治疗及恶性肿瘤患者的援助工作。自 2005 年起，肿瘤的早诊早治项目被纳入中央补助地方卫生专项资金计划，中国癌症基金会作为此计划的技术支持单位，充分发挥自身在医疗卫生方面的优势，积极组织专家制定技术方案、组建和培训恶性肿瘤筛查医疗队伍，参与项目的统筹、实施与督导，从多方面促进肿瘤早诊早治工作的开展。癌症基金会参与的项目已覆盖肝癌、鼻咽癌、大肠癌等多种恶性肿瘤，项目点多达 145 个，分布于全国 29 个省（市）自治区。

中国癌症基金会分别于 2012 年和 2013 年向国家申请财政资金 200 万元，于 2013 年 4 月 30 日至 2013 年 9 月 30 日向社会开展募捐活动，用于开展"中国癌症基金会老少边穷地区肿瘤患者医疗救助示范项目"，对内蒙古及新疆的少数民族女性进行宫颈癌和乳腺癌的早期筛查及救助六安市贫困肿瘤患者。中国癌症基金会设有乳腺健康专项基金、雅芳爱心专项基金、皮尔法伯安宁疗护专项基金、"肺越未来"肺癌患者关爱项目专项基金及"爱汝一生"乳腺癌患者关爱项目专项基金，用于落实健康知识普及和肿瘤防治专项行动，组织线上及线下活动，推动我国的肿瘤防治事业。

肿瘤防控知识的传播与普及是我国癌症防治工作的重中之重，提高我国公民的防癌抗癌意识，是降低恶性肿瘤发病率及死亡率的根本措施。支持我国肿瘤防治与康复的科学普及项目和活动是中国癌症基金会的重要任务之一，基金会组织肿瘤防治领域的一线医务人员及社会工作者，加强医疗资源的有效利用，通过开展各项公益活动，举办科普讲座来宣传防癌抗癌的知识。基金会的公益活动主要有"三八"活动、抗癌票友京剧演唱会、希望马拉松义跑活动和全国肿瘤防治宣传周活动。自 2006 年起，中国癌症基金会动员各界力量、汇聚多方资源，于每年"三八"妇女节在全国范围内的医院举行乳腺癌及宫颈癌科普与筛查大型公益活动，通过宣传教育使广大女性知晓"子宫颈癌可防可治""健康生活方式是预防子宫颈癌的第一道防线""早诊早治是防治子宫颈癌最有效的方法"等知识，至今已举行 19 届。16 年来，中国癌症基金会已经为超过 14 万名下岗女工、进城务工女性提供了宫颈癌和乳腺癌的免费筛查服务，在全国范围内举办了上千场科普讲座及学术培训，极大地促进了公众对女性健康的关注度，提高了女性群体对乳腺癌及宫颈癌的防治意识和水平，推动了我国乳腺癌及宫颈癌筛查技术的推广、普及与规范化。2021 年，中国癌症基金会第十九届全国子宫颈癌协作组工作会议暨子宫颈癌防治研究进展大会在北京举行，此次活动在全国范围内为 2 万余名低收入女性提供了宫颈癌和乳腺癌的免费筛查服务，并为他们提供了 HPV DNA 检测和液基细胞检测等最新技术服务。各地区通过义诊咨询、科普宣传等形式多样的活动，让更多人了解高危型 HPV 持续感染是引起宫颈癌的重要原因，提高公众对乳腺癌和宫颈癌的预防及早诊早治的知晓率。第一届抗癌票友京剧演唱会于 2006 年在中国癌症基金的牵头下顺利举办，向社会公众宣传了"癌症可防可治"的乐观精神。"北京希望马拉松义跑"于 1999 年在北京首次举办，它是世界上为肿瘤研究募捐的最大的义跑活动，爱心人士募捐的善款全部用于中国肿瘤防治研究事业。"全国肿瘤防治宣传周"自 1995 年起开始举办，每年 4 月 15 日至 21 日规定为全国肿瘤防治宣传周，旨在引导公众关注肿瘤及肿瘤患者。第 28 届全国肿瘤防治宣传周于 2022 年顺利举行，其主题为"整合资源，科学防癌"。除此之外，中国癌症基金会也参与到多个大型学术活动中，如全国肿瘤内科大会、全国宫颈癌防治协作组工作会议、中国肺癌南北高峰论坛及肺癌、乳腺癌个体化治疗大会，促进了肿瘤相关的学术交流与发展。

　　"开展患者援助项目，关爱贫困癌症患者"是中国癌症基金的另一大作用。目前，我国的医疗保健体系覆盖面较广，但仍有很多价格昂贵的靶向药物不包含在医保报销的范畴之内，需要患者自行负担，加重了患者的经济负担。为促进我国肿瘤预防及治疗事业的发展，提高患者获得靶向药物的可能性，减轻低收入贫困肿瘤患者的经济负担，中国癌症基金会与五家著名药企进行患者援助项目的合作，赠予贫困患者药物。中国癌症基金会开展了多项患者援助项目，如索坦患者援助项目、赫赛汀患者援助项目、施达赛患者援助项目、万珂患者援助项目、瑞复美患者援助项目、赛可瑞患者援助项目、英立达患者援助项目、恩莱瑞患者援助项目、安圣莎患者援助项目、欧狄沃患者援助项目、帕捷特患者援助项目、达伯舒卫生扶贫公益项目、兆珂患者援助项目、赫塞莱患者援助项目、泰圣奇患者援助项目及博瑞纳患者援助项目。众多患者援助项目旨在与药企合作，向低收入贫困肿瘤患者提供无偿援助，既符合中国癌症基金会的公益性宗旨，也体现了药企履行社会责任的性质。如"索坦患者援助项目"于 2008 年 5 月正式启动，该慈善项目由辉瑞投资有限公司向中国癌症基金会捐赠索坦药品，目的是帮助符合项目医学标准、经济标准的贫困或因病致贫、因病返贫的肿瘤患者得到所需要的治疗，减轻患者的经济负担；2011 年 8 月，中国癌症基金会与上海罗氏制药有限公司共同开展了"赫赛汀患者援助项目"，目的是促进我国肿瘤防治事业的稳定发展，提高患者获得赫赛汀的可及性，使乳腺癌患者获得更大的支持，援助对象为符合项目医学标准及经济标准的贫困或低收入乳腺癌患者；2012 年，在百时美施贵宝公司的支持下，中国癌症基金会开展了"施达赛患者援助项目"，旨在增加低收入的慢性髓细胞白血病患者使用施达赛（达沙替尼片）进行疾病治疗的可及性；"博瑞纳患者援助项目"是 2022 年 7 月启动的最新项目，也由辉瑞投资有限公司提供支持，旨在提高间变性淋巴瘤激酶（ALK）阳性的局部晚期或转移性非小细胞肺癌（NSCLC）患者使用博瑞纳治疗的可能性，减轻患者的经济负担，改善患者的生存质量。

3. 医院及医务工作者

(1) 医院

专家观点

近年来，医院对肿瘤科普工作的认识程度、重视程度有所提升。以前，各级医院没有专门的宣传部门来负责肿瘤科普工作，该工作的管理职能主要有院办公室兼管。如今，一些医院成立了的宣传处，专门来负责对医院的宣传科普工作进行策划和管理。每年"4·15肿瘤防治宣传周"等活动期间，一些医院会组织相关的科普宣传活动，也会与媒体对接，安排相关的专家参与媒体的活动。但是，从目前的情况看，医院主动出击联系媒体，或者主动策划单位自身的品牌科普活动，力度仍然不够。一些单位尚未组建固定的多学科科普团队，专家基本单独参加各种科普活动。

健康知识的宣传教育对恶性肿瘤的防治具有重要意义，而医院在开展健康科普教育中扮演着重要的角色。医院通过健康宣传教育改变人们的不良生活方式及行为习惯，鼓励公民在日常生活中加强体育运动、定期体检；提高公民的肿瘤早筛和早诊意识，帮助公民在早期就意识到某些肿瘤的征象和表现，及时诊断、规范治疗，同时帮助公民树立正确的疾病观，增强患者战胜恶性肿瘤的信心，提高患者的依从性来积极配合治疗。

肿瘤作为一种慢性病，通常起病隐匿，病程漫长，对于恶性肿瘤而言预防重于治疗。国内外的抗癌经验均表明，约1/3的肿瘤病例可以通过健康科普教育与健康促进来预防和控制疾病，健康科普教育可贯穿肿瘤防治的始终。医院在开展健康教育的过程中，通过讲座、科普文章、节目等多样化方式，向大众讲解肿瘤与饮食、运动、性格的关系，通过向大众讲故事、举例子等方法，将防癌抗癌相关知识浅显易懂地传播出来。提高目标人群肿瘤相关健康知识的普及率、坚定战胜疾病的态度和信念、改善生活习惯及行为，使人们知晓肿瘤发病的高危因素、预防措施、早期症状等知识，树立"肿瘤可防可治"的基本信念，改变不健康的行为或生活方式，从而消除肿瘤危险因素。

医院健康教育有利于减轻医疗费用，缓解就医负担。从卫生经济学的角度出发，恶性肿瘤的治疗成本要远高于预防成本，肿瘤一旦发生，考虑到恶性肿瘤的病情漫长，需要长期治疗，其治疗费用通常很高，对个人及社会来说都是巨大的负担。实现由"病后治疗"向"病前预防"的转变，做好肿瘤预防工作，减少相关的医疗花费，需要医院开展健康知识教育。通过健康宣教，广泛传播肿瘤预防相关知识，开展肿瘤预防的讲座、进行肿瘤预防健康查体、发放肿瘤预防科普手册，让公众知晓肿瘤预防的重要性，积极主动地预防肿瘤。

医疗科学的飞速发展使得肿瘤治愈率及肿瘤患者的生存率显著提高，但肿瘤的治疗过程十分煎熬，给患者带来巨大的身心痛苦，许多患者因此情绪低落、郁郁寡欢，甚至因抑郁而产生自杀的行为。因此，医院应加强对患者的身心健康教育，给予心理疏导与支持，减轻肿瘤患者的心理压力和负担，帮助其树立战胜肿瘤的信念与信心，提高患者的依从性，促使他们积极配合医护人员进行治疗。

医院健康教育也有利于推动肿瘤医学研究的进步与发展。医院在开展健康宣教的同时会收集到大量的群体患者资料，可对其进行有针对性的随访，因此获得大样本的临床资料，对医学研究、流行病学调查来讲十分有价值，有利于促进癌症医学研究的进步。

国内外的肿瘤防控体系都少不了医院的参与。在日本，政府高度重视肿瘤的防控工作，一些医院都提供医疗保健服务，不同地区的医院、诊所坚持将初级卫生保健服务作为服务重点，同时倡导其他科研机构和社会团体的参与。我国的医院也在积极努力地探索和开展形式多样化的科普教育活动，通过开展健康知识科普宣教活动，借助健康信息，提高公民防癌与抗癌的意识，树立战胜肿瘤的信心。其教育科普活动包括为健康人群提供健康咨询，对门诊患者及住院患者提供系统化的健康科普教育，传统媒体及新媒体相结合，定期进行健康科普宣教。首先，要提高科普教育人员的整体素质，科普宣教人员在具备足够的专业素质的基础上，也必须具有综合素质，因此不仅要加强宣教人员的专业知识储备，还应清晰地判断宣教的受众群体接受与消化教育知识的能力和特点，选择合适的教育内容和方式，进行多样化的健康教育。其次，进行健康宣教内容和形式的创新，健康知识科学普及教育是由单纯治疗服务向预防、治疗、护理、康复一体化保健服务转变的重要手段之一，对健康宣教的内容与形式进行不断的改进与创新，才能更好地传播肿瘤防治相关的知识。新媒体的迅猛发展一方面带来了知识传播方式的变革，同时也极大地改变了人们的思维方式。网络媒体改变了传统媒介的信息传播方式，微博、微信等信息平台以其媒体功能和社交功能兼备的优势被越来越广泛的使用，成为越来越多健康知识的传播载体。健康知识科学普及教育的优化可以充分利用新媒体的优势，医院可以建立官方微博与微信公众号，运用多媒体传播的形式，向大众宣传肿瘤防治的理念，传播与公众密切相关的肿瘤预防及治疗的健康科普知识，倡导居民养成科学且健康的生活方式。加强与媒体的沟通合作，借助媒体传播亲民性和大众化的特点，充分发挥其宣传效果。一方面，主动加强与媒体的沟通与交流，了解媒体所需，为媒体提供及时、全面且权威的科普文章和科普选题，及时与媒体进行沟通；另一方面，与媒体进行深度的合作，共同策划选题和健康科普活动。例如，在肿瘤防治宣传周、肺癌关注月、乳腺癌关注月等肿瘤防控活动日，积极与媒体开展系列科普讲座、科普节目和健康版专版报道等，与媒体建立起互相配合、支持的良好协作关系，积极推动肿瘤防控理念的健康传播。

(2) 医务工作者

专家观点

① 医务工作者可以细分为医生、护士和药师，在肿瘤科普工作中各自发挥的功能。

- 医生：为患者和家属解答肿瘤相关问题，解释肿瘤的病理生理机制、疾病发展过程、治疗方法和预后等，提供预防肿瘤的建议。
- 护士：为患者和家属提供护理服务和支持，教育患者和家属如何管理和减轻治疗相关的不良反应，帮助患者和家属了解肿瘤的预后和康复护理等。
- 药师：为患者和家属提供药物治疗的知识和指导，解释肿瘤药物的作用、用法和不良反应等，教育患者和家属如何正确使用药物并遵守医嘱。

② 医务工作者面临的主要障碍。

时间精力不足、缺乏相应的培训、专业的语言和术语无法被非医学背景的患者、家属或大众所理解。为了调动医务工作者参与肿瘤科普工作的积极性并提高专业性，需要给他们提供更多培训、更多奖励、更多政策支持、更多交流。

● 医生

专家观点

① 关于参与肿瘤科普活动的原因和主要形式。参与原因一般有两种，一是参加单位的活动，另一个是受媒体邀请。参与科普活动的形式有很多，如科普文章撰写、科普短视频录制、科普直播、现场科普讲座、科普图书出版、电视节目录制、电台节目录制等。这其中有一些是医院安排的活动，也有一些是协会、社团的活动，还有一些是直接受邀于某媒体。此外，一些专家也在好大夫网站等平台上撰写科普文章，以方便回答患者提出的一些常见问题。

② 关于参与肿瘤科普活动的内容。大部分专家参与的科普活动都是与自己从事专业相关的内容，但针对不同的活动受众从科普内容上要有所区别。举个例子，针对护士及非本专业的其他医生进行肿瘤知识科普，主要介绍的内容应包含基础知识，故此对科普专家自身的专业贮备有很强的要求，比如对本专业的知识有清晰全面了解，清楚地进行知识输出，让非专业的人员能够听懂掌握，形式上要能体现出专家的综合能力，如幻灯片的制作及演讲技巧等。

③ 肿瘤科普工作也可能存在难点或障碍，需要支持与帮助。一般情况下，肿瘤科普中常会遇到的难点有时间精力的不足、缺乏专业团队的支持。相信一些刚从事肿瘤科普的医生都会遇到同样的问题。平时工作任务比较繁忙，需要抽出时间来搞科普，占用的都是自己的业余时间。同时，由于自身是医学专业人员，但进行一些科普作品的创作（科普书籍的撰写、插画的制作、短视频的拍摄）都需要一定的媒体专业人员支持和指导。尤其是新媒体时代，新媒体的创作和传播有其内在的规律，如果没有专业的团队来提供支持，很难做到在互联网上广为传播。进行一段时间创作后，如果不能引起广泛关注或传播，对创作者的信心和热情会有比较大的打击。

总之，无论是协会、单位还是媒体，都需要像'星探发掘潜力明星'一样去发掘具有科普创作潜质的人员，并加以培训、支持和包装，打造出具有影响力的肿瘤科普从业人员。

医护人员是患者获取信息的主要来源，而医生则是治疗肿瘤患者的核心人物。结直肠癌是美国肿瘤死亡的一大原因，美国一项研究以联邦合格医疗中心（Federally Qualified Health Center，FQHC）为研究主体，发现医疗中心以医生为主导的肿瘤知识宣传教育改善了人群结直肠癌筛查状况，对群众进行 3 个月的健康教育后，结直肠癌的筛查率提高了 2.9%～7.7%。我国一项研究以结直肠癌患者为目标人群，评估了化疗前对结直肠癌患者进行健康知识教育对于缓解患者围化疗期焦虑的效果，对患者实施教育的团体包括医生和护士，研究共纳入 364 例患者，其中接受个性化化疗前教育的患者 127 例，未接受个性化化疗前教育的有 237 例，结果显示在医生进行治疗知识教育后可有效地减少围化疗期的焦虑情绪。

我国乡村医生是农村肿瘤防治工作的主角，承担着为农村居民提供肿瘤防治知识和技能的重要任务，其肿瘤防治水平直接影响当地肿瘤防治工作的成效性。为了解我国对乡村医生肿瘤防治知识宣教的干预效果，我国河南省对乡村医生进行了干预并调研，干预方法包括技能培训、制作和发放宣传手册和宣传品、张贴宣传画和喷涂宣传标语等多样化形式，采用自行设计的调查问卷，由经过统一培训的调查员在癌症防治知识干预前后对乡村医生进行调查。

研究共回收有效问卷 3847 份，结果显示，目前我国乡村医生的文化程度普遍较低，70% 乡村医生来自卫校及中专，仅有 20% 来自高中及以上。尽管大部分乡村医生具有 10 年以上从事基层医疗卫生工作的经验，但由于基层医疗卫生工作的多样性，乡村医生目前的肿瘤防治水平尚不能满足肿瘤防治工作的迫切需求，因此，对乡村医生进行肿瘤防治知识培训和继续教育非常重要。该调研发现，经过短期培训和健康继续教育后，乡村医生对肿瘤防治相关知识的知晓率从 4.3% 提高到 37.7%，知晓程度得到了显著提升。

- 护士

护士对肿瘤患者的健康知识科普也十分重要。国外一项研究探讨了术后患者健康教育对头颈癌患者的影响，研究发现术后接受来自护士的健康教育的头颈癌患者在整体健康状况、情绪功能、吞咽和张嘴等方面均优于未接受健康教育者，即以护士为主导的肿瘤术后科普教育可有效改善患者的生活质量，并可用作头颈癌的术后辅助治疗方式。同时，研究提示以护士为主导的健康教育措施能够减少肿瘤患者的焦虑、抑郁等负面情绪。

- 药师

药学服务是医疗机构诊疗的重要内容，是促进合理用药、提高医疗质量、保证患者用药安全的中心环节。药物作为临床治疗肿瘤的重要组成部分，由其延伸而来的药学服务与科普也至关重要。目前，药学服务模式已由传统的"以药品为中心"转变为"以患者为中心"。"以患者为中心，合理用药为目标"的临床药学服务正逐渐得到推广，提供个体化、全程化的药学服务是现代药学服务的主要任务。因此，我们需要优化药学服务模式、加强药学知识的科学普及工作。《医疗机构药事管理暂行规定》中对临床药师的职责做出了明确的界定："药学部门要建立以病人为中心的药学保健工作模式，开展以合理用药为核心的临床药学工作，参与临床药物诊断、治疗，提供药学技术服务，提高医疗质量。"因此，临床药师参与到临床肿瘤治疗的用药过程中，要找准自己的位置，充分发挥自己的专业特长。

临床药师是为患者提供药学服务的重要医务人员，是参与临床药物治疗、实现安全、有效且经济用药的不可或缺的专业队伍。然而，目前肿瘤治疗和康复的临床及研究工作大多由康复医师或护士来完成，药学相关的服务仍有所欠缺，因此应当将临床药师与肿瘤康复模式进行融合与创新。临床药师需要学习医学知识，熟悉肿瘤疾病的诊断及治疗理论，掌握疾病的病理机制、发病过程和各项检查及生化检验指标的意义，培养自己的临床思维，在临床工作中，通过跟随医师查房、翻阅病历及与医师、患者沟通来了解患者疾病状况和用药情况，对用药效果进行全面且客观地评估。此外，药师需要强化自己的药学技能，深入临床运用药动学知识，干预临床的不合理用药，对重点患者和重点药品的使用进行药动学监测。

肿瘤康复药学服务模式以药学手段预防和治疗肿瘤疾病本身为基础，因此要激励有兴趣参与科普的医务工作者，形成科普的主导力量。在 2020 年国家卫生健康委联合多部门印发了《关于印发加强医疗机构药事管理促进合理用药的意见的通知》中，为进一步加强医疗机构药事管理和药学服务，加大药品使用改革力度，全链条推进药品领域改革，提升医疗机构管理水平，促进合理用药，更好地保障人民健康，提出了 6 大意见：①加强医疗机构药品配备管理，其中包括规范医疗机构用药目录、完善医疗机构药品采购供应制度、完善药事管理与药物治疗学委员会制度等三方面措施；②强化药品合理使用，其中包括加强医疗机构药品安全管理、提高医师临床合理用药水平、强化药师或其他药学技术人员对处方的审核、加强合理用药管理和绩效考核等四方面措施；③拓展药学服务范围，其中包括加强医疗机构药学服务、发展居家社区药学服务、规范"互联网＋药学服务"等三方面措施；④加强药学人才队伍建设，其中包括加强药学人才培养、合理体现药学服务价值、保障药师合理薪酬待遇等三方面措施；⑤完善行业监管，其中包括开展药品使用监测和临床综合评价、加强合理用药监管、规范药品推广和公立医疗机构药房管理等三方面措施；⑥强化组织实施，其中包括加强组织领导、强化部门协作、加强督促指导、加强宣传引导等四个方面提出了工作要求。"拓展药学服务范围"方面重点强调了要根据功能定位加大对药学人员的配备和培训力度；临床药师要积极参与临床治疗，为住院患者提供用药医嘱审核、用药监测与评估以及用药教育等服务；在疑难复杂疾病多学科诊疗过程中，必须要有临床药师参与，指导精准用药；鼓励医疗机构开设药学门诊，为患者提供用药咨询和指导等服务。

(3) 传统媒体

专家观点

传统媒体（如电视、报纸和杂志等）可以通过专题报道、专栏文章等形式向公众传递肿瘤防治知识。传统媒体主要的问题是形式和内容不够新颖，不容易抓住大众所关心的热点。

媒体是影响人群对肿瘤认知及信念形成的重要外部因素，传统的媒体包括广播、书籍期刊和电视等方式。在过去，传统媒体渠道是人们获取健康知识的主要渠道，如通过电视和广播等获取大部分的宣传内容。近年来，随着以手机、互联网为代表的新媒体的流行，融媒体发展已成为不可逆转的潮流和趋势。医学科普期刊等传统媒体面临着公众阅读兴趣与习惯的变化、新媒体传播方式带来冲击等问题。然而，这种趋势也提供了多元化的媒体传播形态，促使医学科普期刊向融媒体发展。

医学科普期刊等传统媒体的融媒体实践路径包括打造医学科普名刊、创新媒体产品、强化合作机制及延伸品牌影响等。坚持面对社会大众传播科学思想、医学知识、科学精神等，同时也要重视科技创新，丰富医学科普内容，力争创建全新的医学科普品牌；在做好纸质媒体的基础上，也要打造全新媒体产品，进一步拓宽传播渠道；通过采取联合举办校园医学科普活动等方式，从源头上扩大传统媒体的影响力；结合医学科普期刊积累的品牌效应，让品牌延伸至新媒体项目中，促进网络数字期刊、纸质期刊销售模式的融合，开拓出医学科普品牌资源的衍生产品、文创产品等。这也提示传统媒体从业者应在全新的技术环境下，实现报纸、电视、杂志等传统媒体与手机平台的融合，形成良好的合作关系，并加快各方的资源共享速度，能创造更大的经济价值与社会价值，推进新媒体与传统媒体的共同发展。

(4) 新媒体

专家观点

新媒体如微信公众号、微博、短视频等可以通过更加便捷的方式吸引年轻人群体的关注。新媒体及传统媒体可以通过科普宣传、采访报道等方式传递肿瘤防治知识，帮助公众正确理解和应对肿瘤。新媒体的主要问题是可能存在信息质量不高、虚假宣传等问题，需要引起关注和重视。

《中国防治慢性病中长期规划（2017—2025年）》在策略与措施中提出，"应充分利用主流媒体和新媒体开展形式多样的慢性病防治宣传教育，根据不同人群特点开展有针对性的健康宣传教育。深入推进全民健康素养促进行动、健康中国行等活动，提升健康教育效果。到2020 年和 2025 年，居民对重点慢性病核心知识知晓率分别应达到 60% 和 70%。"

以互联网技术为代表的信息技术的发展，正从根本上改变着人类社会的生产和生活方式、行为倾向、社区形态及自我认同。随着数字化设备和社交媒体的广泛普及，越来越多的媒体平台和渠道都在进行着信息的传播。社交媒体网站可以作为肿瘤科普知识和数据的重要来源，与传统媒体相辅相成。目前，国外通过手机、互联网进行健康调查的研究逐渐增多，美国的研究认为利用社交媒体向虚拟社区用户提供肿瘤预防和治疗的知识以及健康行为措施，不但成本低，而且效果好。目前，通过新媒体传递健康知识的报道大部分来自于发达地区，如针对肺癌的戒烟运动，社会经济发展略低下的地区仍需找到合适的宣传媒介，充分利用新媒体，提高所有人群的整体需求，也提示新媒体从业者能够留意与扩大肿瘤相关健康知识的宣传。

三、肿瘤科学普及的主要形式及特征

（一）科学普及场馆和展览

专家观点

场馆展览能够吸引大量参观者，提高科普宣传的曝光度和影响力。场馆展览能够以图文并茂的形式直观地展示肿瘤科普知识，让参观者更加深入地理解和学习。

1996 年，我国科普教育基地自上海发起，截至 2020 年，全国累计有科普场馆 1477 个。开展医学科普教育的场所包括科普基地、科技馆和高校等。我国湖南省邵阳市的人体生命科普教育馆，既是邵阳市的科普基地，也是湖南省科普基地，该基地的基本设施完备，展览馆内有大量人体标本，分为大体标本展览室、断层标本展览室、病理标本展览室和动植物标本展览室，可为开展课外相关健康科普活动提供场地支持。青岛大学医学发展史馆、人体生命科学馆也为公众打造了一个涵养师德的医学科普教育基地。

家庭、学校、医院、职业场所和社区都是肿瘤健康教育中的重要教育场所。在我国，城市社区（重庆市渝中区、九龙坡区、沙坪坝区）、农村（江苏省南通市海安县、如东县）、大中小学校（杭州师范大学、江苏海安县中小学校）、工厂（广州市白云区人和镇工业区工厂）、医院（杭州市临安区人民医院、华中科技大学同济医学院附属协和医院）等不同场所均可开展肿瘤相关的健康教育活动。

（二）报刊、书籍等传统平面媒体

专家观点

传统平面媒体和纸媒作为传统媒体形式，广泛分布于各地，能够覆盖到大量人群，尤其是老年人群体。传统平面媒体和纸媒的特点是信息传播速度较慢，但是信息持久性好，能够长期存在于人们的视野中。传统平面媒体和纸媒及场馆展览等形式，具有传播信息、呈现数据和展示成果等多种功能，能够提供更加全面、深入、权威的肿瘤科普信息，满足公众的知识需求。

印刷媒体是健康信息的重要来源之一，印刷媒体均可以作为癌症预防的有力宣传工具。公众对肿瘤的防治及应对措施也受媒体传播信息的影响，印刷媒体及广播的宣传能够提高公众对肿瘤筛查的认知，从而加快肿瘤筛查的普及速度。

我国针对肿瘤的科学普及出版了许多书籍读物，如《当肿瘤遇上心脏病》、《癌症患者的生命线 PICC》、《癌症筛查，请找专科医生！》、《癌症·新知：科学终结恐慌》、《癌症·真相：医生也在读》、《癌症·防御》、《肿瘤防治科普丛书》等。

《中华人民共和国科学技术普及法》明确指出，"为了实施科教兴国战略和可持续发展战略，加强科学技术普及工作，提高公民的科学文化素质，推动经济发展和社会进步，根据宪法和有关法律，制定本法。"肿瘤学术期刊在肿瘤防治科普宣传中发挥着重要作用，开展肿瘤防治宣教是肿瘤学术期刊的责任，肿瘤学术期刊登载了很多肿瘤学术成果，拥有丰富的肿瘤学平台资源及肿瘤学专家资源，具有权威的知识来源，这为肿瘤学术期刊开展肿瘤防治科普宣传奠定了基础。开展肿瘤防治科普宣传有助于提高全民肿瘤防治意识，广大公民获得的肿瘤防治知识可能具有片面性和误导性，而肿瘤学术期刊传播的健康知识来自专业的平台和专家，真实且权威，有助于帮公民树立科学的防癌、抗癌的理念，提高全民肿瘤防治核心知识的知晓率。肿瘤学术期刊将前沿肿瘤防治学术成果传递给广大人民群众，使公民对恶性肿瘤的发生发展有了正确的认知，避免因治疗效果期望太高而对医护人员产生误解，从而有利于和谐医患关系的构建。开展肿瘤防治科普宣传也有助于提高肿瘤学术期刊自身的影响力，医学学术期刊可以充分利用新媒体，通过官方微信公众号、官方网站与大众媒体合作，扩大了健康知识科普内容的读者群，扩大期刊本身在公众中的传播范围，提升期刊的公众影响力。

（三）广播、电视等传统媒体

> **专家观点**
>
> 从个人参加的科普活动经验来看，传统的主流媒体仍然有较大的影响力。无论是各广播电台，还是各电视台拍摄的栏目等，有一些收看（听）率均较高，传播范围也较广。

电视与广播是大众最熟悉和容易接受的科普途径，所以在肿瘤防治健康教育过程中，仍应继续加强并充分发挥传播媒介的作用。以电视为例，电视一方面可以通过广告来传达健康信息，另一方面，电视新闻的曝光也会影响公众对于肿瘤的认知情况，通过电视接受肿瘤相关广告的曝光，与人们对肿瘤更高水平的风险认知呈正相关，而与年轻人相比，老年人受到的影响更明显。研究发现，电视新闻节目中的有关乳腺癌的报道与公众对乳腺癌的恐惧存在一定关系，提示电视宣传的内容需要进一步改进，除了宣传肿瘤预防的重要性及严重性之外，也应科普肿瘤是可预防、可治愈的，帮助公众树立正确的抗癌防癌理念，避免不必要的恐惧和焦虑，并宣传相应的预防及治疗措施，以减轻大众的焦虑情绪。

（四）互联网等网络媒体

> **专家观点**
>
> 网络短视频平台等新媒体是未来发展的一个突破点，比较受年轻人的喜爱，对于运营得好，粉丝量高的肿瘤科普账号，传播力也相当惊人。网络媒体降低了做肿瘤科普的

门槛，让相对年轻、知名度不高的专家也有机会进行肿瘤科普，从而能从广大的参与者中筛选出符合互联网传播特点的优秀科普创作者。互联网＋具有传统媒体不具备的很多优势。

① 更广泛的传播平台：互联网技术可以让肿瘤科普的信息更加广泛地传播，不再受限于传统的出版物和宣传材料。例如，可以通过微信公众号、博客、论坛、直播等方式进行科普信息的传播，让更多的人获得肿瘤科普知识。

② 更便捷的获取方式：互联网技术可以让肿瘤科普的信息更加便捷地获取。例如，可以通过在线视频、在线问答、在线课程等方式进行肿瘤科普的学习和交流，让患者和家属在家中也能够获得相关知识。

③ 更个性化的服务：互联网技术可以让肿瘤科普的服务更加个性化。例如，可以通过数据分析和人工智能等技术，根据患者的年龄、性别、病情等因素，为其提供更加精准的科普信息和服务。

④ 更互动的交流方式：互联网技术可以让肿瘤科普的交流更加互动。例如，可以通过在线讨论、社交媒体、互联网社区等方式，让患者和家属进行交流和分享，相互支持和帮助。

最后，一些科普医生和媒体会结合明星患癌等社会热点来进行肿瘤科普宣传，确实可以吸引更多受众的注意，提高肿瘤科普宣传的关注度，从而达到一定的宣传效果。然而，值得注意的是，科普医生和媒体在结合明星患癌等社会热点进行肿瘤科普宣传时，需要注意平衡信息真实性和明星个人隐私的关系，避免过度渲染和误导公众。同时，也需要注重科普信息的科学性和权威性，确保肿瘤科普宣传的质量和效果。

随着互联网信息传播的普及，阅读在线报纸的用户数量迅速增加。2018 年进行的一项调查显示，3425 名被调查者中，63% 更喜欢使用网络接收新闻，仅 17% 选择报纸。2016 年，尼尔森斯卡伯勒研究指出，49% 的被调查者访问互联网是为了阅读在线报纸及文章，他们更愿意阅读互联网新闻，而不选择纸质版报纸。根据韩国新闻基金会的数据，这种阅读习惯的转变趋势在韩国也十分明显，已有 80.8% 愿意通过移动设备阅读电子报纸。

对于健康人群而言，搭载互联网的科学知识的普及，能够改变公众的行为习惯，提高公众的肿瘤相关知识知晓率，促进肿瘤的早期筛查，进而降低肿瘤发病及死亡风险。而有医学专家参与的互联网宣传系统，提高了肿瘤早期筛查的准确性，解决了不发达地区缺乏经验丰富医生的问题。互联网的戒烟教育计划改善了医护人员对烟草控制的态度，促使他们帮助吸烟者来戒烟。医学科普期刊微信公众号也不断学习和总结公众号运营成功的经验，通过构建联盟、重视服务、优化文章页面设计等方式，可以明显增强其医学科普效果。研究显示，医药卫生期刊微信公众号"热文"内容及推送的科普资讯转发量和关注度均较大。因此，医药卫生期刊应结合自身的定位，将学术研究和大众科普相结合，精准定制微信推送内容。

对肿瘤患者的大样本调研表明，互联网是疾病信息的重要来源，提示医疗保健专业人员应该加强在线服务，并根据患者的需求进行适当调整。肿瘤患者可能通过求助于互联网社交媒体来缓解自己的痛苦情绪，调查研究显示，社交媒体促使肿瘤患者更加了解疾病，并且转移了患者对肿瘤疾病的注意力，未来应该落实如何优化社交媒体来减轻患者的痛苦。人们越来越依赖通过在线平台来获取健康相关的信息，越来越多的老年人也加入到使用互联网媒体的行列里，而他们有特殊的信息和支持性护理需求。在互联网基础上进行的支持和干预逐渐有望成为临床上的干预措施，以促进肿瘤患者的身心健康，减少抑郁、焦虑等负面情绪，改善患者的预后。

（五）元宇宙

专家观点

元宇宙技术是一种基于虚拟现实和增强现实的技术，能够将数字内容与现实世界进行融合，构建出一个类似于真实世界的虚拟空间。在肿瘤科普工作中，元宇宙技术有以下潜在优势和应用。

① 创新的肿瘤科普方式：元宇宙技术能够为肿瘤科普工作带来全新的体验，如通过虚拟现实技术，将用户带入到人体内部，让用户可以近距离观察癌细胞的结构、发展和扩散等。这种全新的科普方式，可以激发受众的兴趣和好奇心，提高科普效果。

② 提高信息传播效率：通过元宇宙技术，可以将科学知识转化为视觉和声音效果，使科普信息更具有趣味性和可读性，更容易被受众理解和接受，而且这种形式的科普内容可以在互联网上进行广泛传播，同时也可以让用户随时随地进行学习。

③ 促进多方互动：元宇宙技术还可以为肿瘤科普带来更多的互动，如让用户在虚拟空间内与其他用户、医生、科学家进行实时互动、讨论、提问和回答，进一步提升肿瘤科普的互动性和参与度。

④ 辅助肿瘤诊疗：除了科普，元宇宙技术还可以为肿瘤诊疗带来便利。如通过增强现实技术，医生可以将患者的影像数据呈现在屏幕上，进行三维重建和展示，使医生可以更加直观、准确地进行诊断和治疗。

元宇宙是在虚拟空间对现实的再现。2022 年 3 月 30 日，线上召开了"首届全球元宇宙大会上海组织委员会工作会议"，讨论了包括元宇宙标准、元宇宙数字医疗等话题。目前，增强现实（AR）和虚拟实现（VR）整合的方法已进入临床前研究、手术和医学教育场景。COVID-19 大流行使跨境医疗培训变得困难，随着 COVID-19 疫情的蔓延，使用智能手术室和元宇宙进行医学教育的重要性与日俱增。即使不能面对面交流，人们仍然能实现实时讨论，同时在虚拟环境中观察手术过程。使用高分辨率虚拟现实摄像机进行肺癌手术教育。强化肿瘤科普，要第一时间吸收最新的技术，在关注新技术的同时，关注科普内容。元宇宙技术更好地将肿瘤机制和治疗展示给公众，加强公众对肿瘤的认知，不受空间的限制。

四、肿瘤科学普及的特征与特点

1. 宣传科学的世界观和方法论是肿瘤科学普及的思想性

专家观点

肿瘤科学普及工作不仅仅是传递知识，更要引导人们树立正确的肿瘤认知和态度，促进公众科学防癌意识的提升。

医学科普作品通过普及介绍科学知识进行健康宣教，使人们深刻地理解科学的世界观和方法论。我国科普协会曾指出，通过讲演、展览、出版等多样化方法，进行自然科学知识的宣传，使劳动人民切实掌握科学的生产技术，促进生产方法科学化，在新民主主义的经济建设中发挥力量，同时以正确的观点解释自然现象与科学技术的成就，肃清迷信思想，普及医药卫生知识，以保卫人民的健康。这表明科学知识的宣传，有助于公众唯物主义世界观的形成，同时破除和摒弃迷信保守思想。例如，通过肿瘤知识的科普，纠正人们"宿命论"的错误观点，教育人们通过形成健康生活方式和早期筛查等措施进行肿瘤的防御，树立"肿瘤可防可治"的正确观念。调研显示，无论成年人还是青少年，其世界观的形成均受到知识科普的影响。

科普活动、学校教育、大众媒体等被认为是目前实现科普目标的主要途径。在科普工作推进的过程中，我们必须要全面落实科学发展观，围绕增强自主创新能力、建设创新型国家、构建社会主义和谐社会和增强综合国力的国家目标，立足现有基础，努力形成一个比较完备的公众科学教育和传播体系，造就一支高素质的专兼职科普人才队伍，构建一个有效运行的科普工作组织网络，建设一批功能健全的科普基础设施和科普教育基地，营造一个激励全社会广泛参与科普事业发展的社会环境，促进公民科学素质不断提高。

2. 肿瘤科学普及的专业性需医生群体加持

专家观点

　　肿瘤科普知识属于医学专业领域，需要科普人员具备一定的医学背景和专业知识，才能有效地向公众传递正确的肿瘤知识。

以医生为主导的肿瘤知识宣传改善了人群肿瘤的筛查状况。同时，接受来自医生的健康知识教育也可有效地减少患者的焦虑情绪。我国乡村医生是农村肿瘤防治工作的主要承担者，负责为农村居民提供肿瘤防治知识和技能的重要任务，其肿瘤防治水平直接影响到当地的肿瘤防治工作的成效。护士群体对肿瘤患者的健康知识科普也十分重要。研究显示，以护士为主导的肿瘤术后科普教育可有效改善患者的生活质量，减少肿瘤患者的焦虑和抑郁的负面情绪。

3. 肿瘤科学普及的通俗性需关注受众群体的特征

专家观点

　　肿瘤科普工作需要以通俗易懂的语言和形式呈现，以便让更多的人能够理解和接受，特别是对于普通公众、病患和家属等非专业人士更要注重通俗易懂。

我国《全民科学素质行动规划纲要（2021—2035 年）》将青少年、农民、产业工人、老年人、领导干部和公务员等列为科学素质提升行动的重点人群。健康科普受众包括各年龄段人群，如儿童、青年人群、老年人、农村居民等，肿瘤患者及家属也是科学普及的重点对象。因此，肿瘤科普内容及方式需要通俗易懂，关注受众群体的特征，以灵活方式增加健康信息的亲和力。

4. 肿瘤科学普及的公益性需主流媒体的支持

专家观点

肿瘤科普工作的目的是为了增进公众健康意识和生活质量，减少肿瘤发生和死亡率，为社会的健康事业做出贡献，具有强烈的公益性质。

社区宣传一直是健康科普研究的热点。社区宣传有着实践性强、发展较早等特点，对于慢性病的预防起着重要作用，可有效地提高健康水平和生活质量。电视作为一个历史悠久的传统媒介，即使在互联网迅猛发展的今天，仍然是大众传媒中覆盖率最高的传播途径，并稳居获取知识和信息的渠道之首，电视在科技传播中一直发挥着极为重要的作用。从电视科普的影响力表现分析可知，受众从电视科普节目中受影响最大的方面是"生活常识"，提示可加强生活常识方面有关肿瘤防治的科普知识。

5. 肿瘤科学普及的传播性需新媒体的力量

专家观点

肿瘤科普工作需要借助各种媒体和传播渠道，进行广泛的宣传和传播，以便让更多人知晓、接受和应用这些知识。

据中国互联网络发展状况统计报告显示，截至 2018 年 12 月，我国网民规模达 8.29 亿，其中手机上网以 98.6% 占据接入环境第一名。"互联网＋"即互联网与传统行业相结合，以提高信息密度、解决信息不对称并整合线上线下资源。要主动利用新媒体传播优势，要研究把握现代新闻传播规律及新兴媒体发展规律，强化互联网思维和一体化发展理念，推动各种媒介资源、生产要素的有效整合；要切实提高党的新闻舆论传播力、引导力、影响力、公信力，为做好新闻舆论工作指明前进方向。

调查显示，新媒体平台具有众多优势，已成为医院开展业务和传播文化不可或缺的一种现代化手段。能够扩大受众，增强宣传效果；完善信息公开渠道；促进医生提升水平，和谐医患关系。因此，肿瘤科室及肿瘤医院可充分且合理地利用新媒体平台，推进肿瘤预防筛查、早诊早治及科研攻关，为我国肿瘤防治事业的发展助一臂之力。

五、全面提升公众科学素养

自《全民科学素质行动计划纲要（2006—2010—2020 年）》印发实施，尤其党的十八大以来，我国出台了一系列重大决策部署以推动我国科普事业的发展和进步，我国全民科学素质行动也取得了显著成效，科普基础设施及条件不断改善，科学普及队伍不断壮大，公民的科学素质水平大幅提升，调查显示，2020 年我国公民具备科学素质的比例已达到 10.56%。

2021 年 6 月，国务院引发的《全民科学素质行动规划纲要（2021—2035 年）》中指出，"我国科学素质建设取得了显著成绩，但也存在一些问题和不足，主要表现在：科学素质总体水平偏低，城乡、区域发展不平衡；科学精神弘扬不够，科普有效供给不足、基层基础薄弱；落实'科学普及与科技创新同等重要'的制度安排尚未形成，组织领导、条件保障等有待加强。"目前，我国仍处于重要战略机遇期，面向世界科技强国和社会主义现代化强国建设，需要科学素质建设担当更加重要的使命。为此，《全民科学素质行动规划纲要（2021—2035 年）》以"突出科学精神引领、坚持协同推进、深化供给侧改革、扩大开放合作"为基本原则，提出了 2025 年目标"我国公民具备科学素质的比例超过 15%，各地区、各人群科学素质发展不均衡明显改善。"及 2035 年远景目标"我国公民具备科学素质的比例达到 25%，城乡、区域科学素质发展差距显著缩小，为进入创新型国家前列奠定坚实社会基础。"在提升行动方面指出，"重点围绕践行社会主义核心价值观，大力弘扬科学精神，培育理性思维，养成文明、健康、绿色、环保的科学生活方式，提高劳动、生产、创新创造的技能，在"十四五"时期实施 5 项提升行动。"①青少年科学素质提升行动，如弘扬科学精神贯穿于育人全链条、提升基础教育阶段科学教育水平、推进高等教育阶段科学教育和科普工作、实施科技创新后备人才培育计划、建立校内外科学教育资源有效衔接机制及实施教师科学素质提升工程等；②农民科学素质提升行动，如树立相信科学、和谐理性的思想观念，实施高素质农民培育计划，实施乡村振兴科技支撑行动，提升革命老区、民族地区、边疆地区、脱贫地区农民科技文化素质等；③产业工人科学素质提升行动，如开展理想信念和职业精神宣传教育、实施技能中国创新行动、实施职业技能提升行动、发挥企业家提升产业工人科学素质的示范引领作用等；④老年人科学素质提升行动，如实施智慧助老行动、加强老年人健康科普服务、实施银龄科普行动等；⑤领导干部和公务员科学素质提升行动，如深入贯彻落实新发展理念、加强科学素质教育培训、在公务员录用中落实科学素质要求。

提升公众科学素养，提升科学普及软实力，需要强化全社会参与科普工作的责任，建设优秀的科普队伍，推进全球科普工作创新，让科学普及与科技创新携手并进，促进实现高水平科技自立自强。

第6章 中国肿瘤科学普及工作面临的主要挑战与发展

一、中国肿瘤科学普及工作面临的主要挑战

1. 我国科学普及工作仍缺乏有效的指导和规范

专家观点

不同地区、不同医院和科室的肿瘤科普工作标准和实践存在差异，缺乏统一的规范和指导标准。目前肿瘤科普工作的指导和规范大多是由专业机构和学会发布的指南和共识，缺乏强制性和可操作性，难以实际推行。肿瘤科普工作的规范化程度较低，一些肿瘤科普内容缺乏科学性、准确性和权威性，甚至存在夸大宣传的情况，需要加强监管和规范。

在肿瘤科普工作的规范化方面，依靠科普参与者的自律和媒体的监督显然是不够的，行业协会需发挥更大的作用。中国抗癌协会牵头编纂的《中国肿瘤整合诊治指南》（CACA 指南）囊括了 53 个瘤种和 60 个技术手段，可以成为肿瘤科普创作者的素材库和风向标。

随着我国人民生活水平的日渐提高和我国政府对健康生活的逐渐重视，人们的健康意识也在逐渐提高，健康知识的普及使我国全民健康素养得以提升，公民科学素质水平大幅提升，2020 年具备科学素质的公民比例达到 10.56%。

为推动我国科学技术事业发展与进步，2002 年 6 月 29 日，《中华人民共和国科学技术普及法》开始实施，自此我国的科学普及工作有了法律保障，科学普及工作进入了法制化轨道。《中华人民共和国科学技术普及法》在总则第四条中指出，"科普是公益事业，是社会主义物质文明和精神文明建设的重要内容，发展科普事业是国家的长期任务。"在组织管理第十条中提出，"各级人民政府领导科普工作，应将科普工作纳入国民经济和社会发展计划，为开展科普工作创造良好的环境和条件。"第十一条提到，"国务院科学技术行政部门负责制定全国科普工作规划，实行政策引导，进行督促检查，推动科普工作发展。"第十二条指出，"科学技术协会组织开展群众性、社会性、经常性的科普活动，支持有关社会组织和企业事业单位开展的科普活动，协助政府制定科普工作规划，为政府科普工作决策提供建议。"在社会责任中指出，"社会各界都应积极组织参加各类科普活动；各类学校及其他教育机构，应当把科普作为素质教育的重要内容，组织学生开展多种形式的科普活动；科技馆（站）、科技活动中心和其他科普教育基地，应当组织开展青少年校外科普教育活动；新闻出版、广播影视、文化等机构和团体应当发挥各自优势做好科普宣传工作。"为保障科学普及的顺利进行，《中华人民共和国科学技术普及法》还提出"各级人民政府应当将科普经费列入同级财政预算，逐步增加科普投入力度，保障科普工作顺利开展。""省、自治区、直辖市人民政府和其他有条件的地方人民政府，应当将科普场馆、设施建设纳入城乡建设规划和基本建设计划；对现有科普场馆、设施应当加强利用、维修和改造。""国家支持科普工作，依法对科普事业实行税收优惠。""国

家鼓励境内外的社会组织和个人设立科普基金，用于资助科普事业。""科普经费和社会组织、个人资助科普事业的财产，必须用于科普事业，任何单位或者个人不得克扣、截留、挪用。""各级人民政府、科学技术协会和有关单位都应当支持科普工作者开展科普工作，对在科普工作中做出重要贡献的组织和个人，予以表彰和奖励。"

然而，目前与欧美等发达国家相比，我国健康知识科学普及和传播仍处在相对落后状况。科普政策是激励科普资源产出的重要源泉，是促进科普事业发展的必要推力，科普政策的优劣影响着国家和社会科普事业的发展和国民科学普及素质水平。自 2022 年以来，我国先后印发了多部纲要及规划，用于促进我国的科普事业发展，如《关于鼓励科普事业发展税收政策问题的通知》《全民科学素质行动计划纲要（2006—2010—2020 年）》《关于科研机构和大学向社会开放开展科普活动的若干意见》《全民科学素质行动计划纲要实施方案（2011—2015 年）》《全民科学素质行动计划纲要实施方案（2016—2020 年）》等。在目前我国印发的相关法律法规中，仅有《中华人民共和国科学技术普及法》属于刚性法规，具备强制执行的权利，其余以纲要或方案的形式展现，没有法规的强制性和约束力，导致其实施及执行力度难以达到理想目标。在执行内容方面，大多数纲要及方案以"鼓励""支持"和"提倡"等较为宽泛和温和的字眼来引导社会营造良好的科普环境、引导公众积极参与科普活动，虽然明确指出了科学普及的主体及受众、社会及个人的责任和相关要求，但对社会各级机构及人员的职责履行情况仍缺乏明确的考核和刚性规范要求，奖惩机制也不够健全。在政策执行方面，仍缺乏具体的实施细则、规划及相关法规的支持，无法为科学普及工作的顺利实施提供有力保障，因此执行力度比较差，可操作性不强。

除了执行性较差之外，我国科普政策的发展和改进速度迟缓，虽然我国科普相关法律法规起步比较早，但修订工作相对滞后，初期形成的政策存在一定不足，其具体性需要明确，可操作性也需要改善，并且缺乏配套的辅助实施细则。因此，不断地更新、深化和改善是制定有力政策的必要途径，而我国的科普法律法规尚欠及时更新和改革，使其修订工作落后于科普实践，其在一定程度上可阻碍我国科学普及事业的发展。本次中国科普发展现状调查的结果也显示，在已经开展的肿瘤防治科普工作中仍存在一些问题，如科普内容没有深入细节，对于患者个体化问题没有帮助；照本宣科，不够通俗易懂，患者很难理解；走形式，没有实质性肿瘤诊疗知识输出；没有书面沉淀，患者听完就忘等，说明目前我国肿瘤科普任重而道远，目前的肿瘤防治科普常常流于形式，内容质量有待进一步提升。因此，应进一步整合社会各方资源，深化科普平台建设，提升医务人员科普能力，培养健康科普人才。

2. 我国科学普及工作仍缺乏完善的监督与执行体系

专家观点

随着科普传播方式的发展和转变，传统以各级地方政府主管部门为基础的监管模式已显露出跟不上新形势发展的需要。政府、社会、企业、个人的多方参与，尤其是新媒体传播方式的崛起，让科普的监管工作变得更加复杂。如何鼓励优秀的科普方式创新发展、让伪科普被及时清除，成了科普各相关行业的一个新的挑战。网络不是法外之地，这句话同样适合于科普工作的监管。

我国科学普及体系不够完善，仍存在不足。政府及相关部门的统筹协调是推动科普事业发展的坚定核心力量。《中华人民共和国科学技术普及法》的第三条指出"国家机关、武装力量、社会团体、企业事业单位、农村基层组织及其他组织应当开展科普工作。公民有参与科普活动的权利。"《全民科学素质行动规划纲要（2021—2035年）》指出，探索出"党的领导、政府推动、全民参与、社会协同、开放合作"的建设模式"，强调了政府领导在此过程中的重要作用。我国政府在推动科普事业发展中的主导作用有待加强，针对政府如何推动科普发展及如何充分发挥主导作用仍需要制度规范和责任要求。我国政府在推动科普工作发展的过程中，注重法律法规及的宏观规划与指导，但对于执行内容的具体实施及落实缺乏对应的检查、监督与考核。因此，有些时候具体的效益并不理想。而地方政府的绩效评价源于经济工作，对科学普及工作不够重视，将会使科普工作变得狭隘。此外，由于一些规范及方案在实施时，缺乏法律制度的强制规范，增加了地方政府不能切实执行科普政策的可能性。

《全民科学素质行动规划纲要（2021—2035年）》在"组织实施"方面指出，"中国科协发挥综合协调作用，做好沟通联络工作，会同各有关方面共同推进科学素质建设。""地方各级科协牵头实施《科学素质纲要》，完善科学素质建设工作机制，会同各相关部门全面推进本地区科学素质建设。"由此可见，我国科学技术协会（以下称"科协"）在一定程度上承担了政府的科普职能，是我国科学普及工作的重要支撑力量之一。然而，我国科协组织在政府职能机构中资源分配能力较弱，执行力和协调能力均受到限制，不能充分协调和统筹其他组织。我国基层科协组织在发展中也存在一系列问题。首先，企业科协的个人会员参与度较低，虽然近年来科协的企业会员数量呈逐年增长的趋势，但企业科协个人会员的数量却逐渐下降。由此可见，企业科协个人会员的参与度较低，可能与一些企业对科协组织建设的重视程度不高、门槛设置过高等因素有关，降低了人们参与的积极性；第二，我国高校科协组织发展较为缓慢。相关研究表明，目前我国高等院校的科协组织数量占比最低，可能与高等院校对科协建设工作重视程度不够有关，这严重影响高等院校科协组织对国家科技战略实施的推动作用；第三，我国乡镇科普协会的"空壳化"现象较为严重。我国乡镇科普协会在科学普及工作中扮演着重要角色，其以"服务于乡镇经济发展"为基本落脚点，发挥着普及和传播科学信息的作用，提升乡镇居民对医疗卫生、防疫等方面的专业科学知识的了解，有助于推动乡镇产业转型以及经济发展。相关研究数据显示，2020年乡镇科协成为我国机构数量最多，但会员数量最少的科协基层组织，乡镇科普协会平均会员不足20人，造成公共场所及配套设施的低利用率甚至闲置，这可能与我国乡镇科普协会基本位于经济发展落后地区有关。目前我国市场经济在社会资源的配置中发挥主导作用，大多数乡镇科普协会所处地区的经济发展比较落后，导致科协组织的运营经费支持、科普宣传及技术推广的回报率低，居民的参与积极性不足。

高等院校及科研机构是我国科学普及的重要资源和社会力量，《全民科学素质行动规划纲要（2021—2035年）》在"指导原则"中提出要"坚持协同推进"，即"各级政府强化组织领导、政策支持、投入保障，激发高校、科研院所、企业、基层组织、科学共同体、社会团体等多元主体活力，激发全民参与积极性，构建政府、社会、市场等协同推进的社会化科普大格局。"在"提升行动"方面，从"青少年科学素质提升行动"及"农民科学素质提升行动"两方面分别明确了高等院校及科研院所的重要任务。针对青少年科学素质提升方面指出，要"推进高等教育阶段科学教育和科普工作。深化高校理科教育教学改革，推进科学基础课程建设，加强科学素质在线开放课程建设。深化高校创新创业教育改革，深入实施国家级大学生创新创业训练计划，支持在校大学生开展创新型实验、创业训练和创业实践项目，大力开展各类科技创新实践活动。"同时，还指出，"建立校内外科学教育资源有效衔接机制。实施馆校合作行动，引导中小学充分利用科技馆、博物馆、科普教育基地等科普场所广泛开展各类学习实践活动，组织高校、科研机构、医疗卫生机构、企业等开发和开放优质科学教育活动和资源，鼓励科学家、工程师、医疗卫生人员等科技工作者走进校园，开展科学教育和生理卫生、自我保护等安全健康教育活动。"针对农民科学素质提升行动方面指出，"实施乡村振兴科技支撑行动。鼓励高校和科研院所开展乡村振兴智力服务，推广科技小院、专家大院、院（校）地共建等农业科技社会化服务模式。"科技资源科普化工程和基层科普能力提升工程是"十四五"时期实施的两项重点工程，高校及科研机构在这两项工程中均发挥着重要作用。在实施科技资源科普化专项行动中指出，"支持和指导高校、科研机构、企业、科学共同体等利用科技资源开展科普工作，开发科普资源，加强与传媒、专业科普组织合作，及时普及重大科技成果。"在基层科普能力提升工程条款中的"加强专职科普队伍建设"项中指出，"鼓励高校、科研机构、企业设立科普岗位。建立高校科普人才培养联盟，加大高层次科普专门人才培养力度，推动设立科普专业。"然而，目前科普工作仅作为高等院校及科研机构的"软任务"存在，缺乏相应的评价考核机制，导致高校及科研机构人员缺乏一定的积极性。但是，在西方一些国家中，普及科学信息及成果是科学家的天职，该理念并未在我国流行，导致我国科研评价考核机制和经费资助申请时未能将"科学普及"这一项纳入其中，科研工作者也缺乏传播科学成果的意识和积极性，导致科技人才参与科普工作缺乏客观公正的评估，这不利于我国科普事业的发展。因此，科学普及作为国家重要的公益事业，需辅以制度化的硬性要求纳入到高等院校及科研机构的工作中，以确保"软任务"的长期有效运行。

3. 我国科学普及工作缺乏针对医学领域的政策研究

专家观点

目前我国缺乏对目前肿瘤防治科普工作开展状况的调研和总结，一些科普工作的成绩流于对工作量的描述，完成了量的积累，但缺乏对开展后实际效果的客观评价，因此无法持续做到质的提升。

依据《中华人民共和国科学技术普及法》第十七条，"医疗卫生、计划生育、环境保护、国土资源、体育、气象、地震、文物、旅游等国家机关、事业单位，应当结合各自的工作开展科普活动。"因此，各级医院除了承担疾病诊治的任务，也该积极完成医学科普宣传和教育的工作。各级医院应积极与社区、高校等单位进行有效合作，共同搭建稳定的医学科普宣传平台，建立有利于医学科普和宣教的长期、稳定的科普培训基地。同时，优化和整合各种教育培训资源，实现资源的共享，形成广覆盖、多层次的教育培训网络，撰写医学科普读物、印发医学宣教知识手册，将医学知识及最新的临床科研成果科普化，宣传医学健康科学知识、普及健康的生活方式，不断提高公民的健康意识、医学知识和科学素养。尽管我国科普发展迅速，但对相应研究的促进和更新相对滞后和薄弱。目前我国的医学科普政策研究有所滞后。针对医学科普政策的研究较少，国家制订的科普规划比较宏观与宽泛，不具有针对性，相关机构并未针对医学科普传播的特点制定确切而具体的法律法规和制度，未针对特殊传播途径和宣传过程进行设计。因此，科普政策在医学科普传播过程中缺乏可执行性和可操作性，医学类高等院校、医疗机构无法按照现有的科普法律法规进行具体操作。此外，相关单位为了获得本领域内的成绩，并没有在真正意义上承担起应有的医学科普传播责任，导致科普法律法规的执行力受到影响。

4. 我国科学普及工作缺乏法律支撑和保障

我国肿瘤防控的立法工作比较落后，在目前法律法规中，也没有对国家肿瘤防治工作做出整体规划。目前我国的肿瘤防治制度框架仍不完善，无论在内容还是质量上，导致我国肿瘤防控工作的开展都参差不齐，因此很难考核和评价其执行效果。2015年，国家卫生计生委联合多部门印发了《中国癌症防治三年行动计划（2015—2017年）》，在"加强体系建设，提高服务能力"主要措施中，针对国家癌症中心、肿瘤医院、各级疾病预防控制机构、健康教育机构和基层医疗卫生机构等，在肿瘤防治网络中的重要地位和功能进行了说明，并对需要履行的措施提出了相应要求。在2019年，国家卫生健康委引发的《健康中国行动——癌症防治实施方案（2019—2022年）》中，在"实施癌症防治能力提升行动，完善防治服务体系"下"推动高水平癌症防治机构均衡布局"方面强调，"以国家癌症中心为龙头，构建全国癌症防治网络，依托区域医疗中心，在东北、华北、华中、华东、华南、西北、西南共7个片区分别遴选1～2家在癌症预防、治疗、教学、科研等领域处于领先水平的医疗机构，推进癌症区域医疗中心的建设。各地依托现有资源，建设好省级癌症防治中心，推动地市级层面成立癌症专病防治机构。通过疑难病症诊治能力提升工程、重点专科建设、城乡医院对口支援等，提高中西部地区及基层能力，加强县级医院肿瘤专科建设。"在"强化癌症防治机构职责"方面强调，"区域癌症防治中心负责区域癌症防治能力建设和技术工作的统筹协调，通过技术支持、人才帮扶等形式，整体带动区域内癌症防治水平的提升。""具备条件的二级及以上医院设置肿瘤科，具备开展癌症筛查和常见多发癌种的一般性诊疗能力。""提高各级各类医疗卫生机构在宣传教育、健康咨询及指导、高危人群筛查、健康管理等方面的能力。"但由，于其法律效力较低，并在一定程度上缺少规范性和强制性，导致在实际执行过程中出现缺乏有效协作、各部门责任和义务界限模糊等不良问题。

从日本的肿瘤防控体系看，基于法律的肿瘤防控工作给我国肿瘤防控带来了一定启示。《癌症对策基本法》的制定，使日本有了较为完善的肿瘤防治制度框架，保障了肿瘤防控工作的高效运行。日本的肿瘤防控政策大多是在法律基础上开展的，即先推行法律、后建立方案或计划。对比之下，我国也可借鉴日本立法的经验，积极构建以公共政策为主导的肿瘤防控体系，加速推进肿瘤防控立法，形成完善有力的法律体系，采取"立法在先、政策在后"的防控模式。

5. 我国肿瘤科学普及工作的资金与资源支持体系不够完善

专家观点

目前，我国肿瘤科学普及工作还存在一些不够完善之处，如政策支持和资金投入不足，难以形成连续性；组织的活动零星分散，没有长期的规划和体系化的设计，做到哪儿算哪儿，没有一个整体的布局。

医疗卫生方面的科普工作，单纯依靠政府的投入是不够的，需要引入社会多方面的参与。科普场馆的运营、科普活动的开展、科普作品的制作，都可以引入市场化的机制，但政府部门和行业协会需做好相关的规范化监管工作。

科普经费投入是开展科普工作的重要保障，科学普及投入指的是国家及地方政府根据科普的需要，对科普活动进行人力、物力及财力等多方面的投入，包括科普人员、科普经费及科普场馆设施的投入。我国科普投入的统计数据目前多来自中国科协的《中国科学技术协会统计年鉴》、科技部的《科普统计》及《政府收支分类科目》中收录的科普经费数据。其中，《科协统计年鉴》中记录的科学普及投入资金数据是基于各级科协组织的经费花费，随着科协组织的不断发展，该统计年鉴关于科普经费数据的统计历史较长，形成了较为稳定的统计数据指标，也能够反映各级科协组织的经费投入及使用状况。由于《中国科学技术协会统计年鉴》的经费统计只来自各级科协组织，缺乏其他组织机构的花费数据，因此从科普工作的"社会性"角度出发，《中国科学技术协会统计年鉴》的统计数据不具备代表性。相比之下，《科普统计》收集了各级科协组织的资金投入情况，同时也记录了其他职能机构及部门在科学普及工作过程中产生的花费，纳入的部门机构较为全面和广泛，其统计数据能够充分展示各级政府、机构及不同部门在科普活动中投入的经费状况。然而，《科普统计》开展的时间相对较短，其统计指标仍需要不断地完善。《政府收支分类科目》中收录的"科学技术普及"经费数据来源较《中国科学技术协会统计年鉴》和《科普统计》更为权威。

近年来，我国在科普事业中的资金投入不断加大，在经费筹集、科普场馆建设及科普人员培育方面的投入逐渐增长。据科技部数据显示，2011 年我国科普投资金额为 99.5 亿元，2019 年我国科普经费筹集达 185.5 亿元，即全国人均科普专项经费达 4.7 元，与 2011 年投资金额相比，2019 年我国科普经费投资金额提高了 86.4%。2011 年我国科技场馆仅 335 个，到 2019 年全国科技场馆数目达到 533 个，包括科技馆及科学技术类博物馆在内的全部科普场馆高达 1477 个，即平均每 94.79 万人就拥有一个科普场馆，科技馆的年参观人数达到了 8457 万人次。2011—2019 年，我国科普专职及兼职人员由 175.1 万人增加至 187.1 万人，体现了近年来我国注重科普人员的培养。2019 年，我国科普 / 科技讲座、科技活动周等各类科学普及活动的参加人数达 11.49 亿人次，全国科研机构和大学开展科普活动的数量达到 1.16 万个，参观人次达到了 947.97 万。科普投入的增加伴随着我国国民科学素养的提升，2021 年我国科协发布的第十一次中国公民科学素质抽样调查结果显示，我国公民具备科学素质的比例从 2015 年的 6.20% 提高到了 2020 年的 10.56%，实现了我国《国民经济和社会发展第十三个五年规划纲要》第 67 章"提升国民文明素质"中设立的"公民具备科学素质的比例超过 10%"的目标。然而，我国公民的科学素养与发达国家人群相比仍有较大差距。

目前，我国的科普投入主要来自国家政府拨款，《中国科学技术协会统计年鉴》显示，2011—2019 年，科普资金来源中政府拨款所占比重由 68.9% 提高到了 79.6%，其余投资额中，社会公益资金支持占比小于 1%，自筹的费用比例也不到 20%，由此可见我国政府承担着科普投入的主要工作。《中华人民共和国科学技术普及法》第二十三条也指出，"各级人民政府应当将科普经费列入同级财政预算，逐步提高科普投入水平，保障科普工作顺利开展。各级人民政府有关部门应当安排一定的经费用于科普工作。"即我国的科普投入责任主要由省级、县级政府部门来承担。

然而，在实际的科普经费筹集及使用过程中，财政收入结构与科普财政投入结构不匹配，滋生了一系列问题。如中央政府与地方政府科普投入的不平衡给地方财政带来巨大压力。在科普筹资方面，省级和县级部门筹集的经费分别占全国科普经费总额的 31% 和 41%，在科普经费的使用方面，省级与县级部门的花费分别占全国科普花费总额的 29% 和 42%，而我国中央部门在科普筹资及资金使用方面的占比均为10%左右。因此，我国县级政府是科普资金筹集和支出的主要力量。然而，财政收入的不足制约了政府科普工作的建设和推进进程，影响了科普的硬件设施建设和科普设施的后期运营，如我国很多地区科技场馆的建设未达到要求。据2020年数据显示，按照科技馆建设标准与要求，我国满足条件并适宜建设科技场馆的地市级及以上城市共有288个。然而，仍有184个城市未建成科技馆，其比例高达63.9%。我国《科学技术馆建设标准》对我国科普场馆的建馆标准、展品内容及硬件配备等做出了明确要求。然而，由于资金限制，一些地区的科普场馆在多方面均未能达到《科学技术馆建设标准》的要求。调研显示，2015年全国科普场馆的建筑安装工程实际投入与宣教内容建设经费投资的比例平均值为1∶0.58，低于国际通行"不低于1∶0.7"的标准。

我国不同地区的财政不平衡导致科普投入的区域不平衡。我国地域广阔，肿瘤的流行病学情况存在着明显的空间特征，不同患癌风险等级对治疗患者的生活质量也具有重要影响，目前存在城乡差距，农村医学科普宣传不足，明显滞后于我国现阶段乡村振兴战略的问题。区域发展的不均衡，导致区域间财政收入的不平衡，进而导致不同地区对科普的资金投入不平衡。据《中国科学技术协会统计年鉴》2011—2020年数据显示，2014—2019年，我国东部、中部、西部及东北部地区对科普经费的筹资分别从92.7亿元、19.3亿元、32.8亿元及5.2亿元提高到99.9亿元、37.1亿元、42.7亿元和5.9亿元，虽然几个地区的科普投入资金数额均呈增长趋势，但东部地区的科普经费投入稳定在90亿元左右，中部、东部及东北地区的科普资金投入与东部地区相比，差距仍然很大。2018年，我国的人均科普专项经费为4.45元，同年北京市人均科普专项经费高达54.32元，而河北省的人均科普专项经费只有1.19元，低于全国平均水平。此外，我国中西部地区社会经济发展落后，财政收入相对较少，因此中西部地区将有限的资金用于经济建设和公共服务等亟待加强的建设，对于科学普及这种需要长期投入的工作，往往不被列入地方财政的优先支出项，即使将科普投入纳入到地方政府的绩效考核内容当中，碍于有限的财政收入，科学普及方面的投入也依然难以被保证。中西部地区对于科学普及的需求最强烈，而经济发展的落后使得科普在落后地区难以顺利实施，严重阻碍了经济落后地区的科普事业发展及其公民科学素质的提升。

我国科技行政管理部门投入相对分散，难以形成科普财政投入合力。《中华人民共和国科学技术普及法》中指出，我国科学技术协会在科普工作中贡献了主要的社会力量。《全民科学素质行动规划纲要（2021—2035年）》中也指出，"中国科协发挥综合协调作用，做好沟通联络工作，会同各有关方面共同推进科学素质建设。""地方各级科协牵头实施《科学素质纲要》，完善科学素质建设工作机制，会同各相关部门全面推进本地区科学素质建设。"但是，在实际推进过程中，各科技行政部门的统筹工作仍存在一些不足。研究显示，2017年我国192座科技馆隶属于7类不同的系统，其中隶属于科协系统的占82.8%（159座），隶属于非科协系统对的占17.2%（33座），由此可见我国科技场馆的管理比较分散，导致无法对全国科技馆的科普资源进行统一配置，无法进行统一标准的行业考核和监测评估，不利于科技馆的健康发展和科普事业的推进。

目前，我国政府对医疗卫生事业的投入力度不够，表现在各个医疗机构对医学健康知识的宣传力度不足、大众传媒对于医学科普知识的宣传范围有限及医学知识相关的教育缺乏等多方面，开展医学科普教育可利用资源有限，科普基地、科技馆、高校等组织的科普功能有待进一步加强。

"肿瘤早筛早诊早治"是我国重大公共卫生服务项目，通过对高发癌种进行高危人群的评估及早期筛查，能够提高早诊率、降低发病率和死亡率、提高患者的生存率，从而减轻肿瘤患者、社会及国家的经济负担。然而，我国目前仍然没有全国统一的免费筛检政策及规定，对于宫颈癌、鼻咽癌等高发癌种，仅部分高发地区采取了免费筛检的政策。目前我国的综合国力及财政收入有限，肿瘤筛查费用不能完全由公共财政支付，仍然需要依靠项目来推动，专项转移支付仍将是主要筹资方式。

6. 我国医生及科研工作群体对肿瘤科学普及的关注度与参与度不够

专家观点

医务工作者普遍认为目前肿瘤科普工作亟待加强，且存在一些不规范，甚至错误虚假的信息。但是，限于政策支持力度不够、时间精力有限、个人创作能力不足等原因，真正愿意主动参与肿瘤科普工作并能持续投入的人员仍相对不足。

因此，除让医务工作者在工作后再接受相关继续教育外，科普创作和媒体传播等相关课程应作为选修或必修课程进入医学院校，让富有激情及创造力的年轻未来医务工作者提前做好相应知识的储备。

科研工作者是科学普及的重要力量，是权威知识的重要来源。研究表明，通过大众媒体传播的科学信息在准确性上存在一定误差，被传播的信息不一定能够全面且客观向公众普及准确的科学理念。因此，公众容易被媒体传播的科学知识误导，从而影响公众获得真实有效的科学知识，而相比之下，科研工作者作为科学知识的发现者、生产者及创建者，进行科学知识的传播更为可靠，能够保证传播知识的准确性和可信性。然而，现有的科研共同体对于科研人员参与科普认同度不高，科研考核与激励机制的缺乏均是制约科研工作者从事科普工作的重要原因。我国一项基于果壳网"科学人"的调查，面向大学和科研院所的科研工作者、企业中的科研人员、临床医生、科研科普类学会、博物馆等机构的工作人员展开研究，调查主要通过网络推广和定向邀请进行问卷调查，共收集到有效问卷 1468 份，结果显示，91% 的被调查者对科学传播持积极的看法和态度，认为科普工作很重要，79% 的人表示愿意参与到科学传播之中去。然而，在科学传播的实际参与度方面不容乐观，仅 42% 的被调查者真实参与过科学传播，31% 的被调查者只参与过一种方式的科学传播，参与过超过两种方式的科普活动的人数则非常少，科研工作者的知行反差现象十分严重。究其原因，"媒体报道往往夸大其词或断章取义"使科研工作者对大众媒体失去信任，"现行科研考核体制中没有科学传播的内容"削弱了科研工作者进行科学传播的积极性，"科研圈缺少把声音传递到公众的渠道"提示缺少知识的传播途径，这也是我国亟待解决的问题。目前，推动科研人员从事科普工作的动力主要是个人层面的，来自单位的认可和激励明显不足。各个单位和机构对科学普及活动的重视程度体现在职称、职务晋升等方面的具体鼓励政策上，这也是影响科研人员个人科普积极性的最重要因素。

我国肿瘤防治体系中的组织机构包括国家卫生健康委员会疾控局、省级健康委员会疾控处等管理部门，中国国家癌症防治中心、中国疾病预防控制中心、各省肿瘤中心 / 医院 / 综合医院肿瘤科等业务部门、非政府组织（如中国抗癌协会、中国癌症基金会等）。目前我国的肿瘤诊治医疗机构并没有充分发挥肿瘤预防的功能，存在着以医养防、以医养研的弊端。

　　医务工作者是医学知识和健康信息的重要来源，医院健康教育以患者为中心，对患者及其家属进行有目的、有计划的系统的健康教育。《"健康中国2030"规划纲要》在"提供优质高效的医疗服务"下的"创新医疗卫生服务供给模式"中提出，"建立专业公共卫生机构、综合和专科医院、基层医疗卫生机构'三位一体'的重大疾病防控机制，建立信息共享、互联互通机制，推进慢性病防、治、管整体融合发展，实现医防结合。"为了解我国医院健康教育的现状，兰州市一项调研采用分层随机抽样的方法，从兰州市8家医院随机抽取医务人员和患者各100名进行了问卷调查，结果显示87.50%的医院已制订健康教育工作计划和实施制度，且医务人员及患者对科普宣教工作持积极态度。研究发现超过60%的医务人员和超过80%的患者认为医院应该开展健康教育工作，以此提升医护人员的健康教育水平和能力，使其能根据不同肿瘤患者的情况制订相应的更科学的健康教育方案。研究还发现，与患者自身疾病相关的健康知识更易受到患者及家属的欢迎。然而，医务人员仍存在健康教育知识回答正确率低、缺乏健康教育理论和技能培训等问题，这将影响医务工作者对患者及其家属的健康宣教。因此，要强化医院健康教育管理，支持医务工作者的继续教育以提升医务人员的健康教育能力，增加对患者个性化宣教活动，促进医院健康教育的良性持续发展。尽管大多数医生在肿瘤诊断和治疗领域都具备良好的知识储备，但仍存在一定的知识差距。我国一项针对外科医生对胰腺癌诊疗认知的调查发现，部分医生对胰腺癌的认知能力仍不足，应实施针对医生群体的医学教育与科普计划以弥补知识差距。本次中国肿瘤科普发展现状调研也显示，所有参与问卷调研的医务人员均参与过肿瘤患者的诊疗，93.2%的医务人员已经开展过肿瘤防治科普宣传，三甲医院的副高级以上医务人员是肿瘤科普主力军，且近50%的医院对科普工作持鼓励态度。由此可见，医学科普是全民健康教育的重要组成部分，推动医疗与科普相结合，鼓励和引导医务人员参与医学科普，是当前我国科学传播与普及领域的一项重要措施。然而，参与医学科普的医务工作者多为被工作单位指派安排，其次是被媒体单位、社会机构、学术团体等组织邀请，尤其是来自发达地区（一二线城市、省会城市/直辖市）的医务人员。可见，医务人员对肿瘤相关科普宣传的主动性有待加强，需激励更多专业人员参与基层健康科普工作，鼓励并给予相应奖励措施，扩大肿瘤科普宣传队伍。

　　医学科普不仅是医生的工作，广大医学生也应积极地参与到医学科普工作中。医学生除了接受过医学专业知识教育之外，思维更开阔，富于想象力，接受新知识的能力更强，更有利于传播医学科学知识，在医学科普工作中具有明显优势。为了解当前医学生的医学科普实践经历，我国一项研究采用随机问卷调查法，调查了210名华中科技大学的医学生，结果显示医学生参与医学科普的意愿很高，有99.52%的医学生表示能够积极参与到科普工作中来。然而，他们的实际参与度并不高，仅19.18%的被调查者有参与医学科普相关实践经历，主要原因是医学生对自己的科普能力信心不足，其次是学校对培养医学生的科普能力重视度不够高，缺乏相关专业人士的医学科普教育，没有形成良好的医学科普概念。调研中的医学生表示，开展医学科普工作所需的条件包括"医学生自身的能力（写作、绘画、视频制作等）""有扎实的医学科学知识""有相关老师的指导""有良好的平台"及"个人的创新能力"等。因此，加强医学生的医学科普工作能力，需要国家政策、学校老师、广大的民众、医学生自身等各方面的努力和帮助。我国安徽的一项研究运用《大学生科普调查表》，对医科类院校的大学生进行了科普教育活动状况的问卷调查，结果显示，医学生们对科学普及的态度比较积极，绝大多数医科大学的学生认为进行科普教育比较重要，开展科普活动对大学生创新能力的培养作用较大。然而，由于课业繁重，医学生们学习和了解科学普及知识的时间比较少，参加校内及校外的科普活动机会较少。大部分医学生通过课堂学习、阅读科普书籍及上网的方法来了解科学知识，因为通过学校组织及参加科普活动的机会较少。由此可见，我国医学生们参与的科普活动主要为静态，普遍重视科学知识但缺乏实际操作。此外，大学生每周学习和了解科普知识所需的时间，在1小时内的占43%，2～3小时的占25%，3小时以上的占14%，0小时的占18%。因此，大学生学习科普知识的时间相对较少。我国医学生的科普教育缺乏统一的规划和组织，学校的重视程度不够，很少有专门的科普教育，投入师资不足，科普活动比较单一，不利于医学生的科学文化素养的提高。

7. 我国主流媒体及新媒体参与肿瘤科学普及工作的力度不够

专家观点

科普的供给方（医务工作者）和受众存在一定的信息鸿沟，他们讲授的科普知识，大众不一定爱听，不一定能听懂。媒体在这中间应该扮演好一个桥梁的角色。同时，开展科学普及的媒体工作又对从业者提出了更高的要求，需要在趣味性、时效性和科学性等维度面面俱到，如何培养或选拔出其中的优秀者并给予更大的支持，是行业领导者需要考虑的问题。

目前，在医学科普工作中，主要由大量的医学专家热心科普工作，而主流媒体版面安排有限，大量科普作品难以推出，传播方式单一，对重点人群的针对性不强，缺少强有力的组织管理，是科普传播发展的瓶颈。此外，当前科普作品表现形式存在的最大的问题是不够生动活泼，专业术语大多难懂，使大多数读者望而生畏，难以吸引读者阅读兴趣；医学科普的传播形式单一，主要采用单向传播方式，交流互动性比较差。本次中国肿瘤科普发展现状的调研显示，目前图文、讲座等仍为肿瘤防治科普的主要形式，短视频、漫画等新媒体也是进行肿瘤防治科普宣传的有力武器。随着新媒体技术和手持移动终端的蓬勃发展，社会大众目前主要通过微信公众号、微博、今日头条等网络平台、百度等搜索平台及抖音、快手、视频号等短视频平台获取肿瘤防治科普知识，我国的科普应致力于让科普更加接地气，既保证内容专业权威，又要通俗易懂、方便获取，才能让科普落到实处。

随着信息技术的发展，人们越来越依赖于利用互联网技术来获取专业知识、社会支持和疾病管理。作为大学生最常使用的媒介，新媒体凭借其广泛的受众和以往传统科普没有的各种优势，与健康科普的互相融合已成为大势所趋，"新媒体科普"即将成为一种成熟的科普形式。然而，针对青年群体的新媒体科普仍存在很多不足。调查显示，新媒体科普研究的角度局限，专业性不足。目前互联网技术主要应用于高血压、糖尿病等慢性病中，对肿瘤患者中的青年群体关注不足，且国内针对青年肿瘤患者的研究角度局限于心理方面，缺乏对生理性康复问题（厌食、慢性疼痛等）及社会支持需求的关注。近年来，依托新媒体的健康宣教处于起步阶段，其干预方案和实施细则仍存在许多专业性不足，同时缺乏医护、专科专家及康复治疗师等参与。此外，新媒体传播的内容质量也参差不齐。专业性的肿瘤康复网站及平台能够为患者提供复诊随访、功能康复及健康指导等专业准确的康复管理信息。然而，一些网络健康信息的来源不明，在社交平台中易出现虚假信息传播失控现象，造成患者误解，内容不正确、不专业的肿瘤康复信息不利于肿瘤患者的康复效果，甚至产生新的身心损害。目前我国的新媒体科学普及工作尚处于起步阶段，互联网海量医疗大数据和电子病历涉及个人信息、疾病信息、地理位置等隐私问题，这些数据易泄漏至他人，若被非法利用，将对患者的合法权益产生巨大威胁。如何确保个人信息、疾病信息等个人隐私不被泄露问题也是新媒体科学普及工作中亟须解决的问题。

8. 肿瘤科学普及工作的评价和奖励机制有待完善

专家观点

目前，科普工作的开展情况已经被纳入科室年度绩效考核之内，以及医务人员职称晋升的考核指标之内，但所占的比例仍然较低，与临床和科研所占的权重相比相差甚远。同时，对科普工作的考核和评价不应发展为要求人人做科普，而应将科普成绩作为同临床、科研及教学并行的个人发展上升通道之一，让医务工作者根据自身的特长和爱好选择性发展。

《中华人民共和国科学技术普及法》第二十九条指出，"各级人民政府、科学技术协会和有关单位都应当支持科普工作者开展科普工作，对在科普工作中做出重要贡献的组织和个人，予以表彰和奖励。"强调了科普工作中奖励机制的重要性。《全民科学素质行动规划纲要（2021—2035年）》在"科技资源科普化工程"的重点工程中提到，"建立完善科技资源科普化机制。鼓励国家科技计划（专项、基金等）项目承担单位和人员，结合科研任务加强科普工作，推动在相关科技奖项评定中列入科普工作指标。"为保障准则的顺利实施，在"组织实施"中强调"机制保障"和"条件保障"两方面分别强调了奖励机制的重要性。在"机制保障"中强调，"完善表彰奖励机制。根据国家有关规定，对在科学素质建设中做出突出贡献的集体和个人给予表彰和奖励。"在"条件保障"中强调，"完善法规政策。完善科普法律法规体系，鼓励有条件的地方制定修订科普条例，制定科普专业技术职称评定办法，开展评定工作，将科普人才列入各级各类人才奖励和资助计划。"

虽然我国已经制定了科普法和相关的科普规范，但是由于考核评价体系的缺失，医疗工作者做科普与其工作考核、职称评定都不挂钩，"科普"作为一项"软任务"，在一些医疗工作者的意识里仍然是一个多余的"负担"。有关单位和人员把主要精力都投放在医学教学、科研和疾病诊治等涉及本领域内业绩增长的工作上，而忽视了科学知识的传播。也正是由于缺乏对科普传播的积极性，造成了医学科普后备人才和知识储备的不足。

本次肿瘤科普发展现象的调研显示，关于医务人员开展肿瘤防治科普工作的驱动力，大多数（74.4%）调研对象认为科普工作是职业价值的进一步体现，可以获得成就感，职业价值体现和职业赋能是医务人员科普工作的主要驱动力。然而，时间不足、缺乏人力物力支持是开展科普工作遇到的主要困难，医务人员也最希望得到高质量科普技巧和方法的培训，并盼望获得科普奖项的激励，大多数（80.9%）调研对象认为应对医务人员参与科普工作设立国家级科普奖项予以激励。由此可见，职称、职务晋升方面的具体鼓励政策是医务人员开展肿瘤科普工作的重要影响因素。医院需要完善相关的科普激励政策，比如将科普纳入职称考核晋升中，或者设立科普相关研究基金、举办科普大赛等，从各种渠道激发医护人员参与科普工作的积极性，加速科普人才的培养，培养挖掘更多的肿瘤防治科普人才，尤其是要提升基层科普人才能力建设，使群众身边科学的声音更大、吸引力更强，同时更有力地挤压伪科普流传的空间，才能实现更好促进群众健康的目标。

9. 肿瘤科学普及工作的专业人才队伍建设欠缺

专家观点

在肿瘤科学普及专业人才队伍建设方面还有一定的不足，如平台数量不足，水平参差不齐；肿瘤科普人员水平也参差不齐，有些缺乏基本的专业性；平台和人员缺乏有效的协作机制，难以形成完整的体系。

优秀的科普人才是稀缺资源，但可以通过两种方式获得，一是通过体制内行业或协会的培养和选拔；二是通过体制外市场化的筛选，大浪淘沙，去砾存金。

科普人才，即具备一定的科学素养和科普专业技能、从事科普实践并进行创造性劳动、做出积极贡献的劳动者。科普人才对于科普事业的发展极其重要，科普人才队伍的建设速度与质量深刻影响着我国公众的科学素养，科普人才培养体系的建立和完善是科普人才队伍成长和发展的基础。自我国《全民科学素质行动计划纲要（2006—2010—2020年）》印发实施以来，各地区各部门不懈努力，全民科学素质得到了显著提高，我国的大众传媒科技传播能力大幅提高，科普信息化水平显著提升，科普基础设施迅速发展，现代科技馆体系初步建成，同时科普人才队伍也在不断壮大。在《全民科学素质行动规划纲要（2021—2035年）》"科普信息化提升工程"的重点工程中明确指出，要"扶持科普创作人才成长，培养科普创作领军人物。"在"基层科普能力提升工程"中强调，"加强专职科普队伍建设。大力发展科普场馆、科普基地、科技出版、新媒体科普、科普研究等领域专职科普人才队伍。鼓励高校、科研机构、企业设立科普岗位。建立高校科普人才培养联盟，加大高层次科普专门人才培养力度，推动设立科普专业。"为保障政策的顺利实施，在"组织实施"的"条件保障"中强调，"完善法规政策。完善科普法律法规体系，鼓励有条件的地方制定修订科普条例，制定科普专业技术职称评定办法，开展评定工作，将科普人才列入各级各类人才奖励和资助计划。"

目前，我国的专职科普人才数量有限，尤其是高端科普人才的规模较小，面向基层的科普骨干素质匮乏，这严重阻碍了我国科普事业的发展。有多种原因造成上述问题。首先，培养专业科普人才的学科体系尚不完善，与科普相关的学科（如科技传播、科学普及等）专业目前处在起步阶段，仍需要探索和更新，相应的学科建设有待完善。第二，科普教育的师资队伍存在瓶颈，科普方面的师资培养欠缺实践经验且力量薄弱。第三，经费投资受限制，以学科和专业为基础的科普人才培养基地虽建立但未有效运行。此外，外部政策环境不利于科普人才的培养和职业生涯发展。

调查显示，我国半数以上公共卫生专业人员参与过健康科普活动，尤其是30岁以下或职称较低的公共卫生专业人员，受工作经验及专业科普能力等影响，健康科普活动参与率较低，他们开展健康科普的主要动因与工作岗位相关。公共卫生专业人员对健康科普知识和技能的需求较大，应健全公共卫生专业人员参与健康科普的激励机制，加大培训力度，加强专业人员健康科普能力建设。科普工作者已经认识到参与科普活动是自己的社会责任，但是他们的理解还不够深入，缺少从民主社会和纳税人权利等观念出发的自觉意识。

10. 伪科普仍然相当普及

专家观点

在肿瘤科普领域，伪科学的问题比较普遍。一些医务人员自身的业务能力不强，东拼西凑，甚至强行讲一些自己所不擅长的东西，造成了传播的内容漏洞百出。比如，个别短视频博主，为了持续更新，只求数量不求质量，同一个问题，相隔几个月讲的内容自相矛盾。一些媒体缺乏专业的审核把关能力，把一些错误的观点和知识发布出来（媒体被骗了），一些媒体被利益所裹挟，有意传播一些虚假的商业信息（媒体有意当了骗子），极大地损害了肿瘤科普的公信力。在这方面应该加大监管和处罚的力度，让伪科学无法生存。

在当今的信息时代，患者越来越经常使用互联网寻求有关健康的信息，但由于互联网内容生产者门槛较低等原因，关于健康知识的科普知识良莠不齐。一项关于"前列腺癌互联网信息的可靠性和有效性"的调查显示，互联网的科学普及信息整体是准确的，但个别网站的信息来源并不可靠，存在"伪科普"现象。

循证科普，即慎重、准确和明智地应用当前所能获得的最好的研究证据，同时结合科普工作者的专业知识，考虑大众的需求和健康素养，并将三者完美结合，从而为大众创作出科学易读的优质科普作品。为提升健康科普工作者的科普准确性和可信性，避免和消除"伪科普"的传播，推动健康科普的良性发展，中国科协科普部、中国科普作家协会主办，中国科普作家协会医学科普创作专委会承办了"2019 科普文创：科普科幻之星计划（健康与医学科普）高级班"。我国一项调研评价了"辟谣科普教育"对健康科普创作者循证科普的认知、态度和行为的影响，研究显示，进行"辟谣科普教育"干预后，被调查者对于循证科普的认知、态度及创作行为，均得到了一定程度的提高。本次中国肿瘤科普发展现状的调查显示，大众获得肿瘤科普知识面临一系列困难，包括"虚假信息太多，难辨真伪""理论知识太多，不够联系实际""缺乏趣味性，专业性强，大众很难理解"及"不知道从哪里获取"，其中 67.5% 的被调查者表示真假难辨的"伪科学"是获取肿瘤科普的最大障碍。因此，提高健康知识的准确性，加强科普人员的科学素养对于优质科普至关重要。

二、专业化的平台和人才培养体系

专家观点

科普人才培养和平台建设的具体建议。

① 建立肿瘤科普专业人才培养计划：设立肿瘤科普专业本科及研究生教育课程，制定相关考试及认证制度，以培养更多的肿瘤科普专业人才。同时，加强与相关行业协会、慈善机构、公益基金会等的合作，共同推进肿瘤科普专业人才培养计划的实施。

② 加强科普平台建设：在现有的科普平台基础上，加大对肿瘤科普领域的投入，建立针对不同受众的肿瘤科普平台，如青少年、老年人、患者、医务工作者等不同受众的科普平台。同时，建立肿瘤科普知识库，整合肿瘤科普资源，为肿瘤科普工作提供更为

丰富和有用的资源。

　　③ 加大科普人才培训力度：为医务工作者、科普从业人员等提供专业的培训，增强其肿瘤科普意识和技能。培训内容可包括肿瘤疾病基础知识、科普方法与技巧、传播策略等。

1. 团队建设

科普健康生活方式及宣传早诊早治是预防肿瘤并提高肿瘤早诊率和治愈率的关键。因此，需要专业的肿瘤防控知识宣传团队来倡导和促进肿瘤科普知识的传递，我国多个地区陆续组建了肿瘤科普专家团队。

2013 年，中国科学技术协会组建了首批科普专家团队，由 156 名专家为全国学科首席科学传播专家组成，该团队围绕学科前沿科技进展及基本科技常识，开展科普创作及传播工作，推动学科相关科技博物馆、科普基地、科普人才队伍等基础条件的建设，推动科研机构、高等院校、企业等单位开发开放优质科普资源，全面规划和推进学科科普工作。

2018 年，沪上首支肿瘤科普志愿者团队正式成立，该科普团队由 100 多位来自复旦大学附属肿瘤医院的医务人员组成，形成了医务工作者"组团出海讲科普"的工作新模式，提高了肿瘤科普的覆盖面及有效性，同时也满足了公众日益增长的科普知识需求。

2021 年，云南省首个肿瘤防治科普专家团队正式成立，该团队从多专业、多层次及多方位为公众进行规范且持续的肿瘤防治科普知识。作为科普宣传的带头人，肿瘤防治科普专家团队将积极开展肿瘤科普教育活动、普及肿瘤预防筛查和早诊早治等知识，积极推动全省肿瘤防治科普事业的建设和发展。

2022 年 3 月，山东省临床肿瘤学会患者教育专家委员会成立，该组织凝聚了权威及专业的肿瘤科普力量，致力于推动患者科普教育。3 月 12 日，专家委员会举行了学术交流研讨会，会议上专家指出，我国在肿瘤预防阶段存在短板，需要专家团队组织对肿瘤防控、治疗及康复相关知识进行普及。

中国科学技术协会科普部也一直为我国的肿瘤科普事业做出贡献，支持并参与到中国抗癌协会肿瘤防治科普工作中，不断提升着我国广大公众和患者科学防癌核心知识的知晓率，提升我国公民的健康科学素养，助力我国健康事业的发展。

2. 核心技术人才培养

医疗卫生专业技术人员在正确的肿瘤防治工作中发挥着十分重要的作用，医务人员开展的癌症健康教育工作效果比较好。高层次高质量的卫生人才是推动我国医学技术水平发展的中坚力量，同时人才团队自身也代表当地医疗卫生队伍的整体水平和综合实力。加强对医务人员的培养，造就一大批优秀的高素质、高水平的医务人员，这是决定医院生存发展的关键因素，也是促进我国肿瘤科学普及事业蓬勃发展的重要推动力。目前，我国肿瘤照护的提供者面临数量不足、质量参差不齐的双重挑战。

科技创新、科学普及是实现创新发展的两翼，要把科学普及放在与科技创新同等重要的位置。没有全民科学素质普遍提高，就难以建立起宏大的高素质创新大军，从而难以实现科技成果快速转化。除了医务人员，科普学者也是从事科普教育和科普研究的一线工作者。目前，重科研、轻科普的现象仍然普遍存在。在国家级重要人才工程中，专职从事科普工作的科学家鲜为少见。高等学校、科研机构专职从事科普工作优秀学者也非常少。科技及科普奖励制度是目前国内科技管理的重要制度之一，能够有效地激励科研工作者进行自主创新研发，激发科研人才的活力，有利于营造创新研发的良好氛围，从而有利于推动重大科研成果的产出。目前我国学术界对科技奖励的关注度比较高，相关研究也较为丰富，但对科普奖励的研究相对较缺乏。2022年的一项研究显示，在维普数据库中，以"科技奖励"为主题的学术论文有1.1万余篇，但以"科普奖励"为主题的仅有10余篇。我国科学普及事业经历了几十年的发展历程，在此过程中，科学普及的地位不断提升，国家科普建设能力逐渐强化，科学普及体制的改革日趋深化，科普政策相关体系也在日益完善，我国培养的科普人才队伍正稳步发展，公民的科学素质水平持续上升，为科技创新构筑了坚实的社会基础。我国2021年发布的"2020年度全国科普统计数据"显示，我国的科普事业正在稳步推进，科普人员的数量虽呈下降趋势，但在质量上得到了进一步的提升，越来越多的高质量、高级职称的人才逐渐加入到科普人才的队伍当中，推动着我国的科普事业的持续和稳定发展。

3. 充分利用互联网及远程医疗来创新管理模式

除了传统的多学科联合诊疗与随访，远程医疗和互联网监测技术助力肿瘤科学普及也显得尤为重要。首先，基于互联网的搜索功能，网络可以提供一种或多种创新且及时的方法，为国家提供了能够随时监测和估计肿瘤发病率及死亡率的途径，从而有助于国家及时采取肿瘤防控的相应措施。因此，应该加强网络信息传递来提高肿瘤患者及普通公民的预防和早期诊断效率，改善卫生资源的配置和公共卫生措施的实施。其次，我国医疗机构可利用远程医疗和互联网监测技术进行肿瘤科学普及，并通过开发相关应用软件，开展远程化疗监督、远程症状管理和远程姑息治疗等服务，实现"线下"与"线上"服务的优势互补。但是，我国的相关研究显示虽然来自医生和健康相关机构的科普视频更加权威和完整，但用户最常观看的健康知识科普视频仍仅有少部分来自于医生和健康信息网站。因此，我国仍需要有效地监管措施来控制科学认可的信息，加强医疗官方科学信息的传播。

三、主动评价和奖励机制

> **专家观点**
>
> 主动评价和奖励机制的3个具体建议。
>
> ① 建立科普成果评价标准和体系：科普成果应当根据传播效果、科学性和可操作性等指标进行评价，形成一个科学、客观的评价体系。
>
> ② 开展科普成果评选和表彰活动：鼓励和推动肿瘤科普人才创新，开展科普成果评选和表彰活动，通过颁发奖项、表彰先进典型等方式激励科普人员。
>
> ③ 建立奖励机制：对于在肿瘤科普工作中表现突出的个人和团队，应该给予奖励，如资金支持、学术荣誉、晋升加薪等。

1. 法律法规

我国国家政府及各级地方政府成立了科学普及的专门机构，出台了《中华人民共和国科学技术普及法》、《关于加强科学技术普及工作的若干意见》、《全民科学素质行动计划纲要（2006—2010—2020年）》、《全民科学素质行规划纲要（2021—2035年）》等法律法规。

《关于加强科学技术普及工作的若干意见》是党中央、国务院共同发布的第一个全面论述和部署科普工作的纲领性文件，是新时期党和政府推动科普事业发展的重要标志。该文件明确提出了科普工作的方针政策、中心任务、工作内容、重点对象和主要措施，对于提升全社会对科普工作重要性的认识，有着深远意义。《全民科学素质行动计划纲要（2006—2010—2020 年）》是我国为提升自主创新能力和综合国力而制定的计划纲要，自《全民科学素质行动计划纲要（2006—2010—2020 年）》施行以来，我国的全民科学素质得到了提升。《全民科学素质行动规划纲要（2021—2035 年）》以"突出科学精神引领、坚持协同推进、深化供给侧改革及扩大开放合作"为原则，制订了 2025 年"我国公民具备科学素质的比例超过 15%，各地区、各人群科学素质发展不均衡明显改善。"的目标及 2035 年"我国公民具备科学素质的比例达到 25%，城乡、区域科学素质发展差距显著缩小，为进入创新型国家前列奠定坚实社会基础。"的远景目标。计划 2025 年"科普供给侧改革成效显著，科学素质标准和评估体系不断完善，科学素质建设国际合作取得新进展，'科学普及与科技创新同等重要'的制度安排基本形成，科学精神在全社会广泛弘扬，崇尚创新的社会氛围日益浓厚，社会文明程度实现新提高。"的目标。到 2035 年，"科普公共服务均等化基本实现，科普服务社会治理的体制机制基本完善，科普参与全球治理的能力显著提高，创新生态建设实现新发展，科学文化软实力显著增强，人的全面发展和社会文明程度达到新高度，为基本实现社会主义现代化提供有力支撑"的远景目标。

我国研究显示，科普在国家战略中的地位不断提升。目前我国科学普及工作已列入国家战略大力推动，中国科协推荐全国学会优秀代表科普作品申报国家奖项，多数医药领域社会组织也设立了科普奖项。中国抗癌协会拥有丰富的科普专家资源，已组建 19 支肿瘤学科的科学传播专家团队，成立了肿瘤防治科普专委会。因此，为了鼓励和表彰优秀肿瘤科普作品，经中国抗癌协会八届五次理事长办公会审议通过，在中国抗癌协会科技奖项中增设科普奖。科普奖的设立，扩大了中国抗癌协会科技奖的评审范围，为肿瘤科技工作者提供了更广阔的展示科技成果的平台，鼓励广大肿瘤科普工作者总结优秀科普作品，积极参加推荐评审工作。同时，为了更好、更快地进行肿瘤学术交流和推广科研成果的应用，促进我国肿瘤防治事业的繁荣和发展，《中国癌症防治杂志》执行优惠、奖励政策。

2. 政府引导的多元化媒体积极参与，以吸引公众对肿瘤的关注

健康教育的方法主要有语言、文字、形象、视听教育法。调查研究显示，目前我国开展的肿瘤健康教育活动中，主要是根据不同的场所和对象来选择不同的教育方式，因此在城市和农村采取不同的健康教育方式。在城市社区主要是举办肿瘤防治知识演讲、知识竞赛和健康讲座、健康筛查、群体同伴教育、举办座谈会、面对面现场咨询、发放肿瘤防治宣传材料、制作肿瘤防治知识宣传栏和展板、建立公众号和微信群等手段；在农村主要采用设置宣传栏、广播、发放肿瘤防治科普宣传材料、现场咨询、举办肿瘤知识讲座和播放肿瘤防治知识录像等形式；在学校主要通过开设肿瘤健康教育课程、举办肿瘤防治知识讲座、组织现场小组讨论提问、发放癌症防治知识宣传资料、现场咨询和开设宣传栏等形式；在工厂主要是采取肿瘤知识讲课和现场咨询的方式；医院健康教育干预主要是通过开展专题讲座、针对每个患者开展有针对性的指导等形式。随着信息化时代的到来，我国政府及相关机构应抓住契机，充分发挥网络新媒体的优势，面向大众积极开展快速有效的肿瘤健康教育，提高公众肿瘤防治的知识水平。

第7章　我国肿瘤科学普及工作的发展趋势分析

一、政府引导的多元化媒体积极参与

肿瘤健康教育是帮助我国民众掌握肿瘤预防知识，改变不良生活习惯的重要方式，有助于降低肿瘤发病率及死亡率，提高肿瘤患者生存率及生活质量。为吸引公众对肿瘤的关注，我国政府鼓励多元化媒体积极参与健康宣教与信息传播。健康宣教的方式多种多样，包括语言、文字、视听教育等多种方法。目前，我国根据不同的宣教场所和接收对象来选择不同的教育方式来进行肿瘤相关宣教，即在城市和农村采取不同的健康教育方式。

农村科普与农村的经济发展紧密结合，是提高农村居民健康素养的重要方法。农村居民只有树立正确的健康观念，了解正确且健康的生活方式，才能紧跟我国健康事业的发展。因此，农村科普显得尤为重要。我国一项研究针对 4 个省份的农村居民进行了调查，结果显示，由于我国农村科普方式不当，对农村居民只一味灌输科普知识，导致我国农村科普工作的普及程度总体较低。近年来，我国农村科普逐年发展，科普方式也逐渐多元化，开展科普知识讲座等一系列的科普活动，开展方式以现场教育培训、播放学习视频、发放宣传资料等为主。随着互联网及智能手机的普及，微信等社交平台走进千家万户，农村居民接受健康宣教的途径也越来越多。2020 年，浙江一项调研对浙江省 6 个农村的 618 名常住居民进行了调查，调查数据显示，电视台及广播电台等传统媒体是农村居民获取科普信息的主要渠道，占比为69.9%。此外，"居委会发布的信息""周围人的讨论交流""抖音和快手等短视频平台"及"微信朋友圈等社交平台"也是健康信息的重要来源。农村居民对抖音、微信等新媒体喜爱度较高。然而，农村居民对科普信息来源信任度最高的是传统媒体（78.5%），而对视频平台及社交平台等新媒体的信任度普遍较低，信任人群占比均不足 10%，反映了农村居民对新媒体传播信息质量和可信度的担忧。为了适应及紧跟我国社会经济及互联网信息技术的飞速发展，我国农村的健康科普事业和传播渠道也要进入新一代的发展模式。因此，我国要推动新媒体平台的发展，使新媒体日益发展成为我国农村健康知识普及和信息传播的重要载体。

在本次中国肿瘤科普发展现状调研中，针对大众获取肿瘤防治科普知识的常见途径 [如"微信公众号、微博、今日头条等网络平台""在百度等搜索平台检索""书籍（实体书 / 电子书）、报纸、杂志等""在好大夫在线、京东健康、微医、医脉通健康等互联网医疗健康服务平台，查看相关科普问题答疑"及"科普讲座"等] 的调查结果显示，有 97.4% 的调研对象选择"微信公众号、微博、今日头条等网络平台"来获取知识，频次主要为每周 1～5 次，每次阅读时间 5～30 分钟占比最高，而通过获取肿瘤防治科普知识的现有途径，大多数调研对象表示能够找到想要了解的肿瘤科普知识，只有极少数（0.6%）的调研对象几乎获取不到相关知识，这也说明我国政府鼓励多元化媒体参与健康传播取得了重大的进步。对于具有吸引力的肿瘤防治科普形式及特点，本次的调查显示，大众喜闻乐见的科普形式是图文科普、科普讲座和短视频科普，且优秀科普作品最应该具备的特点是专业权威、内容干货、短小精悍，这也为今后加强科普的重点内容提供了方向。健康教育与健康促进已成为改善人群健康状况的首选策略，普及健康知识、提高全民健康素养是我国提高全民健康水平最根本且最经济有效的措施之一。《健康中国行动（2019—2030）》将"实施健康知识普及行动"作为重大行动之一，提出"到 2030 年，居民健康素养水平不低于 30%"，其中基本知识和理念素养水平、健康生活方式与素养水平、基本技能素养水平分别提高到 45%、25%、30% 及以上。我国城市地区开展肿瘤健康宣教的方式更加多元化，举办肿瘤防治知识演讲、肿瘤知识竞赛及开展健康讲座是我国城市和社区进行肿瘤知识科普的重要方式。此外，组织健康查体进行肿瘤早筛和群体同伴教育、举办座谈会进行面对面现场咨询、发放肿瘤防治相关的宣传材料、制作肿瘤防治知识宣传栏也是健康宣教的重要途径。除了传统的宣传手段，我国城市地区也充分利用微信公众平台等新媒体网络手段，把广播、电视、报纸等不同媒体的优势进行全面整合，扩大受众覆盖面，帮助居民更快地掌握健康知识。2020 年 1～3 月间，我国一项研究从全国范围内选取 10 个城市，采用多阶段抽样的方法选取 12 岁及以上的 2846 名居民进行问卷调研，调查社区居民对于健康科普内容、渠道及形式的需求，该研究共回收了 2679 份有效问卷，结果显示我国社区居民对健康宣教的内容、渠道及形式 3 个方面均表现出较强烈的需求。首先，在健康科普内容方面，社区居民对"食品安全"的需求最高，对"疾病防治"的需求度次之，需求人数占比为 75.44%；其次，对"合理用药"的需求人数占比为 73.28%，其中，约 50% 人群对于"疾病防治"表现为"非常需要"；在科普渠道及形式方面，社区居民的需求呈现出多元化的状态，居民对于健康科普渠道的需求整体比较均衡，对"互动型科普"及"利用数字媒体建设社区科普专栏"的需求较高；第三，居民对"科普讲堂"、"科普宣传栏"、"科普志愿者"及"发放纸质版科普资料"也有所需求；在科普形式方面，居民对于"视频"形式的需求较高，对于"文字"形式的需求较低，提示我国应在充分结合图片、文字、视频、声音等多元媒介符号的基础上，实现线上线下科普的融合、新媒体及传统媒体的合作。

健康传播是传播学的一个重要分支，这个观点由美国学者罗杰斯（Everett M Rogers）首次提出，他将健康传播看作将"医学研究成果"转化为"大众健康知识"的过程，通过改变大众的态度和行为，降低疾病的患病率和死亡率。随着信息化时代的到来，网络新媒体的优势逐渐得到充分发挥，我国积极开展多项面向大众的快速有效的肿瘤健康教育，提高公众肿瘤防治知识水平。一项我国针对在校大学生肿瘤知识知晓程度的研究显示，在校大学生的肿瘤知识相对欠缺，但大多数学生愿意参与健康科普活动；学校主要通过开设肿瘤健康知识相关课程、开展肿瘤防治知识讲座、组织现场小组讨论提问、发放肿瘤防治知识宣传资料、现场咨询和开设宣传栏等形式进行健康宣教。

医院在我国健康宣教中发挥着重要作用，在融媒体时代，医院健康宣传工作面临着许多新的挑战，有计划、有重点且高效地开展健康宣教工作是我国科普的重中之重。目前，我国医院健康教育干预主要是通过开展专题讲座、针对每个患者开展有针对性的指导等多种形式组成。医院开展科普宣教具有重要意义。首先，医院开展科普宣教有助于改变网络健康信息良莠不齐的现状，医院拥有掌握精准医疗知识的大批医务人员，有能力并且也有义务开展科学的健康科普活动，为创造干净、安全、科学的网络环境贡献巨大的力量，推动"健康中国"战略目标的实现。第二，科学普及活动有助于加强医患沟通交流，维持和谐的医患关系。医院通过自媒体，将就医及疾病相关讯息精准地推送给患者及其家属，延伸医院健康服务，帮助患者及家属获得更多的医疗信息，加强医院及患者沟通交流的及时性和有效性。医院开展健康教育的方式多种多样，主流媒体为科普提供了更丰富的传播途径，具有良好的传播效果。我们的调研结果显示，关于获得的肿瘤相关科普知识的可信度，大多数调研对象表示比较可信，93.8% 的调研对象更信任从事肿瘤诊疗工作的医生宣传的肿瘤防治科普知识，然后是从事肿瘤诊疗工作的护士或者其他医疗从业者。因此，鼓励医院开展科普宣教对于正确信息的传播至关重要。

目前，我国温州市中西医结合医院的融媒矩阵实现了融媒体与健康知识的成功融合。"一报一网三微七端"是温州市中西医结合医院的特色宣教方式，以微信公众号为宣传基础，联合多平台共同创造多层次、立体化的宣传矩阵，不断扩大传播覆盖面。其中，"一报"指的是医院的院报，"一网"代表医院的官网，"三微"包括医院官方的微信订阅号、微信服务号以及发布党建信息的微信订阅号，"七端"包含抖音、微信视频号、西瓜视频号、今日头条号、人民日报健康号、天目新闻号和百家号，以上多个新媒体平台的结合，实现了健康知识的广泛传播。此外，新闻媒体的加入能够及时传播新闻热点，宣传医院自媒体发布的科普作品，通过央视一套、光明网和澎湃新闻等各级新闻媒体报道，使更多公众获得健康知识。强化科普宣传队伍建设也是加强医院科普的重要途径，为了营造人人参与的健康知识科普氛围，我国医院开始将科普工作纳入督导与考核，将各科室参与科普活动的时长、科普投稿的数量及接受新闻媒体的采访进行量化和评价。医院设立宣传科，聘请专业人员负责自媒体平台的运营，负责发布内容的编辑排版及日常内容运营。同时，医院也着力提升医务人员的写作能力及新闻敏感度，定期召开新闻信息员会议，对各科室的健康新闻投稿录用情况进行总结与反馈，并选取优质科普作品进行研读与学习，邀请新闻媒体专业人员或宣传科室人员，开展新闻写作、科普写作、摄影、短视频拍摄等相关培训。

二、我国肿瘤科普投入体系的广泛社会化

（一）以"促进公众理解科学"为工作宗旨，促进社会广泛的参与

专家观点

为了实现投入体系的广泛社会化，可以探索多种资金来源和筹措方式，如通过公益募捐、企业捐赠等途径，吸引更多的社会力量参与肿瘤科普工作。此外，也可以鼓励医疗机构和科研机构积极参与肿瘤科普工作，利用其专业知识和资源优势，为肿瘤科普工作提供更多支持。

2021年，国务院印发《全民科学素质行动规划纲要（2021—2035年）》，为我国当前及今后一段时期推进全民科学素质建设提供了明确的行动指南。在前言中提到，"面向世界科技强国和社会主义现代化强国建设，需要科学素质建设担当更加重要的使命。一是围绕更高水平上满足人民对美好生活的新需求，需要科学素质建设彰显价值引领作用，提高公众终身学习能力，不断丰富人民精神家园，服务人的全面发展。二是围绕构建新发展格局，需要科学素质建设在服务经济社会发展中发挥重要作用，以高素质创新大军支撑高质量发展。三是围绕加强和创新社会治理，需要科学素质建设更好促进人的现代化，营造科学理性、文明和谐的社会氛围，服务国家治理体系和治理能力现代化。四是围绕形成对外开放新格局，需要科学素质建设更好发挥桥梁和纽带作用，深化科技人文交流，增进文明互鉴，服务构建人类命运共同体。"

全面提升国民素质已成为我国社会经济发展的必要前提，高校在我国科学技术的发展中起着重要作用，在提升全民科学素质的过程中具有独特优势。高校拥有学识渊博的人力资源大队，专业的人才团队承担着国家和民族的希望，高校的青年科学家在科学普及活动中具有

突出优势。首先，青年科学家具有年龄优势，其社交能力与亲和力更强，更易与公众进行沟通；在专业技术层面，青年科学家掌握着丰富的科学技术知识和大众传媒技术，能够有效且及时地广泛传播科学技术知识；第二，除了人力资源，高校也具备大量用于科学普及的网络资源等基础设施，如清华大学，先进的电子网络资源有助于传播科学信息，网络课堂的开展提升了科学普及的有效性；第三，高校与社会的联系紧密，能够及时了解社会需求，针对社会需求进行健康知识的普及，有效提升公众的科学素质。高校的专家学者具有较高的社会影响力，其宣传的健康知识具有更高的权威性和可信度，具有更广泛的影响力。因此，高校应把"科学普及、提升全民科学素质"作为自身的责任及义务，鼓励高素质师生承担起科学普及的重要任务，积极主动地参与科学的传播；创新管理模式，将科普纳入工作绩效考核，调动教职工在促进全民科学素养提升方面的积极性，提高师生实际参与科学普及的有效性。高校具备丰富的网络资源及实验室资源，可构建校内外科学教育资源的衔接机制，推进优质信息的共建共享，如定期举办面向公众的科学普及讲座，有针对性地传播科学知识，同时借助网络公开课等网络数据资源来拓宽科学普及的受众范围及数量，实现信息的广泛传播。新媒体时代，高校也要充分利用各种新媒体工具，针对公众关注的问题，通过微信公众号、小视频等新兴媒体技术传播健康信息，与传统论坛讲座、科普书籍及新闻等传播方式互相补充，相得益彰，切实提高我国公民的科学素养，增强我国科学文化软实力。

《全民科学素质行动规划纲要（2021—2035 年）》指出了"十四五"时期实施的 5 项重点工程中的第一项为"科技资源科普化工程"。为建立完善科技资源科普化机制，明确指出"鼓励国家科技计划（专项、基金等）项目承担单位和人员，结合科研任务加强科普工作。推动在相关科技奖项评定中列入科普工作指标。推动将科普工作实绩作为科技人员职称评聘条件。将科普工作纳入相关科技创新基地考核。开展科技创新主体、科技创新成果科普服务评价体系，引导企业和社会组织建立有效的科技资源科普化机制，支持中国公众科学素质促进联合体等发展，推动科普事业与科普产业发展，探索'产业 + 科普'模式。开展科普学分制试点。"

（二）结合社会热点，提高公众的关注度

当下，网络上出现了"爆款文章"一词，用于形容在微信公众平台上广泛传播与转载的文案，具有"高点击率、高分享率、高阅读量"的典型特征，紧扣当前社会关注的热点，具有很强的时效性，反映了社会热点的发展趋势。2022 年，中国互联网络信息中心（China Internet Network Information Center, CNNIC）发布了第 50 次《中国互联网络发展状况统计报告》，截至 2022 年，我国互联网普及率高达 74.4%，与 2020 年的互联网普及率（67%）相比明显上升，其中我国农村互联网的普及率达 58.8%，与 2021 年相比也呈上升趋势；我国手机网民达到 10.47 亿，占全部网民的 99.6%，网络视频用户达 9.95 亿，占全部网民的 94.6%。互联网的普及是"爆款文章"传播的基础，而对于医学类期刊而言，"爆款文章"更具价值和意义，不但能为非专业领域的公众提供专业知识，也能促使医学期刊在传播速度、深度及广度上发生突破，提升医学期刊新媒体的影响力和竞争力。

目前，我国医学期刊在"爆款文章"的产出方面仍有很大提升空间。一方面，仅有个别医学类期刊通过新媒体平台进行健康宣教，大部分医学类期刊在新媒体传播方式的应用上较为保守，仍依赖于传统的传播模式；另一方面，医学类学术期刊通过微信公众号等新媒体平台推送文章并未达到很好的传播效果。我国一项研究采用内容分析的方法，对不同排名的学术期刊、微信公众号进行了推送文章的比较，用"微信传播力指数（We-chat Communication Index，WCI）"作为评判标准，结果显示，WCI 较高的学术期刊、微信公众平台在微信文章发布数量上具有优势，在多媒体使用方面，文字和图片是众多学术期刊最多采用的展示形式，视频和语音的使用较少，在参与调查的1222篇文章中，仅8篇推文加入了视频，2篇推文加入了语音，提示目前我国大多数学术期刊的微信公众号没有充分利用多媒体手段。

为加快肿瘤防治科普内容的传播速度、加深其广度，肿瘤科学普及应积极关注与肿瘤防治相关的热点问题，并有针对性地开展科普宣传。《协和医学杂志》是我国科技核心期刊，其在微信公众号、今日头条、搜狐及知乎等新媒体平台均开通了官方账号，充分利用新媒体平台提高健康知识的传播效果。"协和医学杂志"头条号是《协和医学杂志》运营平台中阅读量最高的新媒体平台，产出过多篇"爆款文章"，研究显示，肿瘤、冠状病毒治疗及饮食习惯等是"爆款文章"涉及的主要话题，其中"肿瘤"也属于2018—2020年的"健康传播十大网络热词"，网络热词反映了民众关心的问题，即社会热点，提示肿瘤相关推文在网络上会拥有更高的传播效率和关注度。

通过挖掘医疗"爆款文章"的特征发现，热点话题、新颖标题精美排版与深层互动都是必不可少的因素，为帮助医学领域新媒体"爆款文章"生成，提高健康知识的传播广度、拓宽其深度，研究者提出了几点策略。首先，要选择正确的新媒体平台，平台不同，达到的传播效果也不尽相同，如《协和医学杂志》选用的各大平台中，"今日头条"的文章阅读量占有明显优势，虽然发文量（465篇）少于微信公众号平台（949篇），但总阅读量（424.1万次 vs. 121.6万次）及篇均阅读量（9120次 vs. 1268次）都遥遥领先。微博、微信及今日头条是国内大众获取讯息使用最为广泛和频繁的新媒体网络平台，其中"今日头条"依托大数据挖掘功能，在分析大众个性化特征的基础上结合特定的场景，为公众推荐可满足其需求的文章，实现讯息的精准推送和高效到达，是医学健康信息传播的有利平台。第二，医学类期刊应充分发挥专家优势，在鱼龙混杂的网络信息中凭借权威脱颖而出，发挥"意见领袖"的作用，引领公众树立正确的观念，可迅速获得公众的信任和追捧，获得超预期的认可及传播效果，促进"爆款文章"的形成，如在"超级真菌"事件引起我国民众惊恐慌乱之时，《协和医学杂志》特邀我国细菌与耐药领域资深专家发布了《淡定！无须过度解读超级真菌》，凭借其权威的专业优势及时稳定了民心。第三，推文内容的优质与否也影响着文章的传播效率。因此，要紧跟时事热点进行健康新闻的选题，新媒体平台工作者要多关注微博热词，实时掌握医学热点动态，如自宫颈癌疫苗上市以来，一些宫颈癌及癌前病变患者希望能从宫颈癌疫苗中获益，肿瘤科普推文可以就宫颈癌疫苗接种的适应证及禁忌证等进行宣传。第四，优质的内容也需要新颖标题的吸引。众所周知，标题越有吸引力，推文的点击率就越高，健康知识的扩散速度就越快，传播范围也越广，研究显示长标题凭借其包含的信息量更有利于搜索引擎关键词的抓取，更容易吸引不同需求的用户的关注，"爆款文章"均注重应用中长标题，字数通常为14～48字。第五，内容的展示形式也十分重要，排版设计应美感与形式感并存，注重文字、图片与视频等多元素的融合，提升推文的立体感和互动感，激发读者的阅读兴趣，提高文字的转载量和传播效率。多网媒联合传播也是"爆款文章"形成不可或缺的推动力，《协和医学杂志》首次推出"多网媒联动滚筒式传播"的模式，在推文发布于自身新媒体平台的同时，也联合人民网、央广网、百度医典、人民日报、学习强国、凤凰网、光明网等多平台进行同时传播，增强与用户的交互和联动，以实现信息传播效能最大化。

自全国COVID-19传播以来，我国肿瘤患者的疫情防控也成了值得关注的问题，肿瘤患者的自身免疫力及抵抗力较健康人更低。相关研究显示，肿瘤患者因长期接受放疗或化疗，机体免疫力及各个脏器的功能已下降，感染COVID-19后更易发展为重型甚至危重型感染。

因此，肿瘤患者感染 COVID-19 的风险更高，感染后的隔离也会影响肿瘤的治疗，降低患者的生活质量。我国一项研究调查了 COVID-19 大规模感染期间健康宣教对肿瘤患者的影响，结果显示对于肿瘤患者而言，COVID-19 大规模感染期间的健康科普具有确切的临床价值，可提升肿瘤患者对疾病的认知，帮助患者树立积极的治疗心态，缓解 COVID-19 大规模感染期间肿瘤患者的焦虑、恐惧、担忧等负面情绪，提高肿瘤患者的治疗依从性。科普推文通过图文、视频等多种方式，向肿瘤患者传播 COVID-19 相关的知识，如 COVID-19 的致病机制、传播途径及生活中注意事项等，使患者树立 COVID-19 感染及肿瘤疾病的正确认知，纠正错误的认知。在 COVID-19 大规模感染期间，紧抓疾病防治的热点，针对肿瘤患者防控的注意事项和抗肿瘤方案进行科学普及，宣传 COVID-19 疫苗接种适应证、禁忌证、注意事项等肿瘤患者密切关注的问题，也有助于"爆款文章"的形成。

三、科学普及已成为国民教育的重要组成部分

> **专家观点**
>
> 为了让科学普及成为国民教育的重要组成部分，具体有以下 3 项建议。
>
> ① 加强学校教育中科学普及的内容和方法，培养学生的科学素养和科学精神，提高他们的科学认知和创新能力。
>
> ② 制定法律法规，加大对科普事业的支持和投入，优化科普资源的配置和利用，提高科普的社会化、规范化和可持续发展水平。
>
> ③ 引导社会各界关注科学普及，鼓励科普主题的广泛讨论和参与，营造重视科学的氛围和舆论环境，提高公众对科学的认知和信任。

1. 患者科普是国民教育的重要组成部分

我国于 2020 年实施《中华人民共和国基本医疗卫生与健康促进法》，第二十二条明确指出，"国家建立慢性非传染性疾病防控与管理制度，对慢性非传染性疾病及其致病危险因素开展监测、调查和综合防控干预，及时发现高危人群，为患者和高危人群提供诊疗、早期干预、随访管理和健康教育等服务。"第六十七条指出，"医疗卫生、教育、体育、宣传等机构、基层群众性自治组织和社会组织应当开展健康知识的宣传和普及。医疗卫生人员在提供医疗卫生服务时，应当对患者开展健康教育。"

健康教育是现代医学的重要组成部分，它通过提高公众对疾病的认知和树立公众对疾病的信念，帮助患者更好地了解肿瘤诊断、治疗及康复相关知识，提高肿瘤患者的依从性，帮助患者养成正确的生活习惯和行为，提高患者的生活质量，维护公共健康。肿瘤患者的健康宣教既具有政策意义，也满足患者及医疗机构的迫切需求。政策上，要实现"以治病为中心"向"以人民健康为中心"的转变，建立健全健康教育体系，提升全国民众的健康素养。在医药卫生事业改革启动之后，我国各个医疗机构积极响应政策，推行"以患者为中心"的治疗模式，逐渐重视对肿瘤患者进行健康教育。除了政策鼓励，患者需求也是推动我国医疗改革的动力，患者是肿瘤疾病的主体成分，随着我国医疗卫生事业的发展，患者对健康有了更强烈的需求愿望，包括从单一治疗、康复的需求，到心理、社会等全方位、全周期的健康教育需求。

相关研究对肿瘤患者的健康教育进行了个案研究，通过个案访谈的形式探索了肿瘤健康教育在肿瘤患者诊疗中的作用。在某一案例中，患者为 35 岁男性，患淋巴瘤 3 个多月，在医院接受化疗，自疾病确诊后，患者的精神压力非常大，产生了焦虑、压抑等负面情绪，患者想要获得最佳治疗方案，通过先进的医疗技术使自己重返健康。然而，与大多数肿瘤患者一样，患者对肿瘤的治疗、预后和康复知识不甚了解，需要医疗卫生人员对肿瘤治疗与康复等专业知识进行普及，希望主动获得健康教育知识。鉴于工作和家庭的原因，患者希望在院治疗结束后能够通过互联网联合自媒体等方式接受健康知识宣教，患者认为线上的方式能够节省时间、提高效率，能达到更好的治疗和康复效果。综上所述，肿瘤患者作为健康科普的主体，对健康知识教育有着强烈的需求，包括医学专业知识、情感支持、心理疏导及社会资源支持等多方面。

2. 高危人群进行重点科普教育

专家观点

针对肿瘤科普需求不断增长的问题，建议优先重视面向大众、关注基层的肿瘤科普工作。特别是面向农村和贫困地区的肿瘤科普，应该得到更多的支持和关注。此外，对于青少年和老年人等特殊人群，也需要有针对性的肿瘤科普工作，提高其对肿瘤的认知和预防意识。

我国恶性肿瘤发病率前 6 位的分别为肺癌、结直肠癌、胃癌、肝癌、食管癌和乳腺癌。肿瘤风险感知影响肿瘤高危人群的预防意识、预防决策、预防行为方式等多个方面，对现实的风险评估和筛查期望有重要意义。"风险感知（Perceived Risk）"一词来源于哈佛大学 Slovic 心理学，指个体在特定情境下对风险事物和风险特征的认识、判断和理解，能够对个体行为态度产生影响，进而影响其行为决策和自我管理行为。在肿瘤防治领域，肿瘤风险感知与激励肿瘤筛查和降低风险的行为相关，即个人对肿瘤风险的主观认知与理解，对其肿瘤预防意识、疾病相关决策与行为管理发挥着重要影响。相关研究显示，低估个人患肿瘤的风险不利于个人采取健康保护的行为方式。因此，将高危人群的肿瘤风险感知维持在适当的水平对于肿瘤的预防十分重要。

人口、家庭及心理因素均是影响个人肿瘤风险感知的关键因素。国外一项针对肿瘤高危人群的研究提示，人们会对那些针对自己行为的肿瘤风险信息产生防御性反应，但对亲近的人却表现出更高的肿瘤风险感知，提示我国临床及社区护理工作人员，应依据肿瘤高危人群的人口学特征制定相应的干预措施，提高老年人群、健康状况不佳及有基础疾病等特征的高危人群的肿瘤风险感知水平，并针对性地指导其进行肿瘤的预防。相关研究表明，影响肿瘤风险感知的心理因素包括焦虑、恐惧、抑郁等，提示我国医务工作者需要关注肿瘤高危人群的心理情况。因此，将高危人群的肿瘤风险感知维持在恰当水平对于肿瘤的预防十分重要，既要预防肿瘤，又要避免肿瘤风险感知过度引起的焦虑、抑郁等不良情绪。首先，要完善肿瘤风险的沟通方式，建立"以个人为中心"的个性化肿瘤风险沟通策略，采用教育咨询、书面材料、网络干预等多元化措施，结果显示，干预后高危人群的肿瘤预防积极性切实提高，同时鼓励家庭成员全员参与，也有助于家庭成员更好地分享肿瘤风险相关知识，促进家庭的肿瘤风险沟通。第二，积极完善肿瘤风险信息的宣传与教育，打破肿瘤高危人群对肿瘤风险信息的防御和回避，使肿瘤高危人群更易获取和理解健康信息，树立正确的疾病观。国外一项研究显示，在肺癌高危人群中进行肿瘤风险评估和健康教育，有助于提高公众的对肺癌担忧敏感度和感知肺癌的风险水平，减轻高危人群对疾病的过度担忧，提高人们对肿瘤风险因素的判断能力。因此，我国要加强肿瘤高危人群及其家庭成员的肿瘤风险评估和知识教育，提升肿瘤高危人群对个人、家庭及社会的风险意识及肿瘤预防筛查的重视程度，促进我国肿瘤预防护理领域的深入发展。

3. 加强青少年科技教育计划

我国青少年科普主要针对大学生群体，青少年作为我国健康知识科普的重点人群，正处于获取知识和技能的关键时期，是树立观念及形成正确行为且稳固发展的重要阶段。此外，健康知识相关讯息也可以通过大学生辐射至个人、家庭和社会多个层面，有利于全国民众健康素养的整体提升。因此，青少年是我国健康教育的重点对象。目前，针对大学生的健康科普宣教频率及内容的广泛度仍有很大的提升空间。

四、建立纠偏机制，杜绝伪科普盛行

（一）伪科普的特点

伪科普，即不真实的宣传信息。随着我国物质生活的不断丰富和发展，公众对于健康生活的方式更加关注，对健康信息和知识的需求也逐步提高，健康信息传播的同时，也面临着真假难辨的问题。近年来，医疗安全健康领域的问题赢得了越来越多公众的关注，公众对于健康类信息也变得越来越敏感，医疗健康类谣言抓住公众的关注热点，在微信等新媒体平台上广泛传播，影响着公众的日常生活。健康类谣言广泛传播的因素众多，首先是互联网内容生产者的门槛较低，存在着大批健康谣言的制造者和传播者，导致健康知识类谣言在新媒体平台上传播，加之公众的新媒体素养有待提高，对于谣言不经查证便扩散，导致虚假及错误信息得以传播；健康类谣言的煽动性极强，许多媒体公众号辅以数据和图表撰写虚假文章，似乎具有科学性，实则移花接木、偷换概念，伪科普往往利用公众担忧自身健康状况的心理，故意捏造严重的后果，使公众产生恐慌的心理，无法对信息进行理性的判断筛选，被谣言误导。研究显示，微信平台健康类谣言能够迎合公众的心理，引发共情，多用"伪科学"及煽动言论迷惑公众，中老年群体多为其核心受众。《2018 年网络谣言治理报告》显示健康类谣言主要在中老年群体中传播，并指出"相比城镇中老年人，农村的中老年群体更有传播谣言的可能"。

互联网的快速发展助长了自媒体平台伪科普、虚假信息和健康谣言的泛滥传播，伪科学传播者利用公众对疾病和科学知识了解欠缺的特点，编造和伪造一些虚假的"理论"，吸引公众的关注，或制造公众对肿瘤的恐慌，进一步转化到产品的营销，甚至传销的套路，如口罩致癌、绿豆汤治百病，以及各类减肥茶、排毒产品、抗癌保健品或饮品，甚至有一些企业利用医学科普的平台散播谣言恶意中伤对手，造成恶意竞争。

（二）伪科普的主要动机

虚假科普信息甚至谣言的大量传播，往往都有幕后者推波助澜，很大一部分是出于商业目的，但是这些虚假信息往往经过精心伪装，最终高价出售并没有实际功效的保健品或食品，达到谋利的目的。监管不到位也导致了大量伪科普的广泛传播。有关专家强调，在意识到健康科普知识是提高居民健康素养重要途径的同时，也发现大量顶着"科普"帽子，实则传递陈旧甚至是错误信息的"伪医学科普"，同样借助新媒体传播平台广泛传播。这些信息不仅会误导人们的健康意识，还可能危害人们的身心健康，甚至造成社会恐慌。这种现象亟待规范，如一些有关糖尿病饮食的"科普"文章，往往会对糖尿病患者的饮食提出诸多"科学"建议，然后在文章的结尾销售所谓糖尿病患者"专属"食品，这些食品一般价格不菲，根本不可能成为老百姓一年365天不间断消费的食品。再如一些宣称专门为糖尿病患者设计的健身器械，如附带了血糖和心率监测功能的跑步机等，其根本功能仍然是跑步机，但加上了这两项功能，价格就提高了很多。实际上，对糖尿病患者而言，提倡的运动并不是室内跑步，而是户外运动，这种所谓的实时监测心率和血糖的机器，对患者运动造成了明显"误导"。

（三）伪科普的传播途径与监管

"伪科普"信息利用网络用户对科普知识的巨大需求量乘虚而入，利用社交网络信息生产平民化、互动性强等传播特点在互联网肆意泛滥。对于个人来说，错误信息造成了一些人身与财产安全损失；对于社会而言，也造成了许多舆情安全方面、文化发展发面、社会稳定方面的威胁。伪科学创造及传播者主要利用百度搜索引擎、抖音、微信公众号、小程序和社群等传播途径，转发一些证据来源不明、引用文献缺失、专业知识欠缺、数据不客观的伪科学信息。此时，若政府监管部门缺失，就难以对谣言和虚假信息做出鉴别和纠正，即便能够判定这些知识为"伪科普"，也常常只是要求散播者删稿了事。因此，违规的成本很低但给社会带来的危害极大。对于传播的"伪科普"，有关专家提议，对于那些因商业利益而恶意传播的伪健康科普知识，建议政府要加强监管。可组织医学、卫生系统专业领域的专业人士，成立专门的监管审查部门，按"专业级"、"保健级"等做好媒体公众平台的分级资格审核，若不以医学专业的团队为后盾，则不得于该平台发表医学专业的科普文章。同时，还应对各公众媒体平台做好备案，对其言论以及传播内容进行监督，以便出现违规行为时，能够及时处理，从而推动媒体平台的健康发展。

健康科普的宣教需要建设专职队伍，权威医学科普的缺失也是导致大量健康"伪科普"泛滥的重要原因，搭建权威医学科普传播平台，需要医生和中国疾病预防控制中心的共同努力。有关专家指出，医生及中国疾病预防控制中心应把科普宣教作为一项重要任务，并纳入工作考核范畴。目前，我国医生仅在临床治疗方面的工作强度就已经很大，能够进行医学科普撰写的时间极少。虽然我们鼓励医生在更大范围内向百姓进行科普宣教，但实际上医生们往往只能在治病的同时，或者下基层、义诊等时间向群众传播医学科普知识，这远远不能满足群众的知识获取需求。要求中国疾病预防控制中心（Chinses Center for Control and Prevention，China CDC）的工作人员成为健康科普宣教的主力军。当然，目前 China CDC 的从业人员并不多，还需要政府部门增加工作人员来专职于此。比如，刚毕业的医学生或者其他卫生系统的学生，作为一种职业选择，完全可以参与到中国疾病预防控制中心科普宣教的队伍中来。

（四）"伪科普"纠偏机制的建立

专家观点

针对伪科普现象的具体建议。

① 建立完善的伪科普举报机制，让公众能够方便地向有关部门或机构举报涉嫌伪科学宣传和行为，加强对伪科普的监管和打击力度。

② 由专业机构或政府部门建立伪科普辟谣平台，发布权威的科学知识和相关研究成果，对伪科学进行辟谣和揭露，帮助公众更好地辨别真伪科学。

---

③ 建立伪科普黑名单制度，将违规机构或个人列入黑名单，并向社会公布，以提醒公众警惕。

④ 加强媒体对肿瘤科普内容的审核和监管，提高媒体的科学素养和专业水平，避免肿瘤科普内容被误解或滥用，导致公众对科学的误解和不信任。

1. 加强辟谣科普教育

"循证医学"，即遵循证据的医学，在此基础上衍生出了"循证科普（Evidence-based Health Popularization，EBHP）"这一概念，专业人士将其定义为"慎重、准确和明智地应用当前所能获得的最好的研究证据，同时结合科普工作者的专业知识，考虑大众的需求和健康素养，并将三者完美结合，从而为大众创作出科学易读的优质科普作品。"强调科普内容的权威和可靠性，针对健康科普中的科学性问题提出合理的科普创作方法。

目前，我国健康科普作品的创作存在一定问题，从循证医学角度来讲，分别体现在科普内容的证据选择、证据评价及证据应用方面。证据选择方面，科普工作者在进行科普创作时检索到的证据可能不够全面和客观，核心观点缺乏高级别的证据支持；证据评价方面，科普创作者在创作时可能会由于自己的经验或习惯，顺理成章地选择陈旧的资料，未能选用最新的科学证据，将尚存在疑问和争议的证据当作获得学术界认可的证据，盲目引用尚未得到学术界广泛认可的专家意见作为证据来源；证据应用方面，文章主题不够精确、难以体现宣教的核心观点，不利于证据的应用，也不利于读者对知识的理解和吸收，与大众的需求或健康素养不符的科普宣教内容也会导致宣教效率的降低，有的健康科普宣教的创作比较盲目，未能充分考虑公众的需求与健康素养，专业术语运用过多，不够通俗易懂，使文章受到的关注度较低，导致科普宣传的效果不理想。

针对科普内容参差不齐的问题，可以从科普创作过程中搜集证据、评价证据及应用证据这三个过程中用循证医学的思维来解决问题。在科普创作时，为了不被陈旧或错误信息误导，需要科普创作者查找最新的文献资料，科普创作者需要明确科普问题及相关内容，正确选择数据库，制订合理的检索策略，结合公众的实际需求，获得正确合理的证据。制订明确的证据纳入与排除标准，选择精确、有意义的宣教创作主题，明确大众对于健康科普的需求，突出创作的主题，准确传达健康科普的内容。

2. 加强科普内容的审核，建立健全全社会举报机制

为营造干净、和谐的健康科普环境，2022 年 3 月，国家卫生健康委联合多个部门印发了《关于建立健全全媒体健康科普知识发布和传播机制的指导意见》，对科普传播过程中的各个环节提出了具体的要求，以"提高人民健康水平"为主旨。在增加优质健康科普知识供给方面，要求"卫生健康行政部门应当加大健康科普知识供给力度，支持并鼓励医疗卫生行业与相关从业人员创作和发布更多更优质的健康科普作品；通过各单位推荐，不断吸纳具备较高的专业技术水平和社会影响力、热心健康科普和传播工作的专家进入健康科普专家库，并分批向社会公布名单；充分发挥专家的技术支撑作用，为各主体开展健康科普知识审核发布提供支持。""宣传、网信、广电部门应当开展健康知识的宣传和普及。""媒体应当开展健康知识的公益宣传，并充分用好融媒体传播手段，有条件的在新媒体端开设健康科普专栏、话题等，为公众提供更实用的健康科普知识。""鼓励全社会积极开展健康科普传播活动，增加健康知识传播频率，扩大健康知识传播范围，满足公众多样化的健康知识需求。"同时强调了落实健康科普知识发布和传播主体责任，以规范科普内容的审核，并指出"各主体主办单位应当履行信息内容管理主体责任，加强自身健康科普知识发布和传播管理，健全健康科普知识生产、审核、发布等管理制度，明确具有相关专业背景的健康科普知识编辑与审核人员，常规性审查本机构发布知识的科学性、准确性和适用性。制作、发布和传播的健康科普信息应经相应领域的专家进行编写与审核，并符合有关要求。""鼓励媒体将健康科普专家纳入到健康类节目、栏目和健康公益广告的审核团队，依托专业力量，提升健康科普节目、栏目、公益广告的质量。"在健全健康科普知识发布与传播监管方面，倡导"各地各部门应当切实履行职能职责，依法依规加强对健康科普知识发布与传播的监督管理。""宣传、网信、广电等部门会同卫生健康、中医药等相关部门引导各健康科普知识发布和传播主体加强对发布和传播健康科普知识信息的审核，及时删除虚假健康信息，防止误导群众。"

参考《市场监管领域重大违法行为举报奖励暂行办法》，积极鼓励群众对医药购销领域的腐败问题在线监督、举报，可通过市场监督管理部门公布的接收投诉举报的互联网、电话、传真、邮寄地址、窗口等渠道，向各级市场监督管理部门举报市场监管领域重大违法行为。《关于建立健全全媒体健康科普知识发布和传播机制的指导意见》强调"对发布和传播虚假健康信息的违法行为及其责任主体，依法依规予以处理。各健康科普知识发布和传播主体根据自身情况建立舆情反应机制和虚假信息举报制度，稳妥做好舆情处置和受理投诉等工作，并积极配合有关主管部门依法实施监督检查。"监管部门要拓宽举报渠道，加大对广告主、经营者和发布者的惩罚力度。

3. 采用"黑名单制"惩治虚假科普，利用"真科普"有效还击

自媒体平台应对发布的文章加强审核，诚如专家建言，通过关键词屏蔽、黑名单提醒等方式控制伪科普的传播。"真科普"的缺乏在一定程度上助长了"伪科普"的气焰。因此，各医疗卫生机构应注重加强健康知识的宣教、疾病的预防和相应政策的指导，着力规范健康科普知识的宣传。新闻媒体与卫生健康系统是我国健康科普的主力军，健康科普在新媒体宣传工作中占有重要地位，新闻媒体在健康知识宣传方面具有较强的公信力，是健康科普宣传方面的主要传播渠道。新闻媒体要明确国家的方向和公众的需求，切实发掘我国民众日常生活保健的痛点和疾病相关知识的盲区，有的放矢地宣传能够吸引公众且通俗易懂的实用健康科普内容。健康科普在做到通俗易懂、生动有趣的同时，还应保证其科学性与正确性。媒体应加强工作人员在医学健康领域的素养，加强医学健康知识相关的培训，也可以与医疗工作人员联合完成宣教工作，实现强强联合、相互借力、共谋发展；新媒体的广泛应用拓展了健康科普知识的传播途径，丰富了健康科普宣教的表现形式，但也提升了民众分辨健康信息真伪的难度；媒体应联合卫生健康系统，打造科学良好的健康宣教品牌，树立健康科普作品的特殊与口碑，从而实现广泛传播、广受好评的目标，不给虚假"伪科普"可乘之机，切实提升居民的健康素养。

第8章 建议及展望

一、对肿瘤科普工作的建议

（一）建议制定相关政策法规，支持科普工作

> **专家观点**
>
> 从政策法规方面来看，建议政府出台更加明确、具有可操作性的政策，为肿瘤科普工作提供更有力支持。例如，可以制订相关肿瘤科普工作的评估指标，建立评估体系，鼓励优秀的肿瘤科普工作团队和个人获得相关奖项，以提高肿瘤科普工作的影响力和认可度。

肿瘤已成为我国甚至全世界最严重的公共卫生问题，其所致的疾病负担也呈逐年上涨的趋势。我国肿瘤的防控工作始于肿瘤高发地区，20世纪50年代我国河南地区食管癌高发，我国政府针对此正式开展肿瘤防控工作，成立了我国第一批肿瘤防控专业队伍，此后全国各地逐步形成了基层肿瘤防治队伍，我国的肿瘤防治工作逐步发展起来。

制订有效的肿瘤防控策略是对我国肿瘤科普工作的重要支持，通过实施防控政策，可有效控制肿瘤的发病率及死亡率。《全国肿瘤防治规划纲要（1986年～2000年）》是我国第一个肿瘤防控的纲领性文件，也是我国第一个正式的肿瘤防治规划，颁布于1986年。其中提出了肿瘤"可防可治"的新观念，要求从实际出发，贯彻以肿瘤预防为主的指导思想，将"降低恶性肿瘤的发病率和死亡率"作为肿瘤防治的长期目标。在肿瘤防治的对策与措施方面，着重提出"培训、提高和扩大肿瘤防治专业队伍"的方案，要求"①采取多种途径、多种方法，培养一批肿瘤防治的骨干队伍，要有计划地帮助边远落后地区培训业务骨干；②积极把肿瘤预防、诊断和治疗的最新知识普及到广大医务人员中；③全国建立几个培训中心，为各省、市、自治区培训肿瘤防治骨干队伍，推广有效的肿瘤防治措施；④医学院校要有一定学时讲授肿瘤学课程，教材要适应肿瘤防治工作的需要。"除在医务人员中积极传播肿瘤防控相关的知识，强调了医疗工作者掌握肿瘤防治信息的重要性外，也强调了公众对肿瘤的预防，从保护生态环境、防止环境污染、提高食品质量、改善生活方式、控制吸烟，以及扩大乙肝疫苗生产，开展疫苗接种，逐步在肝癌高发区对新生婴儿全部落实预防接种等方面着手，降低肿瘤的发病率以实现肿瘤发生率的一级预防；开展肿瘤的自查，实现肿瘤的早发现，以提高肿瘤患者生存率。2004年，我国卫生部印发了《中国癌症预防与控制规划纲要（2004—2010）》，提出"癌症防治与其他重大疾病相结合"的观点，并"重视农村，突出重点"以"农村高发地区及某些城镇社区为重点，抓好典型示范，因地制宜地开展癌症预防及早期发现、早期诊断和早期治疗工作，提高癌症防治资源的利用效率。"，并将"肺癌、肝癌、胃癌、食管癌、结直肠癌、乳腺癌、宫颈癌及鼻咽癌"定为重点癌种，强调不同癌种的防控措施侧重不同。如肺癌以控烟为主，肝癌以接种乙肝疫苗为主；宫颈癌可在高危人群中开展筛查及早诊早治，其余则可开展综合防治。2015年，国家卫生计生委联合多部门发布《中国癌症防治三年行动计划（2015—2017年）》中将"坚持预防为主、防治结合、中西医并重，加强癌症防治体系建

设，提高癌症防治能力，实施癌症综合防治策略和措施，为遏制癌症增长、降低癌症疾病负担奠定基础。"作为基本总目标，并制订了具体目标："①建立国家和省级癌症防治工作领导协调机制，落实部门职责，控制主要可防可控致癌因素增长水平。②完善国家癌症中心机构能力建设并充分发挥其技术指导作用，基本建立以医院、疾控机构为主体和基层医疗机构上下联动的癌症综合防治网络。依托现有资源加快提升区域癌症综合防治服务管理水平。③进一步规范肿瘤登记制度，肿瘤登记覆盖全国 30% 以上人口，掌握全国和各省（区、市）癌症发病和死亡情况，绘制全国癌症地图。④癌症防治核心知识知晓率达到 60%，成人吸烟率下降 3%。⑤以肺癌、肝癌、胃癌、食管癌、大肠癌、乳腺癌、宫颈癌、鼻咽癌为重点，扩大癌症筛查和早诊早治覆盖面，重点地区、重点癌症早诊率达到 50%。⑥完善重点癌症的诊疗规范，推广癌症机会性筛查和规范化诊疗，逐步提高重点癌症 5 年生存率，降低病死率。"从肿瘤科普角度，提出了"加强科普宣传，提高全面防癌意识。"的主要措施。

作为我国卫生战略的工作重点，肿瘤防控受到党中央的高度重视，随着时代的发展，我国肿瘤防控也进入新时代的飞跃时期。近年来，我国颁布了一系列政策以规划和领导肿瘤防控工作，如《"健康中国 2030"规划纲要》《"十三五"卫生与健康规划》《中国防治慢性病中长期规划（2017—2025 年）》及《健康中国行动（2019—2030 年）》等。《健康中国行动（2019—2030 年）》是 2019 年 6 月底我国制定的发展战略，其中坚持以人民为中心的发展思想，牢固树立"大卫生、大健康"的理念，坚持预防为主、防治结合的基本原则。针对肿瘤防控提出了具体目标，即"到 2022 年和 2030 年，总体癌症 5 年生存率分别不低于 43.3% 和 46.6%"，"癌症防治核心知识知晓率分别不低于 70% 和 80%"，"高发地区重点癌种早诊率达 55% 及以上并持续提高"及"基本实现癌症高危人群定期参加防癌体检"。为帮助公众了解和掌握疾病相关健康知识与技能，还提倡健康知识普及行动和肿瘤防治行动，针对肿瘤预防、早期筛查、早诊早治及规范化治疗等方面给出相关建议。

肺癌、肝癌、胃癌等均为我国肿瘤防治的重中之重，我国因吸烟和过度饮酒而致的肿瘤死亡率及治疗负担仍然较重，亟须推行积极有效的肿瘤预防策略，积极制订防癌计划，实施肿瘤预防和控制策略，如肺癌防治主要以控烟为主，我国可以制订控制烟草计划，通过开展健康教育，加强控烟，降低我国公众的吸烟率，从而预防肺癌。我国《健康中国行动（2019—2030 年）》将"实施控烟行动"作为主要任务之一，并预计 2022 年全面无烟法规保护的人口比例达 30% 及以上，2030 年达 80% 及以上。

（二）加强各级肿瘤诊疗医疗机构的宣传作用，建立高效的肿瘤防治体系

专家观点

在组织方面，应当建立更加完善的肿瘤科普组织架构，充分利用科技手段，建立肿瘤科普工作信息共享平台，促进各领域肿瘤科普工作的互动和协作，加强资源整合，提高工作效率和效益。

肿瘤诊疗医疗机构作为掌握医疗知识与讯息最权威的组织，在加强肿瘤防治健康信息的宣教方面有着得天独厚的优势，因此应当建立高效的肿瘤防治体系，有效传播肿瘤防治相关讯息。目前，我国医疗机构通过传统媒体及新兴自媒体平台传播的肿瘤防治信息具有科学权威的保障，但仍存在传播能力受限、内容过于专业化及无法保证持续性产出等不足。对此，建议医疗机构的健康宣教工作进行一定程度上的优化：①要转变新媒体语境下的传播理念，从"命令、引导型"转变为"服务型"，不仅注重信息传播的广度及深度，也要关注信息传播和被大众接受的效果。②建议组建可持续生产内容的团队，保证健康知识的高质量、持续性输出和传播，这也离不开健全机制的保障。肿瘤诊疗医护人员作为专业知识储备充足的团队，需要参与到讯息的制备及审查过程中来，为鼓励和激发医务工作者的积极性，健康传播生产激励机制尤为重要。信息传播专职岗位对于宣传信息的制作与传播非常重要，即健康信息内容由专业医务人员参与和把关，宣传形式及传播途径需要具有传播学背景的专业人员执行。③通过多种途径对拥有健康专业知识的传播主体搭建大众传播桥梁，使专业性过强的知识更大众化，促进肿瘤防治知识宣教的发展。

推进我国各级医疗机构在肿瘤防控工作中的建设，提高肿瘤医院及综合医院肿瘤科的疾病预防工作服务能力，对于直接面向大众并提供肿瘤预防服务的基层医疗卫生机构，提高其肿瘤防治健康教育、知识宣传、肿瘤患者管理等服务能力。进一步发挥各级肿瘤诊治医疗机构在肿瘤防控中的作用，逐渐改变"重医疗，轻预防"的错误观念，注重疾病的预防，完善我国肿瘤防控服务模式，建立高效的肿瘤防治体系。

（三）建立监管和惩罚相关法律法规和制度，高效管理各部门的工作

一个运行良好的肿瘤防控体系需要有强有力的法律法规作为支撑。因此，针对我国肿瘤防控立法滞后、肿瘤防治制度框架仍未建立的缺陷，建议将肿瘤防控纳入我国国家卫生保健规划之中，强化医疗卫生机构对肿瘤预防与控制的责任，制定对国家肿瘤防治工作做出整体规划的法律法规，以保障肿瘤防控工作的顺利开展。

2015年，为切实加强肿瘤防治工作，提高肿瘤的防治水平，国家卫生计生委等部门联合引发了《中国癌症防治三年行动计划（2015—2017年）》，以"坚持预防为主、防治结合、中西医并重，加强癌症防治体系建设，提高癌症防治能力，实施癌症综合防治策略和措施，为遏制癌症增长、降低癌症疾病负担奠定基础"为基本目标，主要措施包含"履行部门职责，落实综合措施。""加强体系建设，提高服务能力。""加强肿瘤信息收集工作。""推进癌症危险因素综合防控。""推广癌症筛查及早诊早治策略""提高癌症诊疗水平。""推动抗肿瘤药物研制生产。""加大中医药防治癌症工作力度。""加强科学研究和国际合作。""加强科普宣传，提高全民防癌意识"等方面。其中，在"履行部门职责，落实综合措施"部分，对不同部门均提出了具体要求：如①卫生计生部门负责制订癌症防治规划、规范、技术标准，做好肿瘤防治工作的组织协调、技术指导、健康教育、预防诊治和监测评估；②发展改革部门将肿瘤等慢性病防治相关内容纳入国民经济和社会发展规划，加强肿瘤医疗救治服务能力建设，促进防治药物研发和产业化；③教育部门将肿瘤等慢性病预防相关知识纳入中小学健康教育内容；④科技部门牵头通过国家和地方相关科技计划（专项、基金等）对肿瘤防治研究进行支持；⑤工业和信息化部门加强控烟履约协调工作，推进抗肿瘤药的仿制创新和相关成果的产业化；⑥民政部门进一步完善贫困癌症患者及家庭的医疗救助政策，加大救助力度；⑦人力资源社会保障和卫生计生部门积极完善医疗保险政策，落实包括癌症患者在内的参保人员的保障待遇；环境保护部门加强环境监测和污染治理，优先整治易于导致人群健康损害的环境污染；⑧新闻出版广电部门组织广播、电视等主要媒体科学传播癌症防治知识；⑨安全监管部门监督用人单位对可能导致职业性肿瘤的危害因素进行辨识，加强对相关作业场所和个人防护情况的监督检查；⑩食品药品监管部门加强抗肿瘤药品生产流通的监管，加快专利即将到期抗肿瘤药物仿制创新的审批；⑪知识产权部门负责抗肿瘤药品专利审批和保护。

2019 年，我国健康中国行推进委员会发布的《健康中国行动——癌症防治实施方案（2019—2022 年）》中，针对肿瘤防控工作中的不同阶段和方面，对相应的负责部门也进行了明确的规定。首先，在"实施危险因素控制行动，降低癌症患病风险"方面，由国家卫生健康委牵头，各有关部门配合开展全民健康促进工作；国家卫生健康委牵头，各有关部门配合推进职业场所防癌抗癌工作。在"实施癌症防治能力提升行动，完善防治服务体系"方面，国家卫生健康委牵头，国家发展改革委配合推动高水平癌症防治机构均衡布局；国家卫生健康委负责强化肿瘤防治机构职责。在"实施癌症信息化行动，健全肿瘤登记制度"方面，国家卫生健康委、国家中医药局分别负责健全肿瘤登记报告制度，国家卫生健康委牵头，国家发展改革委配合提升肿瘤登记数据质量，国家卫生健康委、国家发展改革委、国家医保局、科技部分别负责促进信息资源共享利用。在"实施早诊早治推广行动，强化筛查长效机制"方面，国家卫生健康委负责制订重点癌症早诊早治指南；国家卫生健康委牵头，国家发展改革委、财政部配合加快推进癌症早期筛查和早诊早治；国家卫生健康委负责健全癌症筛查长效机制。在"实施癌症诊疗规范化行动，提升管理服务水平"方面，国家卫生健康委负责加强诊疗规范化管理、完善诊疗质控体系；国家卫生健康委牵头，国家发展改革委配合来优化诊疗模式；在"实施中西医结合行动，发挥中医药独特作用"方面，国家中医药局牵头，国家卫生健康委配合加快构建癌症中医药防治网络、提升癌症中医药防治能力以及强化癌症中医药预防及早期干预；在"实施保障救助救治行动，减轻群众就医负担"方面，国家医保局及有关部门负责采取综合医疗保障措施；国家药监局、国家医保局、国家卫生健康委分别负责提高抗癌药物可及性；国家卫生健康委、国务院扶贫办牵头，各有关部门配合加大贫困地区癌症防控和救治力度；在"实施重大科技攻关行动，加快创新成果转化"方面，教育部、国家发展改革委、国家卫生健康委牵头，各有关部门配合加强癌症相关学科建设；科技部、国家卫生健康委、国家中医药局分别负责集中力量加快科研攻关；科技部、国家发展改革委、国家卫生健康委分别负责打造以癌症防治为核心的健康产业集群；最后，在制度的"组织实施"上，国家发展改革委、财政部、地方人民政府分别负责加强组织领导，国家卫生健康委牵头，各有关部门配合加强督促落实。

尽管我国已颁布的政策中对各个部门在肿瘤防治网络中的地位及责任进行了说明和规定，但这些倡导性的政策法律效力低，并在一定程度上缺少规范性及强制性，因此在具体实施过程中缺乏高效协作，各部门的责任和义务界限模糊。为改变这种不足，我国应借鉴发达国家的肿瘤防控体系，结合我国国情，积极建立健全以公共政策为主导的肿瘤防控体系，尤其加快肿瘤防控的立法，形成"立法在先、制度在后"的良好模式，从而促进我国肿瘤综合防治体系的建设，促使我国肿瘤防治规划、医疗保障体系、医疗信息安全、医疗机构信息沟通及协作机制等均在法制化的框架下进行并得到有力的保障。

（四）国家提供肿瘤防控相关的资金，支持专业机构开展肿瘤科普

专家观点

在资金方面，应当增加肿瘤科普工作的投入，特别是对于具有创新性和实效性的肿瘤科普工作项目应当给予更多的资金支持。同时，也可以鼓励社会力量和企业参与肿瘤科普工作，通过设立奖学金、捐赠等方式，增加肿瘤科普工作的经费来源。

政府可以加大对肿瘤科普工作的资金投入，提高肿瘤科普的政策性支持。可以在预算中增加专项科普资金，用于支持肿瘤科普活动的开展和科普人才的培养。

肿瘤防控工作的顺利进行离不开资金的保障，资金的充足投入及合理安排应从多角度着手。首先，应提高国家公共卫生资金在卫生事业费中的投入占比。尽管我国中央财政对肿瘤防控工作的资金投入逐渐增加，但地方财政却仍然存在投入不足的问题。因此，中央与地区政府对防治工作的资金投入问题亟须处理。中央财政应根据肿瘤防控的实际需求，明确重点的肿瘤防控项目，并向这些项目提供资金支持，使全国不同经济发展水平地区的公众都能够享受到同等的基本保健服务，维护肿瘤防控政策的社会公平性。地方政府负责其他辅助性防控工作的资金投入，这也要求地方政府重视恶性肿瘤的防治工作，为肿瘤防控工作的设立专项经费支出预算。

拓宽肿瘤防控资金的筹集渠道，采用多渠道筹资的方式，筹集社会资金。我国目前的医疗保险体系已基本确立，但商业医疗保险的范围及内容仍存在局限性，无法充分补充医疗保险。此外，我国基本医疗保险的内容只包含医疗服务项目，并没有涉及肿瘤筛查等预防性项目，而众多发达国家的医疗保障制度已把肿瘤预防性检查等项目纳入范畴，如在德国的医疗保险体系中，35 岁以上女性进行的预防性乳腺癌检查，45 岁以上男性进行的前列腺疾病筛查，55 岁以上公民进行的预防性结直肠癌检查均纳入社会保险。基于此，我国应探索适合我国国情的肿瘤防控医疗保险体系，将肿瘤预防性医疗检查费用纳入医疗保险，还要加快促进商业健康保险的发展。对于科普资金的筹集，只有鼓励全社会积极投入科普，我国的科普事业才能取得突破性进展。2003 年，国家税务总局等部门联合出台了《关于鼓励科普事业发展税收政策问题的通知》。2021 年，财政部、中央宣传部、科技部等多部门联合印发了《关于"十四五"期间支持科普事业发展进口税收政策的通知》，为支持我国科普事业的发展，有关进口税收政策进行了调整。如 2021 年 1 月 1 日至 2025 年 12 月 31 日，对公众开放的科技馆、自然博物馆、天文馆（站、台）、气象台（站）、地震台（站），以及高校和科研机构所属对外开放的科普基地，进口以下商品免征进口关税和进口环节增值税：①为从境外购买自用科普影视作品播映权而进口的拷贝、工作带、硬盘，以及以其他形式进口自用的承载科普影视作品的拷贝、工作带、硬盘；②国内不能生产的或性能不能满足需求的自用科普仪器设备、科普展品、科普专用软件等科普用品。该政策的实施对鼓励社会资金投入科普公益事业的发展起到了促进作用，我国应进一步把《关于"十四五"期间支持科普事业发展进口税收政策的通知》的精神更好地落实到实践中，颁布更多相关政策文件，调动社会资金对科普的投入积极性。

我国不同地区的肿瘤防控及健康宣教的差距仍然较大。因此，我国应注重欠发达地区的科普投入，即国家在针对肿瘤防控及健康宣教投入时，适当考虑向中西部地区倾斜，尤其是财政比较紧张的欠发达地区。此外，我国应加强科研计划中的肿瘤科普相关内容，通过科研成果的普及和扩散，向公众传播技术发明途径和创新方法，使用通俗易懂的方式帮助公众更好地理解和接受创新成果，激发公众的创新意识和创新思维，让公众明白创新的意义，自觉支持创新。鼓励社会力量参与科普活动，形成"人人参与科普，科普惠及人人"的良好氛围，吸引社会各单位和机构加大对科普活动的投入，对科普活动捐资、投资的企事业机构，以减免税、公开表彰、提供冠名权等形式给予相应的激励。

（五）设立肿瘤科普博物馆等科普场所，提高公众对肿瘤的正确认识，破除肿瘤恐惧

专家观点

增加肿瘤科普知识的宣传和推广。肿瘤科普不仅要传递知识，还要引导人们形成健康的生活方式。政府可以通过各种宣传活动，如演讲、展览、义诊等形式，向公众普及肿瘤防治的重要性和方法，同时宣传肿瘤科研和诊疗的最新进展，以便公众了解和接受。

《中华人民共和国科学技术普及法》第十六条指出，"新闻出版、广播影视、文化等机构和团体应当发挥各自优势做好科普宣传工作。""综合类报纸、期刊应当开设科普专栏、专版；广播电台、电视台应当开设科普栏目或者转播科普节目；影视生产、发行和放映机构应当加强科普影视作品的制作、发行和放映；书刊出版、发行机构应当扶持科普书刊的出版、发行；综合性互联网站应当开设科普网页；科技馆（站）、图书馆、博物馆、文化馆等文化场所应当发挥科普教育的作用。"第二十二条提到，"公园、商场、机场、车站、码头等各类公共场所的经营管理单位，应当在所辖范围内加强科普宣传。"由此可见，科普场所在我国科普事业的发展中十分重要。

我国一项研究利用我国"第二次全国科技工作者状况调查"的抽样调查数据，分析了我国科技工作者群体参与科普活动的水平、科技工作者在参与科普活动方面面临了哪些困难和障碍，并为我国的科普工作提出了建议。结果显示，在"参与科普活动方面面临了哪些困难和障碍"这一问题上，一半以上（52.9%）被调查者遇到"缺乏科普参与渠道"的困难，针对"缺乏科普参与渠道"这一问题，我国应建立健全科普志愿服务体系，为科技工作者搭建长期、稳定且可持续的科普参与平台。相关部门要加强对科普志愿服务活动的组织领导，推动科普志愿服务持续健康发展，最终实现在全国范围内建立健全科普服务体系的长远目标。

相关部门也可以面向不同类型的工作者开设有针对性的培训课程，如青年科技工作者科普培训班、初级专业技术岗位科技工作者培训班等，旨在促进青年科技工作者、低职称科技工作者参与科普活动。此外，针对在校大学生，应增设增强科普能力和提升技巧方面的课程。

（六）充分发挥融媒体在肿瘤科学普及中的作用，针对社会热点展开教育

专家观点

① 提高社会关注度需要全社会的努力，政府、医务工作者、媒体、社会组织和普通公众都应该积极参与，共同推进肿瘤科普工作的深入发展。

② 利用新媒体平台，如微博、微信公众号等，通过生动有趣的方式向广大群众传递肿瘤科普知识。例如，可以制作有趣的动画或漫画，或利用小视频等形式，使科普内容更加生动形象，更容易被受众接受和记忆。

③ 加强和扩大肿瘤科普在主流媒体上的曝光率。政府可以加大对肿瘤科普工作的资金投入，通过广告等形式，将肿瘤科普知识推送到更广泛的受众面前。

社会热点事件是指在社会中引起广泛关注、参与讨论、激起民众情绪，引发强烈反响的事件。社会热点事件可以通过互联网及各类社交通信工具迅速传播，使公众格外关注与热点事件相关的健康科普。这些热点事件具有公众关注度高、信息量大、传播途径复杂、健康科普效果良好等特点，因此应及时针对社会热点事件展开健康科普研究，剖析热点事件的起因，讨论传播途径和模式，探讨未来科普模式，从而指导社会热点事件相关的健康科普工作的开展，使健康科普在社会热点事件演化的各个阶段发挥更大的影响。《"健康中国2030"规划纲要》指出，为提高全民健康素养，"各级各类媒体加大健康科学知识宣传力度，积极建设和规范各类广播电视等健康栏目，利用新媒体拓展健康教育"，倡导媒体相关的信息普及，同时科普工作者们应拓宽健康科普研究的覆盖领域，加强对科普薄弱领域的健康科普研究。

传统媒体在肿瘤防治科普中依然发挥重要作用。医学学术期刊是医学学术成果的传播媒介，新闻出版机构和团体利用自身优势积极做好科普宣传工作是其应当肩负的社会责任。树立科学防癌、抗癌理念，实现对肿瘤的有效防控是目前亟待解决的问题。肿瘤学术期刊应当充分利用专业的平台资源和专家资源优势，积极投身到肿瘤防治科普宣传当中，提高全民肿瘤防治核心知识知晓率，助力肿瘤防治能力提升。针对医学学术期刊提高肿瘤防治科普宣传效力的途径包括挖掘和培养科普写作人才，以此保证科普宣传内容的数量和质量；与学术团体或出版机构合作出版科普宣传读物、与大众媒体合作，以扩大科普宣传的深度和广度，扩展信息宣传的受众；刊登公益广告，促进科普宣传推广。

新媒体的发展推动肿瘤防控科普的发展进程。与纸质报刊等传统媒体相比，搭载互联网的微信、微博及短视频等新媒体具备跨时空、跨地域、大容量、个性化和交互性等优势。新媒体科普在易操作性、传播高效性、全方位可覆盖性、主体推送、用户定制、即时互动、形式多样和内容丰富性上有独特优势，更符合人们碎片化阅读习惯和实时互动的需求。肿瘤科学普及应当充分利用新媒体平台的优势，专业医务人员及医疗机构开通微信公众号、微博、抖音号、视频号等，借助多样化的新媒体技术，制作图文结合的科普知识短文或动态视频，录制简短的科普宣传视频等，以更直观的方式进行肿瘤防治知识科普内容的推送，提高阅读量和用户关注度；还可以利用新媒体互动性强的特点，通过与广大人民群众的互动，了解他们对肿瘤防治知识的需求点，从而进行内容的调整和优化，以提高科普宣传文章的可读性和关注度。

传统媒体与新媒体结合共同促进肿瘤相关知识的宣传科普工作。包括肿瘤学术期刊在内的医学学术期刊可以通过官方微信公众号、官方网站、与大众媒体合作、出版健康科普图书等，将学术研究服务与肿瘤防治知识科普宣传融合发展，扩大了健康知识科普内容的读者群范围，对提高大众科学素养起到引领作用，同时也有助于扩大期刊在大众中的辐射面，提升期刊公众影响力，从而促进期刊社会效益和经济效益的双提高，进一步推动期刊品牌建设和学术影响力的提升。

（七）选拔或设立肿瘤科普的人才培养、激励机制

专家观点

在人才方面，应当加强肿瘤科普工作人才的培养和引进，鼓励医学专业人才参与科普工作，同时也应当注重非医学专业人才的培养，如科普写作、新媒体传播等方面的人才培养。

我国从事科普工作的专业人才较少，且在国家级、省部级及学会设立的科学技术奖励中表彰专职科普工作者更少。因此，要提高科普学者的学术影响力，我国应在各级、各类科学技术奖励中对优秀科普学者设立专门的奖项，以表彰在科普研究中做出突出贡献的学者。同时，提高科普奖励认可度，研究表明，科普工作在考核及职称晋升中得不到有效认可，是影响科研人员积极性的重要因素。建议在职称晋级评聘、业绩考核、人才培养等方面将科普奖励与科技奖励同等对待；在专业技术职务中设立科普相关职称，激励从事科学传播、普及、推广工作的专业技术人才，潜心从事科普工作；加强科普奖励传播，通过全国科技活动周、全国科普日等重要科学传播活动中将科普奖励成果通过报纸、网络等传统媒体和短视频等新媒体传播，让科普走进公众，提高科普奖励的关注度，扩大科普奖项影响力，逐步形成科普奖励品牌。

为满足肿瘤患者对健康科普教育的需求，科普教育人员在具备一定专业素质的同时，也需具有足够的综合素质，即科普人员不仅需要加强专业知识的储备，还应当对受众接受教育的能力及特点做出迅速的判断，选择合适的教育内容及教育方式，实施丰富多彩、形式多样的健康教育。医疗机构可以定期邀请媒体工作者、健康教育专职工作者开展健康科普能力的培训，有针对性地专门指导科普专家们的科普宣传技巧和提高他们的科普宣传能力，进行科普写作培训，不断提高科普教育人员的知识水平、调整知识结构、增加文化积淀，更好地适应健康科普教育的需要。

（八）健全科普奖励体系，丰富科普奖励载体

专家观点

可以建立肿瘤科普奖励机制，鼓励广大科普工作者积极开展科普工作，提高其参与度和积极性。

我国整体科普虽已纳入国家科学技术奖励，但奖项数量受到限制，每年获奖项目较少，不足以调动科研人员的科普积极性。因此，为鼓励更多高水平科普研究成果的产出，应当由政府或者社会力量设立多种类型的科普奖项，科学合理地设定评奖条件、完善评奖机制、保障奖项评审的公平公正、提高奖励额度，打造具有较高知名度、较大影响力的科普奖项。近年来，随着媒体传播形式的变化，微博、微信公众号、短视频等新媒体已成为人民群众获取科普知识的重要途径。目前，多数科普奖励仅限于科普图书、科普电子出版物、科普音像制品等传统媒体的成果。因此，我国应当探索和建立新媒体科普相关成果的评价体系，将新媒体科普成果纳入科普奖励，不断丰富科普奖励载体类别。

（九）建立伪科普的全民举报线索机制，及时曝光各类伪科普现象

专家观点

重视肿瘤科普工作的专业性和可靠性，避免伪科普。同时，也需要考虑如何在传播科学知识的同时，保持通俗易懂，让更多的人能够理解和接受。可以通过加强专业人员的培训，提高他们的科普能力，或者建立专业的科普机构，确保肿瘤科普的专业性和可信度。

互联网的快速发展助长了自媒体平台伪科普、虚假信息和健康谣言的泛滥传播，伪科学传播者利用公众对疾病和科学知识了解的欠缺，编造和伪造一些虚假的"理论"以吸引公众的关注。"辟谣科普教育"在媒体工作者对循证科普的接受中发挥重要作用。我们应当将谣言"扼杀"在"谣言产生"的初始阶段，即通过辟谣科普教育，从参与人员、证据选择、证据评价、证据应用、同行评议和利益冲突六个方面的内容，用理论讲授和实操训练相结合的形式进行辟谣科普教育，从而提升健康科普创作者对于循证科普的认知、态度和行为，从源头上避免"伪科普"的产生与传播。

"参与人员"指的是参与宣传内容创作及传播的人员，应当有专业医务工作者的参与及对内容的审核的资格，联合具有新闻传播学背景的人员共同制作和传播健康信息；针对"证据选择""证据评价"及"证据应用"三方面，从科普创作时入手，需要科普创作者查找最新的文献资料，科普创作者需要明确科普问题及相关内容，正确选择数据库，制订合理的检索策略，结合公众的实际需求，获得正确合理的证据。制订明确的证据纳入与排除标准，选择精确、有意义的宣教创作主题，明确大众对于健康科普的需求，突出创作的主题，准确传达健康科普的内容；"同行评议"即再次审核，可以增加传播内容的权威性、真实性和正确性。2022年5月，国家卫生健康委联合多部门发布的《关于建立健全全媒体健康科普知识发布和传播机制的指导意见》在"落实健康科普知识发布和传播主体责任"内容方面强调，"各健康科普知识发布和传播主体主办单位应当履行信息内容管理主体责任，加强自身健康科普知识发布和传播管理，健全健康科普知识生产、审核、发布等管理制度，明确具有相关专业背景的健康科普知识编辑与审核人员，常规性审查本机构发布知识的科学性、准确性和适用性。""鼓励各主体制作、发布、传播有利于促进公众树立每个人是自己健康第一责任人理念和自觉承担是社会健康责任的信息""鼓励媒体将健康科普专家纳入到健康类节目、栏目和健康公益广告的审核团队，依托专业力量，提升健康科普节目、栏目、公益广告的质量"。在健全健康科普知识发布与传播监管方面，倡导"各地各部门应当切实履行职能职责，依法依规加强对健康科普知识发布与传播的监督管理。""宣传、网信、广电等部门会同卫生健康、中医药等相关部门引导各健康科普知识发布和传播主体加强对发布和传播健康科普知识信息的审核，及时删除虚假健康信息，防止误导群众。"

二、未来展望

专家观点

未来肿瘤科普工作将呈现3个趋势。

① 多元化的传播渠道和方式：随着新媒体的不断发展和普及，肿瘤科普工作将会更加注重多元化的传播渠道和方式，包括通过短视频、微信公众号、直播、博客等方式，增加肿瘤防治相关知识的传播效果。

② 专业化的肿瘤科普团队：未来肿瘤科普工作需要建立更加专业化的团队，包括医学专家、科学传播专家、媒体人才等多种人才，共同推动肿瘤防治知识的普及和传播。

③ 整合优质肿瘤防治资源：政府、社会组织、医疗机构等多方面资源的整合，将成为未来肿瘤科普工作的一个重要方向。通过整合优质资源，提升肿瘤防治相关知识的普及度和传播效果。

2019 年 12 月，自 COVID-19 感染导致的急性呼吸道疾病在全球肆虐以来，人类健康、社会经济均遭受到了打击，因受到疾病及治疗的影响，肿瘤患者的自身免疫力及抵抗力较健康人较低，感染 COVID-19 的风险更高，且感染后的隔离会影响肿瘤的治疗效果，不利于患者的预后，降低肿瘤患者的生活质量。因此，肿瘤的健康科普及防控显得尤为重要，尤其在 COVID-19 感染逐渐常态化的大环境下，肿瘤患者的诊治及预后问题值得引起更多的关注。

2019 年 11 月至 2020 年 3 月期间，我国一项研究纳入了 50 例肿瘤患者，旨在探究 COVID-19 感染期间健康科普对肿瘤患者产生的影响。所有患者在入院当天，接受宣传手册、被播放宣传视频、面对面交流等方式的科普，以了解肿瘤的临床表现、致病机制、治疗手段等；住院期间，医护人员与患者交流，评估其心理状态，告知患者疾病治疗进展，查看患者病情，并实施针对性指导；出院时，医护人员再次向患者讲解疾病及 COVID-19 相关知识，并发放健康科普手册。使用量表比较患者干预前后的情绪状态。结果显示，干预后患者的焦虑自评量表（SAS）、抑郁自评量表（SDS）得分均较干预前明显降低（73.54 vs. 15.32，72.91 vs. 13.57），且干预后患者的疾病知晓率（96%）较干预前更高（80%），该结果提示，COVID-19 感染期间对肿瘤患者进行健康科普宣教工作具有较为确切的临床作用，具有临床意义和价值，可提升患者对疾病的认知能力，帮助患者建立积极向上的治疗心态，改善患者的焦虑、抑郁等负面情绪，更有利于肿瘤患者疾病的恢复及预后，提高患者的生存率及生活质量。

我国肿瘤科学普及工作前景光明，但又任重道远。未来，我国将结合国情，有的放矢地制订防控策略，重点推广肿瘤"防""筛""诊""治"等核心知识，抓住机遇、扎实做好新时代全国肿瘤科学普及工作，以实现肿瘤核心知识知晓率及肿瘤患者生存率的提升，争取达到以下目标：① 2022—2025 年，实现 2022 年我国肿瘤防治核心知识公众知晓率达 70%。2025 年知晓率预估可达 75%；② 2025—2030 年，2030 年我国肿瘤防治核心知识公众知晓率达 80%；③ 2030 年以后，逐渐实现我国肿瘤防治核心知识的全民知晓。

参考文献

[1] Vos Theo, et al. Global burden of 369 diseases and injuries in 204 countries and territories, 1990–2019：a systematic analysis for the Global Burden of Disease Study 2019. The Lancet. 2020; 396: 1204-1222.

[2] World Health Organization. Global Health Observatory. Geneva. http://www.who.int/data/gho

[3] Sung H., et al. Global Cancer Statistics 2020：GLOBOCAN Estimates of Incidence and Mortality Worldwide for 36 Cancers in 185 Countries. CA Cancer J Clin. 2021; 71: 209-249.

[4] Comm. Soc. Determ. Health. 2008. Closing the gap in a generation: health equity through action on the social determinants of health. Final Rep., World Health Organ., Geneva. https://www.who.int/social_determi

[5] Nutbeam D, Lloyd JE. Understanding and Responding to Health Literacy as a Social Determinant of Health. Annu Rev Public Health. 2021 Apr 1; 42: 159-173.

[6] Chido-Amajuoyi OG, Yu RK, Agaku I, Shete S. Exposure to court-ordered tobacco industry antismoking advertisements among US adults. JAMA Netw Open 2019; 2：e196935.

[7] Chido-Amajuoyi, OG; Agaku, I; Onwuliri, C; Shete, S; Industry-sponsored antismoking advertisements in low-income countries. Lancet Glob Health. 2020-04-01; 8(4): e485-e486.

[8] WHO. WHO report on the global tobacco epidemic, 2019：offer help to quit tobacco use. 2019. https://apps.who.int/iris/bitstream/handle/10665/326043/9789241516204-eng.pdf?ua=1（accessed Jan 6, 2020）

[9] Allen LN, Nicholson BD, Yeung BYT, Goiana-da-Silva F. Implementation of non-communicable disease policies: a geopolitical analysis of 151 countries. Lancet Glob Health. 2020 Jan; 8(1): e50-e58.

[10] Wang, YJ; Wang, F; Yu, LX; Liu, LY.Worldwide review with meta-analysis of women's awareness about breast cancer. PATIENT EDUC COUNS. 2022-07-01; 105(7): 1818-1827.

[11] Peltzer K, Pengpid S. Awareness of Breast Cancer Risk among Female University Students from 24 Low, Middle Income and Emerging Economy Countries. Asian Pac J Cancer Prev. 2014; 15(18): 7875.

[12] Cao M, Li H, Sun D, Chen W. Cancer burden of major cancers in China: A need for sustainable actions. Cancer Commun（Lond）. 2020;40(5): 205 - 10.

[13] Qiu H, Cao S, Xu R. Cancer incidence, mortality, and burden in China: a time-trend analysis and comparison with the United States and United Kingdom based on the global epidemiological data released in 2020. Cancer Commun（Lond）. 2021 Oct; 41(10): 1037-1048.

[14] 王悠清，杜灵彬，李辉章，朱陈，周慧娟.浙江省居民癌症防治核心知识知晓情况调查分析 [J].中国肿瘤，2018，27(12): 921-925.

[15] Liu LY, Wang YJ, Wang F, Yu LX, Xiang YJ, Zhou F, Li L, Zhang Q, Fu QY, Ma ZB, Gao DZ, Li YY, Yu ZG. Factors associated with insufficient awareness of breast cancer among women in Northern and Eastern China: a case-control study. BMJ Open. 2018 Feb 20; 8(2): e018523.

[16] Wang, YJ; Wang, F; Yu, LX; Liu, LY. Worldwide review with meta-analysis of women's awareness about breast cancer. PATIENT EDUC COUNS. 2022-07-01; 105(7): 1818-1827.

[17] Lee EW, Shin M, Kawaja A, et al.. The augmented cognitive mediation model: Examining antecedents of factual and structural breast cancer knowledge among singaporean women. J Health Commun 2016; 21: 583-92.

[18] Whitman S, Shah AM, Silva A, et al.. Mammography screening in six diverse communities in Chicago--a population study. Cancer Detect Prev 2007; 31: 166-72. 10.1016/j.cdp.2006.12.008

[19] Kwok C, Tranberg R, Lee FC. Breast cancer knowledge, attitudes and screening behaviors among Indian-Australian women. Eur J Oncol Nurs 2015; 19: 701-6.

[20] 国务院关于实施健康中国行动的意见（国发〔2019〕13 号）_政府信息公开专栏.

[21] 健康中国行动（2019—2030 年）：总体要求、重大行动及主要指标 [J].中国循环杂志，2019, 34(09): 846-858.

[22] 李慧超，刘硕，杨雷，张希，张倩，王宁，季加孚.北京市居民癌症防治核心知识知晓现状及影响因素分析 [J].中华预防医学杂志，2021, 55(06): 737-741.

[23] 查震球，吕逸丽，陈叶纪，徐伟，戴丹，刘志荣.安徽省成年居民癌症防治核心知识知晓现状及影响因素分析 [J/

OL]. 中国肿瘤：1-8[2022-08-11].

[24] 孙惠昕，张茂祥，王婉莹，贾海晗，宋冰冰. 黑龙江省居民癌症防治核心知识知晓情况调查分析 [J]. 肿瘤综合治疗电子杂志，2021, 7(01): 51-54.

[25] 宜昌市城区居民 2021 年癌症防治核心知识知晓率为 66.42%102，深圳市居民癌症防治核心知识的知晓率为56.59%100

[26] 梁岭，刘芳江，王一茸，蔡伟聪，雷林，彭绩. 深圳市居民癌症防治核心知识知晓情况调查分析 [J]. 中国慢性病预防与控制，2022, 30(05): 361-364.

[27] 徐英，郭艳芳，袁青，马艳，李志学，余卫军，王德旺，刘峥，赵仁成，梁岭，雷林，彭绩. 社区居民防癌筛查与癌症核心知识知晓情况的关联分析 [J]. 公共卫生与预防医学，2022, 33(04): 156-159.

[28] 时巧梅，解晔，李秋梅，杨文彬. 扬州市 2020 年居民癌症防治核心知识知晓率调查 [J]. 江苏预防医学，2020, 31(06): 715-716.DOI: 10.13668/j.issn.1006-9070.2020.06.046

[29] 滕菲，李贺，曹毛毛，孙殿钦，何思怡，陈万青. 基于中国部分农村上消化道癌筛查地区的癌症防治核心知识知晓情况分析 [J]. 肿瘤预防与治疗，2020, 33(06): 493-500.

[30] Slowing the Titanic: China's Epic Struggle with Tobacco. J THORAC ONCOL. 2016-12-01; 11(12): 2053-2065.

[31] Li L, Yong HH, Borland R, Fong GT, Thompson ME, Jiang Y, Yang Y, Sirirassamee B, Hastings G, Harris F. Reported awareness of tobacco advertising and promotion in China compared to Thailand, Australia and the USA. Tob Control. 2009 Jun; 18(3): 222-7

[32] Fong GT, Yuan J, Craig LV, Xu SS, Meng G, Quah ACK, Seo HG, Lee S, Yoshimi I, Katanoda K, Tabuchi T. Achieving the Goals of Healthy China 2030 Depends on Increasing Smoking Cessation in China: Comparative Findings from the ITC Project in China, Japan, and the Republic of Korea.

[33] Fan X, Qin X, Zhang Y, Li Z, Zhou T, Zhang J, You W, Li W, Pan K. Screening for gastric cancer in China: Advances, challenges and visions. Chin J Cancer Res. 2021 Apr 30; 33(2): 168-180.

[34] Willingness to pay for colorectal cancer screening in Guangzhou. WORLD J GASTROENTERO. 2018-11-07; 24(41): 4708-4715.

[35] 冉俊涛，戴滋瀛，王松，李立，郑亚，陈明，刘纯. 住院医师肿瘤预防和筛查知识认知情况调查与分析 [J]. 中华医学教育杂志，2022, 42(04): 367-371.

[36] Global Health Estimates: Life expectancy and leading causes of death and disability.

[37] Cao B, Bray F, Ilbawi A, et al. Effect on longevity of one-third reduction in premature mortality from non-communicable diseases by 2030：a global analysis of the Sustainable Development Goal health target. Lancet Glob Health, 2018, 6(12): e1288-e1296）

[38] WHO Report on Cancer – Setting priorities, investing wisely and providing care for all.2020.

[39] Global Cancer Statistics 2020：GLOBOCAN Estimates of Incidence and Mortality Worldwide for 36 Cancers in 185 Countries

[40] M. Dalmartello1, C. La Vecchia1, P. Bertuccio1, et al. European cancer mortality predictions for the year 2022 with focus on ovarian cancer. Annals of Oncology, 2022, 31(5).

[41] IARC-World Cancer Report – Cancer research for cancer prevention.2020.

[42] The global burden of adolescent and young adult cancer in 2019：a systematic analysis for the Global Burden of Disease Study 2019. LANCET ONCOL. 2022-01-01; 23(1): 27-52.

[43] Arnold M, Sierra MS, Laversanne M, Soerjomataram I, Jemal A, Bray F. Global patterns and trends in colorectal cancer incidence and mortality. Gut. 2017; 66(4): 683-691.

[44] Siegel RL, Jemal A, Ward EM. Increase in incidence of colorectal cancer among young men and women in the United States. Cancer Epidemiol Biomarkers Prev. 2009; 18(6): 1695-1698.

[45] Gupta S, Harper A, Ruan Y, Barr R, Frazier AL, Ferlay J, Steliarova-Foucher E, Fidler-Benaoudia MM. International Trends in the Incidence of Cancer Among Adolescents and Young Adults. J Natl Cancer Inst. 2020 Nov 1; 112(11): 1105-1117.

[46] Miller KD, Fidler - Benaoudia M, Keegan TH, et al. Cancer statistics for adolescents and young adults, 2020. CA Cancer J Clin. 2020.

[47] Scott AR, Stoltzfus KC, Tchelebi LT, Trifiletti DM, Lehrer EJ, Rao P, Bleyer A, Zaorsky NG. Trends in Cancer Incidence in US Adolescents and Young Adults, 1973-2015. JAMA Netw Open. 2020 Dec 1; 3(12): e2027738.

[48] 11. Siegel, R. L., et al. (2022). "Cancer statistics, 2022." CA: A Cancer Journal for Clinicians 72(1): 7–33.

[49] Jemal A, Ward EM, Johnson CJ, Cronin KA, Ma J, Ryerson B, Mariotto A, Lake AJ, Wilson R, Sherman RL, Anderson RN, Henley SJ, Kohler BA, Penberthy L, Feuer EJ, Weir HK. Annual Report to the Nation on the Status of Cancer, 1975–2014, Featuring Survival. J Natl Cancer Inst. 2017 Sep 1; 109(9): djx030.

[50] Sasaki K, Strom SS, O'Brien S, Jabbour E, Ravandi F, Konopleva M, Borthakur G, Pemmaraju N, Daver N, Jain P, Pierce S, Kantarjian H, Cortes JE. Relative survival in patients with chronic-phase chronic myeloid leukaemia in the tyrosine-kinase inhibitor era: analysis of patient data from six prospective clinical trials. Lancet Haematol. 2015 May; 2(5): e186–93.

[51] Carlino MS, Larkin J, Long GV. Immune checkpoint inhibitors in melanoma. Lancet. 2021 Sep 11; 398(10304): 1002–1014.

[52] Berk-Krauss J, Stein JA, Weber J, Polsky D, Geller AC. New Systematic Therapies and Trends in Cutaneous Melanoma Deaths Among US Whites, 1986–2016. Am J Public Health. 2020 May; 110(5): 731–733.

[53] Xia C, Dong X, Li H, Cao M, Sun D, He S, Yang F, Yan X, Zhang S, Li N, Chen W. Cancer statistics in China and United States, 2022：profiles, trends, and determinants. Chin Med J （Engl）. 2022 Feb 9; 135(5): 584–590.

[54] Islami F, Sauer AG, Miller KD, et al. Proportion and number of cancer cases and deaths attributable to potentially modifiable factors in the United States. CA Cancer J Clin. 2018; 68: 31–54.

[55] Smoking Cessation: A Report of the Surgeon General – Key Findings | HHS.gov

[56] Klein SL, Flanagan KL. Sex differences in immune responses. Nat Rev Immunol. 2016; 16: 626–638.

[57] Kantarjian HM, Keating MJ, Freireich EJ. Toward the potential cure of leukemias in the next decade. Cancer. 2018; 124: 4301–4313

[58] Surveillance, Epidemiology, and End Results （SEER） Program. SEER*Stat Database: Incidence-SEER 9 Registries Research Data with Delay-Adjustment, Malignant Only, November 2020 Submission （1975–2018） <Katrina/Rita Population Adjustment>–Linked To County Attributes–Total U.S., 1969–2018 Counties. National Cancer Institute, Division of Cancer Control and Population Sciences, Surveillance Research Program, Surveillance Systems Branch; 2021.

[59] Howlader N, Noone AM, Krapcho M, et al. SEER Cancer Statistics Review, 1975–2018. National Cancer Institute; 2021.

[60] United Nations, Population division. World Population Prospects, the 2017 revision.

[61] Ferlay J., Colombet M., Soerjomataram I., Mathers C., Parkin D.M., Piñeros M. Estimating the global cancer incidence and mortality in 2018：GLOBOCAN sources and methods. Int J Canc. 2019; 144(8): 1941–1953. doi: 10.1002/ijc.31937. Epub 2018 Dec 6. PMID: 30350310.

[62] Dyba T, Randi G, Bray F, Martos C, Giusti F, Nicholson N, Gavin A, Flego M, Neamtiu L, Dimitrova N, Negrão Carvalho R, Ferlay J, Bettio M. The European cancer burden in 2020：Incidence and mortality estimates for 40 countries and 25 major cancers. Eur J Cancer. 2021 Nov; 157: 308–347.

[63] Bertuccio P, Alicandro G, Malvezzi M, Carioli G, Boffetta P, Levi F, La Vecchia C, Negri E. Cancer mortality in Europe in 2015 and an overview of trends since 1990. Ann Oncol. 2019 Aug 1; 30(8): 1356–1369

[64] Santucci C, Patel L, Malvezzi M, Wojtyla C, La Vecchia C, Negri E, Bertuccio P. Persisting cancer mortality gap between western and eastern Europe. Eur J Cancer. 2022 Apr; 165: 1–12

[65] Trama A, Botta L, Foschi R, Ferrari A, Stiller C, Desandes E, Maule MM, Merletti F, Gatta G; EUROCARE-5 Working Group. Survival of European adolescents and young adults diagnosed with cancer in 2000–07：population-based data from EUROCARE-5. Lancet Oncol. 2016 Jul; 17(7): 896–906.

[66] Carioli G., Malvezzi M., Rodriguez T., Bertuccio P., Negri E., La Vecchia C. Trends and predictions to 2020 in breast cancer mortality in Europe. Breast. 2017; 36: 89–95. doi: 10.1016/j.breast.2017.06.003. Epub 2017 Oct 4.

[67] Wiseman M. The second World Cancer Research Fund/American Institute for Cancer Research expert report. Food, nutrition, physical activity, and the prevention of cancer: a global perspective. Proc Nutr Soc. 2008 Aug; 67(3): 253–6.

[68] Lortet-Tieulent J., Renteria E., Sharp L., Weiderpass E., Comber H., Baas P. Convergence of decreasing male and increasing female incidence rates in major tobacco-related cancers in Europe in 1988–2010. Eur J Canc. 2015; 51(9): 1144–1163.

[69] Bray F.I., Weiderpass E. Lung cancer mortality trends in 36 European countries: secular trends and birth cohort patterns by sex and region 1970–2007. Int J Canc. 2010; 126(6): 1454–1466. doi: 10.1002/ijc.24855.PMID: 19728330.

[70] 2016 年日本癌症患者人数创新高 [J]. 世界知识，2019，(03): 79.

[71] Katanoda K, Hori M, Saito E, Shibata A, Ito Y, Minami T, Ikeda S, Suzuki T, Matsuda T. Updated Trends in Cancer in

Japan: Incidence in 1985–2015 and Mortality in 1958–2018–A Sign of Decrease in Cancer Incidence. J Epidemiol. 2021 Jul 5; 31(7): 426–450.

[72] Koizumi S, Motoyama S, Watanabe N, Matsuhashi T, Iijima K. Chronological changes in the gastric cancer subsite in Akita, Japan: the trends from the data of a hospital–based registration system. Tohoku J Exp Med. 2018; 246: 131–140.

[73] がん患者の 10 年生存率 国立がん研究センターが公表 | 医療 | NHK ニュース

[74] 院内がん登録生存率集計結果閲覧システム

[75] がん診療連携拠点病院等 院内がん登録生存率集計結果閲覧システム初公開 2007・08 年 10 年生存率（初）、 2012・2012–13 年 5 年生存率、2014・2015 年 3 年生存率集計公表 | 国立がん研究センター

[76] Inoue M, Hirabayashi M, Abe SK, Katanoda K, Sawada N, Lin Y, Ishihara J, Takachi R, Nagata C, Saito E, Goto A, Ueda K, Tanaka J, Hori M, Matsuda T; Cancer PAF Japan Collaborators. Burden of cancer attributable to modifiable factors in Japan in 2015. Glob Health Med. 2022 Feb 28; 4(1): 26–36.

[77] Inoue M, Sawada N, Matsuda T, Iwasaki M, Sasazuki S, Shimazu T, Shibuya K, Tsugane S. Attributable causes of cancer in Japan in 2005 – systematic assessment to estimate current burden of cancer attributable to known preventable risk factors in Japan. Ann Oncol. 2012; 23: 1362–1369.

[78] Nakata K, Hiyama E, Katanoda K, Matsuda T, Tada Y, Inoue M, Kawa K, Maru M, Shimizu C, Horibe K, Miyashiro I. Cancer in adolescents and young adults in Japan: epidemiology and cancer strategy. Int J Clin Oncol. 2022 Jan; 27(1): 7–15.

[79] Nakata K, Okawa S, Fuji S, et al. Trends in survival of leukemia among children, adolescents, and young adults: a population–based study in Osaka. Japan Cancer Sci. 2021; 112(3): 1150–1160.

[80] Ministry of Health, Labour and Welfare. Vital Statistics of Japan.

[81] Ferrari A, Stark D, Peccatori FA, et al. Adolescents and young adults （AYA） with cancer: a position paper from the AYA Working Group of the European Society for Medical Oncology （ESMO） and the European Society for Paediatric Oncology （SIOPE） ESMO Open. 2021; 6(2): 100096. doi: 10.1016/j.esmoop.2021.100096.

[82] Ferlay J, Ervik M, Lam F, Colombet M, Mery L, Piñeros M, et al. Global Cancer Observatory: cancer tomorrow. Lyon: International Agency for Research on Cancer; 2019

[83] Yang X, Chen H, Sang S, Chen H, Li L, Yang X. Burden of All Cancers Along With Attributable Risk Factors in China From 1990 to 2019：Comparison With Japan, European Union, and USA. Front Public Health. 2022 May 26; 10: 862165.

[84] R. Zheng, S. Zhang, H. Zeng et al., Cancer incidence and mortality in China, 2016, Journal of the National Cancer Cente.

[85] J.Zhou, R.Zheng, S.Zhang, et al., Colorectal cancer burden and trends: comparison between China and major burden countries in the world, Chin.J.Canc.Res.33(1)(2021)1–10.https://pubmed.ncbi.nlm.nih.gov/33707923

[86] Holleczek B, Rossi S, Domenic A, Innos K, Minicozzi P, Francisci S, Hackl M, Eisemann N, Brenner H; EUROCARE–5 Working Group: .On–going improvement and persistent differences in the survival for patients with colon and rectum cancer across Europe 1999–2007–Results from the EUROCARE–5 study.Eur J Cancer.2015 Oct; 51(15): 2158–2168.doi: 10.1016/j.ejca.2015.07.024.Epub 2015 Sep 26.PMID: 26421819.https://pubmed.ncbi.nlm.nih.gov/26421819/

[87] R.L.Siegel, K.D.Miller, A.Goding Sauer, et al., Colorectal cancer statistics, 2020, CA, Canc.J.Clin.70(3)(2020)145–164. https://acsjournals.onlinelibrary.wiley.com/doi/full/10.3322/caac.21601

[88] Singer DS. A new phase of the Cancer Moonshot to end cancer as we know it. Nat Med. 2022 Jul; 28(7): 1345–1347

[89] Biden Cancer Moonshot Target: 50% Lower Death Rate in 25 Years （genengnews.com）

[90] Miller KD, Nogueira L, Mariotto AB, Rowland JH, Yabroff KR, Alfano CM, Jemal A, Kramer JL, Siegel RL. Cancer treatment and survivorship statistics, 2019. CA Cancer J Clin. 2019 Sep; 69(5): 363–385.

[91] 美国国家癌症研究所（National Cancer Institute, NCI）—美国癌症研究和资助的主要机构 . 国家自然科学基金委员会 .

[92] Huguet N, et al. BMC Health Serv. Effectiveness of an insurance enrollment support tool on insurance rates and cancer prevention in community health centers: a quasi–experimental study Res. 2021; 21: 1186. doi: 10.1186/s12913–021–07195–5

[93] Robert R. Redfield, M.D., Stephen M. Hahn, M.D., and Norman E. Sharpless, M.D. Redoubling Efforts to Help Americans Quit Smoking — Federal Initiatives to Tackle the Country's Longest–Running Epidemic. N Engl J Med 2020; 383: 1606–1609

[94] Zosia Chustecka. Cancer Moonshot Plans Crystalize With 10 Recommendations. Medscape.com.

[95] Close AG, Dreyzin A, Miller KD, Seynnaeve BKN, Rapkin LB. Adolescent and young adult oncology–past, present, and future. CA Cancer J Clin. 2019 Nov; 69(6): 485–496.

[96] Bleyer A, O'Leary M, Barr R, Ries LAG, eds. Cancer Epidemiology in Older Adolescents and Young Adults 15 to 29 Years of Age, Including SEER Incidence and Survival: 1975–2000. National Institutes of Health Publication No. 06–5767. National Cancer Institute; 2006.

[97] Adolescent and Young Adult Oncology Group. Closing the Gap: Research and Care Imperatives for Adolescents and Young Adults With Cancer. Accessed January 21, 2019. deainfo.nci.nih.gov/advisory/ncab/archive/139_0906/presentations/AYAO.pdf

[98] Singer DS. A new phase of the Cancer Moonshot to end cancer as we know it. Nat Med. 2022 Jul; 28(7): 1345–1347

[99] 任建松 . 英国肿瘤预防控制概况 [J]. 中国肿瘤，2011, 20(07)：474–478.

[100] http://www.dh.gov.uk/en/Publications and statistics/Publications/PublicationsPolicyAndGuidance/DH_081006, 2007

[101] Third Global Adolescent and Young Adult Cancer Congress. Global Accord. Accessed June 1, 2019. eiseverywhere.com/ehome/312967/globalaccord

[102] https://ec.europa.eu/info/law/better–regulation/have–your–say/initiatives/12154–Europes–Beating–Cancer–Plan_zh

[103] 欧盟委员会提出欧洲抗癌计划 . 中国科学院科技战略咨询研究院 .

[104] For the first time, France adopts a ten–year cancer strategy. 2021.

[105] Jane Smith. 欧洲癌症研究协会：通过合作创造美好未来 [J]. 中国社会组织，2018(07)：60–61.

[106] 胡飞跃 . 中日癌症防治政策比较研究 [J]. 中国肿瘤，2009, 18(02)：101–104.

[107] 孙喜斌 . 日本国家癌症中心介绍 [J]. 中国肿瘤，2012, 21(12)：881–883

[108] 王晴，严晓玲，邱五七，孟月莉，别凤赛，李树峰，刘立煌，李静 . 日本癌症预防控制体系概况及对我国的启示 [J]. 公共卫生与预防医学，2018, 29(05)：29–32

[109] Moore MA, Goodman RA. Physician Training in Cancer Prevention and Control: A Population Health Imperative. Am J Prev Med. 2018 Mar; 54(3): 444–448.

[110] 梁颖，汝小美，宋冰，何杨，韩曙甄 . 日本预防保健体系对我国构建家庭保健体系的启示 [J]. 中国计划生育学杂志，2013, 21(03)：155–160

[111] Monden M. The basic plan to promote cancer control in Japan. Gan To Kagaku Ryoho. 2013; 40(5): 559–564.

[112] Ministry of Health, Labour and Welfare. Phase Three Basic Plan to Promote Cancer Control Programs in Japan.

[113] Wolfson J, Sun CL, Wyatt L, et al. Adolescents and young adults with acute lymphoblastic leukemia and acute myeloid leukemia: impact of care at specialized cancer centers on survival outcome. Cancer Epidemiol Biomarkers Prev. 2017; 26(3): 312–320.

[114] Meeneghan MR, Wood WA. Challenges for cancer care delivery to adolescents and young adults: present and future. Acta Haematol. 2014; 132（3–4）：414–422. doi: 10.1159/000360241.

[115] Nakata–Yamada K, Inoue M, Ioka A, et al. Comparison of survival of adolescents and young adults with hematologic malignancies in Osaka. Japan Leuk Lymphoma. 2016; 57(6): 1342–1348.

[116] Nakata K, Hiyama E, Katanoda K, Matsuda T, Tada Y, Inoue M, Kawa K, Maru M, Shimizu C, Horibe K, Miyashiro I. Cancer in adolescents and young adults in Japan: epidemiology and cancer strategy. Int J Clin Oncol. 2022 Jan; 27(1): 7–15

[117] 王继伟，徐望红，付朝伟，赵根明，余金明，姜庆五 . 日本生活方式疾病防治策略及启示 [J]. 中国健康教育，2012, 28(09)：789–791

[118] Close AG, Dreyzin A, Miller KD, et al. Adolescent and young adult oncology–past, present, and future. CA Cancer J Clin. 2019; 69(6): 485–496. doi: 10.3322/caac.21585.

[119] STAND UP!!–Young cancer patient group. https://standupdreams.com/. Accessed August 30 2021

[120] 周京 . 韩国的保健福祉部 [J]. 中国民政，2013(10)：59.

[121] 王晴，严晓玲，孟月莉，别凤赛，李树峰，刘立煌，李静，邱五七 . 韩国癌症预防控制体系概况及对我国的启示 [J]. 中国社会医学杂志，2020, 37(01)：1–5.

[122] 罗元文，梁宏艺 . 中日韩医疗保险制度比较及对中国的启示 [J]. 日本研究，2008(04)：43–48.DOI: 10.16496/j.cnki.rbyj.2008.04.022.

[123] 任建松 . 英国肿瘤预防控制概况 [J]. 中国肿瘤，2011, 20(07)：474–478.

[124] 常峰，纪美艳，路云，崔鹏磊，祝小锐 . 韩国医疗保障体系及其运行方式研究 [J]. 中国卫生政策研究，2015, 8(12)：41–46.

[125] Zuo TT, Zheng RS, Zhang SW, Zeng HM, Chen WQ. Incidence and mortality of liver cancer in China in 2011. Chin J

Cancer. 2015; 34(11): 508 - 13.

[126] Gao K, Wu J. National trend of gastric cancer mortality in China（2003 - 2015）：a population - based study. Cancer Commun（Lond）. 2019; 39(1): 24.

[127] He Y, Liang D, Du L, Guo T, Liu Y, Sun X, et al. Clinical characteristics and survival of 5283 esophageal cancer patients: A multicenter study from eighteen hospitals across six regions in China. Cancer Commun（Lond）. 2020; 40(10): 531 - 44.

[128] Di J, Rutherford S, Chu C. Review of the Cervical Cancer Burden and Population - Based Cervical Cancer Screening in China. Asian Pac J Cancer Prev. 2015; 16(17): 7401 - 7.

[129] Liu X, Yu Y, Wang M, Mubarik S, Wang F, Wang Y, et al. The mortality of lung cancer attributable to smoking among adults in China and the United States during 1990 - 2017. Cancer Commun（Lond）. 2020; 40(11): 611 - 9.

[130] Fan L, Strasser - Weippl K, Li JJ, St Louis J, Finkelstein DM, Yu KD, et al. Breast cancer in China. Lancet Oncol. 2014; 15(7): e279 - 89.

[131] Zhu J, Tan Z, Hollis - Hansen K, Zhang Y, Yu C, Li Y. Epidemiological Trends in Colorectal Cancer in China: An Ecological Study. Dig Dis Sci. 2017; 62(1): 235 - 43.

[132] Liu X, Yu C, Bi Y, Zhang ZJ. Trends and age - period - cohort effect on incidence and mortality of prostate cancer from 1990 to 2017 in China. Public Health. 2019; 172: 70 - 80.

[133] Wei W, Zeng H, Zheng R, Zhang S, An L, Chen R, Wang S, Sun K, Matsuda T, Bray F, He J. Cancer registration in China and its role in cancer prevention and control. Lancet Oncol. 2020 Jul; 21(7): e342-e349.

[134] Vollset SE, Goren E, Yuan CW, Cao J, Smith AE, Hsiao T, et al. Fertility, mortality, migration, and population scenarios for 195 countries and territories from 2017 to 2100：a forecasting analysis for the Global Burden of Disease Study. Lancet. (2020) 396: 1285–306.

[135] Feng RM, Zong YN, Cao SM, Xu RH. Current cancer situation in China: good or bad news from the 2018 Global Cancer Statistics? Cancer Commun. (2019) 39: 22.

[136] Barrett D, Ploner A, Chang ET, Liu Z, Zhang CX, Liu Q, et al.. Past and recent salted fish and preserved food intakes are weakly associated with nasopharyngeal carcinoma risk in adults in Southern China. J Nutr. (2019) 149: 1596–605.

[137] 李双，程颖 . 从省级肿瘤专科医院角度谈恶性肿瘤早诊早治现状和探索 [J]. 肿瘤预防与治疗，2022, 35(07): 585–589.

[138] 潘锋 . 中国癌症防控体系初步建立——访中国科学院院士、中国医学科学院肿瘤医院院长赫捷教授 [J]. 中国医药导报，2018, 15(30): 1–3.

[139] 王晴，严晓玲，孟月莉，别凤赛，李树峰，刘立煌，李静，邱五七 . 韩国癌症预防控制体系概况及对我国的启示 [J]. 中国社会医学杂志，2020, 37(01): 1–5.

[140] 全国肿瘤防治规划纲要（1986 年—2000 年）（摘要）[J]. 中国肿瘤，2000(7).

[141] 中国癌症预防与控制规划纲要（2004–2010）[J]. 中国肿瘤，2004,（02）: 3–6.

[142] 卫轩 . 我国将在少数民族地区加强癌症综合防治工作 [N]. 中国民族报，2010–04–30(001)

[143] 《中国癌症防治三年行动计划（2015–2017 年）》制订 [J]. 中国肿瘤临床与康复，2016, 23(02): 177.

[144] 《 "健康中国 2030" 规划纲要》. 中华人民共和国国务院

[145] 《 "十三五" 卫生与健康规划》. 中华人民共和国国务院

[146] 《中国防治慢性病中长期规划（2017 — 2025 年）》. 中华人民共和国国务院

[147] 《国务院关于实施健康中国行动的意见》. 中华人民共和国国务院

[148] 《健康中国行动（2019—2030 年）》. 健康中国行动推进委员会

[149] 《健康中国行动——癌症防治实施方案（2019—2022 年）》. 国卫疾控发〔2019〕57 号 .

[150] 郭晓斐，喻达 . 健康中国战略背景下对癌症防控策略的思考与探究 [J]. 中国癌症防治杂志，2021, 13(04): 339–343.

[151] 《健康中国行动 2022 年工作要点》. 健康中国行动推进委员会办公室

[152] 国家卫生健康委办公厅关于印发宫颈癌筛查工作方案和乳腺癌筛查工作方案的通知 . 国家卫生健康委办公厅 .

[153] 中国抗癌协会科技奖增设科普奖项 [J]. 中国肿瘤临床，2020, 47(10): 495.

[154] "2019 年中华医学科技奖医学科学技术普及奖" 颁奖！《血管通 -- 血管病防治保健必读》《中国脂肪肝防治指南科普版》获奖 [J]. 大众医学，2020.

[155] 中华医学会关于 2021 年中华医学科技奖奖励的决定 . 中华医学会 .

[156] 中国抗癌协会协会简介 . 中国抗癌协会 .

[157] 中国抗癌协会 2021 中国肿瘤学大会超 7000 万观众线上参会 [J]. 科技传播，2022, 14(08): 16.

[158] 2022 中国肿瘤学大会 . 中国抗癌协会 .

[159] 中国抗癌协会 中国肿瘤整合诊治指南（CACA）首场精读巡讲活动启幕 [J]. 科技传播，2022, 14(04): 18.

[160] 中国公益总会抗癌联盟章程 . 中国公益总会抗癌联盟 .

[161] 中国中医药研究委员会中国肿瘤防治专业委员会章程 . 中国中医药研究委员会中国肿瘤防治专业委员会 .

[162] 中国临床肿瘤学会简介 . 中国临床肿瘤学会 .

[163] 中国临床肿瘤学会章程 . 中国临床肿瘤学会 .

[164] 第 25 届全国临床肿瘤学大会暨 2022 年 CSCO 学术年会会议简介 . 中国临床肿瘤学会 .

[165] 中华中医药学会简介 . 中华中医药学会 .

[166] 中华中医药学会章程（2021 年 3 月 5 日经民政部核准）. 中华中医药学会 .

[167] 中华中医药学会肿瘤分会 2021 年学术年会顺利召开 . 中华中医药学会 .

[168] 中华中医药学会 2022 年全国中医肿瘤青年学术论坛顺利召开 . 中华中医药学会 .

[169] 中国癌症基金会宗旨与业务范围 . 中华中医药学会 .

[170] 中国癌症基金会章程 . 中华中医药学会 .

[171] 2021 年 "三八" 活动总结 . 中国癌症基金会 .

[172] 2019 年第十四届抗癌票友京剧演唱会 . 中国癌症基金会 .

[173] 【全国肿瘤防治宣传周】预防宫颈癌 年轻打疫苗成年重筛查 . 中国癌症基金会 .

[174] 中国癌症基金会发布《2021 家庭防癌手册》. 中国癌症基金会 .

[175] 中国癌症基金会成立国内首个肿瘤人文协作组 . 新京报 .

[176] 北京中西医肿瘤防治技术创新联盟简介 . 北京肿瘤防治联盟 .

[177] 中国中西医肿瘤防治论坛乳腺癌专题讲座 暨北京肿瘤防治联盟（BJCA）第二届第二次理事会 . 北京肿瘤防治联盟 .

[178] 北京肿瘤学会简介 . 北京肿瘤学会 .

[179] 《健康中国行动（2019—2030 年）》. 健康中国行动推进委员会 .

[180] 庄勇 . 从 "融媒体" 中寻求生机的思考与探索 [J]. 当代电视，2009，(04): 18–19

[181] 李玮 . 跨媒体·全媒体·融媒体——媒体融合相关概念变迁与实践演进 [J]. 新闻与写作，2017(06): 38–40.

[182] Shea–Budgell M, Kostaras X, Myhill K, Hagen N. Information needs and sources of information for patients during cancer follow–up. Curr Oncol. 2014 Aug; 21(4): 165–173. doi: 10.3747/co.21.1932.

[183] Puts MTE, Papoutsis A, Springall E, Tourangeau AE. A systematic review of unmet needs of newly diagnosed older cancer patients undergoing active cancer treatment. Support Care Cancer. 2012 Jul; 20(7): 1377–1394. doi: 10.1007/s00520–012–1450–7.

[184] Iconomou G, Vagenakis AG, Kalofonos HP. The informational needs, satisfaction with communication, and psychological status of primary caregivers of cancer patients receiving chemotherapy. Support Care Cancer. 2001 Nov; 9(8): 591–596. doi: 10.1007/s005200100259.

[185] Blanch - Hartigan D, Blake KD, Viswanath K. Cancer survivors' use of numerous information sources for cancer - related information: does more matter? J Cancer Educ. 2014; 29: 488–496.

[186] Shea - Budgell MA, Kostaras X, Myhill KP, Hagen NA. Information needs and sources of information for patients during cancer follow - up. Curr Oncol. 2014; 21: 165–173

[187] Xie B, Su Z, Liu Y, Wang M, Zhang M. Health information sources for different types of information used by Chinese patients with cancer and their family caregivers. Health Expect. 2017 Aug; 20(4): 665–674.

[188] 中国抗癌协会科普融媒体中心成立，权威媒体助力癌症防治科普工程 . 中国抗癌协会科普平台 .

[189] 中国抗癌协会 APP 上线 [J]. 中国肿瘤临床，2020, 47(07): 343.

[190] 中国抗癌协会 APP 上线 . 中国抗癌协会 .

[191] 《健康中国 – 肿瘤科普电视系列节目》启动仪式在国家卫生健康委员会百姓健康频道举行 . 健康中国行动新闻 .

[192] "送你一朵小红花"！川台新闻频道健康节目《防癌大讲堂》开讲啦 . 腾讯网新闻 .

[193] 如何做到科学防癌抗癌？川肿《防癌大讲堂》给答案 . 人民网新闻 .

[194] 全国肿瘤防治宣传周，大咖专家与您共话癌症防治 . AHTV 文体中心 .

[195] 《生命线》20220604 陈万青——科学体检 科学防癌 . 央视网 .

[196] 《健康之路》20220414 抗癌战（一）. 央视网 .

[197] 《健康之路》20220416 抗癌战（三）. 央视网 .

[198] 《健康之路》20220419 抗癌战（六）.央视网.

[199] 《关爱生命 科学防癌》——中国教育电视台《医说》栏目推出特别策划.中国教育电视台.

[200] TopMD 肿瘤病友大本营，沟通交流，答疑解惑.TopMD.

[201] 第 28 届全国肿瘤防治宣传周暨中国抗癌日科普活动一览.

[202] 《解密癌症（精编版）》.CCTV 节目官网.

[203] 《新生活请回答》抗癌青年.央视网.

[204] 《防癌真知：听大咖谈癌症筛查与预防》.上海科学技术出版社.

[205] 2022 版《居民常见恶性肿瘤筛查和预防推荐》"出炉" https://baijiahao.baidu.com/s?id=1733718470945258609&wf r=baike

[206] 《医生喊你来体检—10 种常见恶性肿瘤的早期筛查》.中国人口出版社.

[207] 重庆大学《肿瘤防治科普丛书》获评科技部全国优秀科普作品.重庆市教育委员会.

[208] 黄国安、邹伟能、陈巧玲、翟琰垠、杨冠文.9 所公立三甲中医院的微信服务号运营情况调查分析 [J]. 现代医院，2019, 19(11): 1611–1615.

[209] 蔡博宇、徐志杰.微信公众平台上阅读医学科普文章行为的调查 [J]. 中国公共卫生管理，2016, 32(06): 783–787.

[210] 郑颖璠.国内医院用微信公众号做科普的现状及成因 [J]. 新媒体研究，2016, 2(12): 64–65+87.

[211] 国家癌症中心、中国医学科学院肿瘤医院"2019 世界癌症日——送祝福、送健康"活动 [J]. 抗癌之窗，2019(01): 2.

[212] 群英荟萃话科普，关爱病患共抗癌——2021 年湖南省肿瘤医院世界癌症日系列主题活动 [J]. 肿瘤药学，2021, 11(01): 129.

[213] 《2022 年中国癌症防治十大建议》.中国抗癌协会.

[214] 《2022 年中国癌症防治十大建议》.中国抗癌协会.

[215] 第 28 届全国肿瘤防治宣传周海报下载通知.中国抗癌协会.

[216] 2022"战癌行动"！第 28 届全国肿瘤防治宣传周大型科普系列讲座不容错过.无癌家园网.

[217] 【肿瘤防治宣传周】大医二院胸部肿瘤 MDT 团队成功举办肺癌系列科普讲座.大连医科大学附属第二医院.

[218] "肿瘤防治科普短视频比赛"申报作品公示.南通市抗癌协会.

[219] 肿瘤防治科普短视频比赛"参赛作品展播（四）进入复评名单.南通市抗癌协会.

[220] 海南首届肿瘤防治健康科普大赛圆满结束！15 件优秀科普作品获奖.海南省肿瘤防治中心.

[221] 浙江省肿瘤医院上演"科普大比拼"，10 个获奖作品将登上全省首届肿瘤防治科普大赛.浙江省肿瘤医院新闻中心.

[222] 2021 全国肿瘤科普能力提升大赛暨肿瘤科普训练营介绍.中国抗癌协会.

[223] 《当肿瘤遇上心脏病》科普视频荣获 2019 年全国青年医师肿瘤科普能力大赛科普短片组一等奖.三度医学.

[224] 大医一院肿瘤科普团队获 2019 中国肿瘤学大会科普比赛二等奖.辽宁省卫生健康委.

[225] 《癌症·新知》.清华大学出版社.

[226] 《癌症·真相》.清华大学出版社.

[227] 《癌症·防御》.中信出版社.

[228] 关于 2019 年全国优秀科普作品名单公示的通知.中华人民共和国科学技术部.

[229] 我院肿瘤科《抗癌必修课》丛书获"全国优秀科普作品"奖.上海科学技术出版社.

[230] 关于 2020 年全国优秀科普作品名单公示的通知.中华人民共和国科学技术部.

[231] 张晓丹、高菲、贾力涛，等.开展肿瘤健康科普工作创新发展路径的探索与实践——以国家癌症中心举办全国癌症防治科普大赛为例 [J]. 医学教育管理，2021, 7(03): 345–350.

[232] 张潇琪.癌症认知对防癌信念及健康行为的影响研究 [D]. 暨南大学，2020.

[233] Emery J, Butow P, Lai-Kwon J, et al. Management of common clinical problems experienced by survivors of cancer. Lancet, 2022, 399(10334): 1537–1550.

[234] Sellergren SA, Manfredi C, Williams M. Factors influencing medical information - seeking among African American patients with cancer. J Health Commun, 2002, 7: 205–219.

[235] 刘丽芬、刘莉、蓝精灵，等.食管癌患者支持性照护信息平台的构建与应用 [J]. 护理学杂志，2021, 36(04): 79–81.

[236] Møller JK, Jespersen E, Lindahl-Jacobsen R, et al. Associations between perceived information needs and anxiety/ depressive symptoms among cancer caregivers: A cross-sectional study. J Psychosoc Oncol, 2020, 38(2): 171–187.

[237] 锁蓉飞、颜君、张丽娟.癌症宿命论的研究进展 [J]. 中华护理杂志，2019, 54(10): 1588–1592.

[238] Goss PE, Strasser-Weippl K, Lee-Bychkovsky BL, et al. Challenges to effective cancer control in China, India, and

Russia. Lancet Oncol, 2014, 15(5): 489–538.

[239] Vanderpool RC, Dressler EV, Stradtman LR, et al. Fatalistic beliefs and completion of the HPV vaccination series among a sample of young Appalachian Kentucky women. J Rural Health, 2015, 31(2): 199–205.

[240] Miles A, Rainbow S, von Wagner C. Cancer fatalism and poor self–rated health mediate the association between socioeconomic status and uptake of colorectal cancer screening in England. Cancer Epidemiol Biomarkers Prev, 2011, 20(10): 2132–40.

[241] Azaiza F, Cohen M, Awad M, et al. Factors associated with low screening for breast cancer in the Palestinian Authority: relations of availability, environmental barriers, and cancer–related fatalism. Cancer, 2010, 116(19): 4646–55.

[242] Kaphingst K A, Lachance C R, Condit C M. Beliefs about heritability of cancer and health information seeking and preventive behaviors. J. Cancer Educ, 2009, 24: 351–356.

[243] Zhao X, Mao Q, Kreps GL, et al. Cancer information seekers in China: a preliminary profile. J Health Commun, 2015, 20(5): 616–26.

[244] 常鸽，陈元立，李纪宾，等 . 北京市三个社区肿瘤患者对健康宣教传播肿瘤相关防治知识的知晓情况分析与评价 [J]. 中国肿瘤临床与康复，2019, 26(12): 1421–1424.

[245] Oakley A, Bendelow G, Barnes J, et al. Health and cancer prevention: Knowledge and beliefs of children and young people. BMJ, 1995, 310: 1029–1033.

[246] Wong–Kim E, Sun A, DeMattos MC. Assessing cancer beliefs in a Chinese immigrant community. Cancer Control, 2003, 10: 22–28.

[247] Mayer DK, Terrin NC, Kreps GL, et al. Cancer survivors' information seeking behaviors: A comparison of survivors who do and do not seek information about cancer. Patient Educ. Couns, 2007, 65: 342–350.

[248] Chinese Center for Disease Control and Prevention. The Three–Year Action Plan for Cancer Prevention and Control in China.

[249] Rodrigues RG, das Dores RM, Camilo–Junior CG, et al. SentiHealth–Cancer: A sentiment analysis tool to help detecting mood of patients in online social networks. Int J Med Inform, 2016, 85(1): 80–95.

[250] Cavallo DN, Chou WY, McQueen A, et al. Cancer prevention and control interventions using social media: user–generated approaches. Cancer Epidemiol Biomarkers Prev, 2014, 23(9): 1953–6.

[251] 王德征，王冲，张爽，等 . 天津市微信虚拟社区居民癌症防治知识知晓现状及影响因素的分类树分析 [J]. 中国慢性病预防与控制，2018, 26(12): 910–915.

[252] 苏静，黄佳欣，邹枕玮，等 . 在校大学生肿瘤知识知晓程度及科普需求调查 //. 第三届健康中国创新传播大会暨第八届中国健康品牌建设大会论文集 ., 2021: 52–53.

[253] 曹文波，姚星辰，岳明金，等 . 河南某大学在校大学生肿瘤知识普及现状调查与思考 [J]. 肿瘤基础与临床，2018, 31(04): 325–329.

[254] 曹文波，姚星辰，岳明金，等 . 河南某大学在校大学生肿瘤知识普及现状调查与思考 [J]. 肿瘤基础与临床，2018, 31(04): 325–329.

[255] 刘琳琳，姜春叶，陈佳燕 . 肺癌高危人群癌症防治核心知识认知情况调查 [J]. 华南预防医学，2021, 47(03): 315–318.

[256] 王德征，王冲，张爽，等 . 天津市微信虚拟社区居民癌症防治知识知晓现状及影响因素的分类树分析 [J]. 中国慢性病预防与控制，2018, 26(12): 910–915.

[257] 李贺，曾红梅，邹小农，等 . 基于我国中部农村地区 28 万人群的防癌认知调查分析 [J]. 中国肿瘤，2018, 27(08): 561–567.

[258] 王悠清，杜灵彬，李辉章，等 . 浙江省居民癌症防治核心知识知晓情况调查分析 [J]. 中国肿瘤，2018, 27(12): 921–925.

[259] 乔芬芬，戎健东，刘启胜，等 . 健康知识讲座前后上海市社区居民肿瘤防治知识知晓率比较分析 [J]. 环境与职业医学，2014, 31(11): 866–869.

[260] 石方军 . 我国"癌症高发村"的产生时间、空间分布及影响因素 [J]. 医学与社会，2020, 33(02): 70–73.

[261] 刘同山 . 经济发展、环境污染与居民健康——基于媒体分析法的"癌症村"研究 [J]. 生态经济，2016, 32(07): 14–19.

[262] Zhao X, Mao Q, Kreps GL, et al. Cancer information seekers in china: a preliminary profile. J Health Commun, 2015, 20(5): 616–26.

[263] Zhang Y, Wen N, Chao N. Effects of mobile information–seeking on the intention to obtain reproductive cancer screening

among chinese women: testing an integrative model. Chinese Journal of Communication, 2018, 12(1): 102–121.

[264] Chen W, Zheng R, Baade PD, et al. Cancer statistics in China, 2015. CA Cancer J Clin, 2016, 66(2): 115–32.

[265] 彭鹏，王杰军，黄哲宙，等. 上海市医师对癌症疼痛的认识及治疗状况——2007 年调查结果 [J]. 肿瘤，2009, 29(12): 1158–1162.

[266] Parsons BG, Gren LH, Simonsen SE, et al. Opportunities for Skin Cancer Prevention Education among Individuals Attending a Community Skin Cancer Screening in a High-Risk Catchment Area. J Community Health, 2018, 43(2): 212–219.

[267] Thiel de Bocanegra H, Dehlendorf C, Kuppermann M, et al. Impact of an educational tool on young women's knowledge of cervical cancer screening recommendations. Cancer Causes Control, 2022, 33(6): 813–821.

[268] 孙理，何慧，张长鑫，等. 健康教育综合干预社区居民肿瘤防治素养的效果评价 [J]. 哈尔滨医科大学学报，2015, 49(05): 460–463.

[269] 王建芳. 真新街道某社区三年肿瘤防治健康教育认知调查 [J]. 上海医药，2014, 35(14): 58–60.

[270] 谢莹珊，沈宜，孙迪，等. 重庆市城乡居民预防肿瘤健康教育近期效果评价 [J]. 现代预防医学，2011, 38(08): 1453–1454+1458.

[271] 钱雪冰，金燕芳，陈明朗，等. 南通市城乡居民恶性肿瘤健康教育效果评价 [J]. 中国健康教育，2006, (01): 17–20.

[272] 占颖鹏. 社区开展预防肿瘤健康教育的效果分析 [J]. 临床合理用药杂志，2016, 9(30): 168–169.

[273] 秦兴真. 社区健康教育干预在宫颈癌和乳腺癌筛查中的效果分析 [J]. 中国社区医师，2019, 35(22): 172+174.

[274] Harris M, Thulesius H, Neves AL, et al. How European primary care practitioners think the timeliness of cancer diagnosis can be improved: a thematic analysis. BMJ Open, 2019, 9(9): e030169.

[275] Østergaard I. Tidlig diagnose af kraeftsygdom [Early diagnosis of cancer]. Ugeskr Laeger, 2002, 164(22): 2897–901.

[276] 尤春梅，田文泽，徐达夫，等. 医师参与的宣教和随访对食管癌患者术后生存质量的影响 [J]. 中华全科医师杂志，2019(01): 65–67.

[277] 苏萍. 不同阶段健康教育对围手术期肾肿瘤病人康复影响的护理分析 [J]. 中国临床康复，2002(14): 2148.

[278] 郭艳芬. 手术前后实施健康教育对肾肿瘤患者术后康复的影响 [J]. 中国肿瘤临床与康复，2012, 19(05): 465–466.

[279] 聂海燕. 健康教育对恶性肿瘤患者化疗所致骨髓抑制应对能力的影响 [J]. 当代医学，2010, 16(33): 128–129.

[280] 吴晓燕，孙丽，何小文，等. 知信行模式在恶性肿瘤化疗患者健康教育中的应用 [J]. 当代护士（中旬刊），2019, 26(08): 142–143.

[281] 周莹，闫峰. 健康教育在甲状腺肿瘤防治工作中的应用效果 [J]. 中国地方病防治，2020, 35(02): 190–191.

[282] Chang WH, Lai AG. Cumulative burden of psychiatric disorders and self-harm across 26 adult cancers. Nat Med, 2022, 28(4): 860–870.

[283] Chiu HC, Hung HY, Lin HC, et al. Effects of a health education and telephone counseling program on patients with a positive fecal occult blood test result for colorectal cancer screening: A randomized controlled trial. Psychooncology, 2017, 26(10): 1498–1504.

[284] Ünal Toprak F, Uysal N, Kutlutürkan S, et al. The impact of video-assisted education on quality of life of women with breast cancer receiving chemotherapy treatment. Contemp Nurse, 2021, 57（3–4）：172–186.

[285] Cherrez Ojeda I, Vanegas E, Torres M, et al. Ecuadorian Cancer Patients' Preference for Information and Communication Technologies: Cross-Sectional Study. J Med Internet Res, 2018, 20(2): e50.

[286] Davis SW, Oakley-Girvan I. mHealth Education Applications Along the Cancer Continuum. J Cancer Educ, 2015, 30(2): 388–94.

[287] Bashi N, Fatehi F, Fallah M, et al. Self-Management Education Through mHealth: Review of Strategies and Structures. JMIR Mhealth Uhealth, 2018, 6(10): e10771.

[288] Kampmeijer R, Pavlova M, Tambor M, et al. The use of e-health and m-health tools in health promotion and primary prevention among older adults: a systematic literature review. BMC Health Serv Res, 2016, 5: 290.

[289] Kim H, Xie B. Health literacy in the eHealth era: A systematic review of the literature. Patient Educ Couns, 2017, 100(6): 1073–1082.

[290] Whitehead L, Seaton P. The Effectiveness of Self-Management Mobile Phone and Tablet Apps in Long-term Condition Management: A Systematic Review. J Med Internet Res, 2016, 18(5): e97.

[291] Giordano V, Koch H, Godoy-Santos A, et al. WhatsApp Messenger as an Adjunctive Tool for Telemedicine: An Overview. Interact J Med Res, 2017, 6(2): e11.

[292] Pereira AAC, Destro JR, Picinin Bernuci M, et al. Effects of a WhatsApp–Delivered Education Intervention to Enhance Breast Cancer Knowledge in Women: Mixed–Methods Study. JMIR Mhealth Uhealth, 2020, 8(7): e17430.

[293] Liao MN, Chen SC, Lin YC, et al. Education and psychological support meet the supportive care needs of Taiwanese women three months after surgery for newly diagnosed breast cancer: a non–randomised quasi–experimental study. Int J Nurs Stud, 2014, 51(3): 390–9.

[294] Gao Q, Li H, Zou Y, et al. Effectiveness of a comprehensive post–operative health education program in improving quality of life after gastric cancer surgery. Ann Palliat Med, 2020, 9(3): 921–926.

[295] Marchak JG, Christen S, Mulder RL, et al. Recommendations for the surveillance of mental health problems in childhood, adolescent, and young adult cancer survivors: a report from the International Late Effects of Childhood Cancer Guideline Harmonization Group. Lancet Oncol, 2022, 23(4): e184–e196.

[296] Isaevska E, Popovic M, Alessi D, et al. Association between maternal education and survival after childhood cancer. Pediatr Blood Cancer, 2019, 66(5): e27616.

[297] Kim Y, Schulz R. Family caregivers' strains: comparative analysis of cancer caregiving with dementia, diabetes, and frail elderly caregiving. J Aging Health, 2008, 20(5): 483–503.

[298] Ozdemir Koyu H, Tas Arslan F. The effect of physical and psychosocial symptoms on caregiver burden of parents of children with cancer. Eur J Cancer Care（Engl）, 2021, 30(6): e13513.

[299] Kochaki Nejad Z, Mohajjel Aghdam A, Hassankhani H, et al. The Effects of a Patient–Caregiver Education and Follow–Up Program on the Breast Cancer Caregiver Strain Index. Iran Red Crescent Med J, 2016 Mar 28, 18(3): e21627.

[300] Hendrix CC, Bailey DE Jr, Steinhauser KE, et al. Effects of enhanced caregiver training program on cancer caregiver's self–efficacy, preparedness, and psychological well–being. Support Care Cancer, 2016, 24(1): 327–336.

[301] Bektas Akpinar N, Beduk T, Cay Senler F. The effect of caregiver educational program on caregiver reactions and lifestyle behaviors for caregivers of colorectal cancer patients: a quasi–experimental study. Support Care Cancer, 2022, 30(5): 4389–4397.

[302] Belgacem B, Auclair C, Fedor MC, et al. A caregiver educational program improves quality of life and burden for cancer patients and their caregivers: a randomised clinical trial. Eur J Oncol Nurs, 2013, 17(6): 870–6.

[303] Smith K, Hays L, Yen L, et al. Effects of Health and Wellness Coaching With an Adult Cancer Caregiver. Perm J, 2022, 26(2): 118–125.

[304] 邓志坚. 晚期肿瘤患者及家属参与预立医疗照护计划的体验研究 [D]. 遵义医科大学，2021.

[305] Li Y, Ling L, Zhanyu P. Effect of Wellness Education on Quality of Life of Patients With Non–Small Cell Lung Cancer Treated With First–Line Icotinib and on Their Family Caregivers. Integr Cancer Ther, 2019, 18: 1534735419842373.

[306] Jatho A, Mugisha NM, Kafeero J, et al. Capacity building for cancer prevention and early detection in the Ugandan primary healthcare facilities: Working toward reducing the unmet needs of cancer control services. Cancer Med, 2021, 10(2): 745–756.

[307] Suryadevara M, Bonville CA, Cibula DA, et al. Multi–component cancer prevention awareness program to improve adolescent HPV vaccine uptake. Hum Vaccin Immunother, 2021, 17(4): 1052–1058.

[308] Wang H, Yeh YL, Li M, et al. Effects of family health history–based colorectal cancer prevention education among non–adherent Chinese Americans to colorectal cancer screening guidelines. Patient Educ Couns, 2021, 104(5): 1149–1158.

[309] Sharma SN, Sharma SN, Sharma AN, et al. Implementing a Skin Cancer Prevention Lesson to Enact Institutional Change: A Schoolwide Survey. Dermatology, 2022, 1–7.

[310] 徐辉，张家祥，张澄等. 我国癌症健康教育现状与思考 [J]. 安徽预防医学杂志，2022, 28(02): 127–130.

[311] 程亮星. 肿瘤防治科普宣传中肿瘤学术期刊的作用与实施途径思考：以《肿瘤基础与临床》为例 [J]. 中国肿瘤，2022, 31(03): 235–242.

[312] Sjovall K, Attner B, Lithman T, et al. Influence on health of the partner affected by tumour disease in the wife or husband based on a population–based register study of cancer in Sweden. J Clin Oncol, 2009, 27: 4781–4786.

[313] Choi JW, Cho KH, Choi Y, et al. Changes in economic status of households associated with catastrophic health expenditures for cancer in South Korea. Asian Pac J Cancer Prev, 2014, 15(6): 2713–7.

[314] Ramsey SD, Bansal A, Fedorenko CR, et al. Financial insolvency as a risk factor for early mortality among patients with cancer. J Clin Oncol, 2016, 34(9): 980–6.

[315] Pearce A, Sharp L, Hanly P, et al. Productivity losses due to premature mortality from cancer in Brazil, Russia, India,

China, and South Africa（BRICS）: A population–based comparison. Cancer Epidemiol, 2018, 53: 27–34.

[316] Diaz M, Garcia M, Vidal C, et al. Health and economic impact at a population level of both primary and secondary preventive lung cancer interventions: A model–based cost–effectiveness analysis. Lung Cancer, 2021, 159: 153–161.

[317] Mühlberger N, Sroczynski G, Gogollari A, et al. Cost effectiveness of breast cancer screening and prevention: a systematic review with a focus on risk–adapted strategies. Eur J Health Econ, 2021, 22(8): 1311–1344.

[318] Liu C, Shi J, Wang H, et al. Population–level economic burden of lung cancer in China: Provisional prevalence–based estimations, 2017–2030. Chin J Cancer Res, 2021, 33(1): 79–92.

[319] Liu C, Shi J, Wang H, et al. Population–level economic burden of lung cancer in China: Provisional prevalence–based estimations, 2017–2030. Chin J Cancer Res, 2021, 33(1): 79–92.

[320] Homan SG, Yun S, Bouras A, et al. Breast Cancer Population Screening Program Results in Early Detection and Reduced Treatment and Health Care Costs for Medicaid. J Public Health Manag Pract, 2021, 27(1): 70–79.

[321] Shi J, Liu G, Wang H, et al. Medical expenditures for colorectal cancer diagnosis and treatment: A 10–year high–level–hospital–based multicenter retrospective survey in China, 2002–2011. Chin J Cancer Res, 2019, 31(5): 825–837.

[322] Ramtohul T, Vilgrain V, Soubrane O, et al. Impact of Extended Use of Ablation Techniques in Cirrhotic Patients with Hepatocellular Carcinoma: A Cost–Effectiveness Analysis. Cancers（Basel）, 2022, 14(11): 2634.

[323] Chen HM, Lin YY, Wu YC, et al. Effects of Rehabilitation Program on Quality of Life, Sleep, Rest–Activity Rhythms, Anxiety, and Depression of Patients With Esophageal Cancer: A Pilot Randomized Controlled Trial. Cancer Nurs, 2022, 45(2): E582–E593.

[324] Yang Q, Zhong X, Zhang W, et al. Cost–effectiveness of different surgical treatment approaches for early breast cancer: a retrospective matched cohort study from China. BMC Cancer, 2021, 21(1): 107.

[325] 科学普及. 中华人民共和国中央人民政府.

[326] 科技部: 到 2025 年我国公民具备科学素质的比例将超过 15%, 中国网直播.

[327] 尚甲, 李思琪, 张凡. 调查报告: 当前公众对我国科普生态的认知与评价 [J]. 国家治理, 2021,（Z5）: 58–64.

[328] 《全民科学素质行动规划纲要（2021—2035 年）》. 中华人民共和国国务院.

[329] 米杰, 高利旺. 从慢病发育起源机制看儿童期防治重要性 [J/OL]. 中国儿童保健杂志, 2022: 1–3.

[330] 陆伟伟, 陆志辉, 黄怡茗, 等. 儿童期不良经历对中国老年人自评健康的影响研究 [J]. 中国全科医学, 2022, 25(25): 3101–3106.

[331] 《中国儿童发展纲要（2021—2030）》. 中华人民共和国国务院.

[332] 《关于加强儿童医疗卫生服务改革与发展的意见》政策问答. 中华人民共和国国家卫生和计划生育委员会.

[333] 吴一波, 邢云惠, 刘喆, 等. 我国 20 年健康科普研究的文献分析 [J]. 科普研究, 2017, 12(03): 39–45+106–107.

[334] 王平霞, 朱小云. 大学生亚健康状况调查及其影响因素分析 [J]. 价值工程, 2020, 39(21): 219–221.

[335] 李家卿, 李倩, 曹玉洁, 徐嘉乐, 徐刚, 朱静芬. 大学生健康科普活动的参与及需求状况分析 [J]. 卫生职业教育, 2021, 39(14): 118–121.

[336] 毛逸艳. 65 岁以上社区老年居民健康体检结果分析 [J]. 中国社区医师（医学专业）, 2012, 14(03): 369–370.

[337] 《老年教育发展规划（2016–2020 年）》. 中华人民共和国国务院.

[338] 何芳. 完善农村地区医学科普, 全面提升国民健康素养 [N]. 中国企业报, 2022–03–08(005)。

[339] 邵戈, 袁琴, 蒋婉璐, 陈鸿斌, 周滢莹, 张燕. 浙江省农村居民 2020 年环境与健康素养及科普偏好状况调查 [J]. 健康教育与健康促进, 2022, 17(03): 226–229.

[340] 《中华人民共和国基本医疗卫生与健康促进法》. 中华人民共和国民政部.

[341] 《卫生计生委 中医药局关于印发进一步改善医疗服务行动计划（2018–2020 年）的通知》. 中华人民共和国国务院.

[342] 郭晓斐, 陈静, 孙燕梅, 等. 医务社会工作介入癌症患者健康教育研究 [J]. 医学与哲学, 2021, 42(13): 49–53.

[343] Foster C, Brown J, Killen M, et al. The NCRI cancer experiences collaborative: defining self management. Eur J Oncol Nurs, 2007, 11(4): 295–7.

[344] 蒋超南, 李振炎, 袁秀红, 等. 胃癌术后患者化疗期间癌因性疲乏与其缓解方式的相关性分析 [J]. 护理学报, 2016, 23(08): 64–67.

[345] 郑晓彬, 吴满菊, 胡碎钗. 妇科恶性肿瘤癌因性疲乏缓解因素的分析与研究 [J]. 护士进修杂志, 2014, 29(22): 2072–2073.

[346] Hendrix CC, Bailey DE Jr, Steinhauser KE, et al. Effects of enhanced caregiver training program on cancer caregiver's self–efficacy, preparedness, and psychological well–being. Support Care Cancer, 2016 Jan; 24(1): 327–336.

[347] 虞碧静，项晓，吴乒乒. 家属同步健康教育在胃肿瘤患者出院后延续性护理中的应用 [J]. 中国乡村医药，2020，27(16): 60–61.

[348] 姚庆，高海蓉，徐蓓，等. 恶性肿瘤患者及家属营养健康教育现状和需求调查 [J]. 同济大学学报（医学版），2022, 43(02): 267–271.

[349] 张庆芬，赵岳，李之华. 多媒体健康教育对胰腺癌化疗患者家属疾病不确定感、焦虑及应对的影响 [J]. 护士进修杂志，2018, 33(02): 171–174.

[350] 李翔. 医改背景下达州市公立医院肿瘤科医务人员能力提升研究 [D]. 重庆理工大学，2022.

[351] 刘涵，牛霏霏，李川，等. 公共卫生专业人员参与健康科普现状及需求调查分析 [J]. 现代预防医学，2021, 48(18): 3358–3361.

[352] 邱琳，李雷，吴鸣. 医疗工作者对妇科肿瘤遗传咨询和检测倾向的问卷调查 [J]. 生殖医学杂志，2018, 27(01): 49–54.

[353] 王晓辉，张铭，蒲永杰，等. 兰州市医院健康教育现状与对策研究 [J]. 中国健康教育，2020, 36(04): 349–352.

[354] 关于加强肿瘤规范化诊疗管理工作的通知 [J]. 中华人民共和国国家卫生和计划生育委员会公报，2016(03): 3–5.

[355] 《中国抗癌协会章程》. 中国抗癌协会. 中国癌症基金 [J]. 中国社会组织，2018(13): 4–5.

[356] 郭晓斐，高翠巧. 中国癌症基金会在癌症防控中的作用 [J]. 中国肿瘤，2014, 23(06): 447–449.

[357] 常鸽，昌盛，龙东波，等. 医院健康科普教育对癌症防治的作用及探讨 [J]. 中国肿瘤，2016, 25(11): 870–873.

[358] Desai K, Mehta M, Vega KJ. Effect of a physician led education invention on colon cancer screening at underserved clinics in Georgia. Patient Educ Couns. 2021 Jun; 104(6): 1494–1496.

[359] Li S, Li L, Shi X, et al. Personalized Prechemotherapy Education Reduces Peri–Chemotherapy Anxiety in Colorectal Cancer Patients. Dis Markers. 2021 Mar 18; 2021: 6662938.

[360] 崔娟，赵一凡，范雷，冯石献. 乡村医生癌症防治知识干预效果评价 [J]. 中国公共卫生管理，2015, 31(04): 513–514.

[361] Khantwal G, Sharma SK, Rani R, et al. Effect of Postsurgical Nurse–led Follow–ups on Quality of Life in Head–and–Neck Cancer Patients: A Pilot Randomized Controlled Trial. Asia Pac J Oncol Nurs. 2021 Aug 27; 8(5): 573–580.

[362] Huynh NTT, Fan SY, Kao CY. Nurse–led educational interventions for anxiety management in cancer survivors: a systematic review and meta–analysis. Support Care Cancer. 2022 Aug; 30(8): 6699–6744.

[363] 刘庆洪，倪慧艳，袁媛，等. 以药动学为切入点开展临床药学服务实践 [J]. 中国药师，2011, 14(01): 111–112.

[364] 吴小枫，刘碧丽，颜志文，等. 健康中国战略下肿瘤康复药学服务模式的探索 [J]. 中国合理用药探索，2022, 19(04): 87–91.

[365] 刘静静，张伟，王彤，等. 临床药师开展肿瘤患者药学服务的实践 [J]. 中国医药导刊，2021, 23(09): 700–704.

[366] 《关于印发加强医疗机构药事管理促进合理用药的意见的通知》. 国家中医药管理局.

[367] Dunlop S, Cotter T, Perez D, et al. Televised antismoking advertising: effects of level and duration of exposure. Am J Public Health 2013; 103: e66–73.

[368] Biener L, Wakefield M, Shiner CM, et al. How broadcast volume and emotional content affect youth recall of anti–tobacco advertising. Am J Prev Med 2008; 35: 14–19.

[369] 赵湘. 医学科普期刊的融媒体实践探索 [J]. 新闻研究导刊，2021, 12(08): 225–226.

[370] Wang J, Yang J, Chen Q, et al. Creating the sustainable conditions for knowledge information sharing in virtual community. Springerplus. 2016 Jul 8; 5(1): 1019.

[371] Ramon Gouveia Rodrigues et al. SentiHealth–Cancer: A sentiment analysis tool to help detecting mood of patients in online social networks[J]. International Journal of Medical Informatics, 2016, 85(1)：80–95.

[372] Cavallo David N et al. Cancer prevention and control interventions using social media: user–generated approaches. [J]. Cancer epidemiology, biomarkers & prevention：a publication of the American Association for Cancer Research, cosponsored by the American Society of Preventive Oncology, 2014, 23(9)：1953–6.

[373] Durkin S, Brennan E, Wakefield M. Mass media campaigns to promote smoking cessation among adults: an integrative review. Tob Control 2012; 21: 127–38.

[374] Carson KV, Ameer F, Sayehmiri K, et al. Mass media interventions for preventing smoking in young people. Cochrane Database Syst Rev 2017; 6：CD001006.

[375] Bala MM, Strzeszynski L, Topor–Madry R. Mass media interventions for smoking cessation in adults. Cochrane Database Syst Rev 2017; 11：CD004704.

[376] 郑念，王唯滢. 建设高质量科普体系 服务构建新发展格局——中国科协九大以来我国科普事业发展成就巡礼 [J]. 科技导报，2021, 39(10): 25–33.

[377] 赵晋英，蔡欣怡，李艳伟，等 . 医学生开展中小学健康科普教育实践活动初探 [J]. 邵阳学院学报（自然科学版），2020, 17(06): 73–77.

[378] 李鹏 . 青岛大学医学发展史馆、人体生命科学馆开馆 打造涵养师德的医学科普教育基地 [J]. 山东教育（高教），2020（Z2）：2+129.

[379] 刘婷婕，吕旺盛，白婧，等 . 大学生恶性肿瘤健康教育近期效果评价 [J]. 健康研究，2010, 30(02): 104–107.

[380] 吉华萍，周春锋，尤华，等 . 中小学生恶性肿瘤防制健康教育长期效果评价 [J]. 中国学校卫生，2007(10): 891–892.

[381] Reinau D, Meier CR, Blumenthal R, et al. Skin Cancer Prevention, Tanning and Vitamin D: A Content Analysis of Print Media in Germany and Switzerland. Dermatology. 2016; 232(1): 2–10.

[382] Weeks L, Verhoef M, Scott C. Presenting the alternative: cancer and complementary and alternative medicine in the Canadian print media. Support Care Cancer. 2007 Aug; 15(8): 931–8.

[383] Kis–Rigo A, Collins A, Panozzo S, et al. Negative media portrayal of palliative care: a content analysis of print media prior to the passage of Voluntary Assisted Dying legislation in Victoria. Intern Med J. 2021 Aug; 51(8): 1336–1339.

[384] Okyere J, Aboagye RG, Seidu AA, et al. Towards a cervical cancer–free future: women's healthcare decision making and cervical cancer screening uptake in sub–Saharan Africa. BMJ Open. 2022 Jul 29; 12(7): e058026.

[385] 《中华人民共和国科学技术普及法》. 第九届全国人大常务委员会 .

[386] 戴曙光，吴向红，顾善儒，等 . 射阳县居民癌症防治知识健康教育传播需求调查情况分析 [J]. 中国肿瘤，2011, 20(05): 351–353.

[387] 何民富，王宁，李欣欣，等 . 农村居民癌症预防知识与健康教育需求现况调查 [J]. 中国健康教育，2011, 27(04): 243–246+253.DOI: 10.16168/j.cnki.issn.1002–9982.2011.04.002.

[388] Park SY, Hill K, Yun GW, Friedman S, Coppes MJ. Analysis of Direct–To–Consumer Healthcare Service Advertisements on Television: An Application of the Patient Expectation Framework. Health Commun. 2022 Mar 21: 1–13.

[389] Allen CG, McBride CM, Haardörfer R, Roberts MC. Associations Between Objective Television Exposure and Cancer Perceptions in a National Sample of Adults. Cancer Control. 2019 Jan–Dec; 26(1): 1073274819846603.

[390] Lemal M, Van den Bulck J. Television news exposure is related to fear of breast cancer. Prev Med. 2009 Feb; 48(2): 189–92.

[391] LaRiviere MJ, O'Keefe R, Carpenter M, Chao HH, Amaniera I, Vachani C, Hampshire MK, Bach C, Arnold–Korzeniowski K, Metz JM, Hill–Kayser C. Design and implementation of an Internet–Based cancer risk assessment tool: Use over 10 years. Cancer Med. 2022 Jun 19.

[392] Liu J, Peng Y, Li L, et al. Better resource utilization and quality of care for cervical cancer screening in low–resourced districts using an internet–based expert system. Technol Health Care. 2019; 27(3): 289–299.

[393] Sarna L, Bialous SA, Zou XN, et al. Evaluation of a web–based educational programme on changes in frequency of nurses' interventions to help smokers quit and reduce second–hand smoke exposure in China. J Adv Nurs. 2016 Jan; 72(1): 118–26.

[394] 侯玉婷，沈志忠 . "家庭医生"对医学科普期刊微信公众号运营的启示 [J]. 中国科技期刊研究，2021, 32(02): 230–238.

[395] 王志娟 . 医药卫生期刊微信公众号热文的内容特征分析 [J]. 新媒体研究，2019, 5(12): 1–5.DOI: 10.16604/j.cnki.issn2096–0360.2019.12.001.

[396] van Eenbergen MCHJ, Vromans RD, Boll D, et al. Changes in internet use and wishes of cancer survivors: A comparison between 2005 and 2017. Cancer. 2020 Jan 15; 126(2): 408–415.

[397] Bender JL, Hueniken K, Eng L, et al. Internet and social media use in cancer patients: association with distress and perceived benefits and limitations. Support Care Cancer. 2021 Sep; 29(9): 5273–5281.

[398] Haase KR, Sattar S, Holtslander L, et al. The role of Internet cancer information for older adults with cancer: Perspectives of older adults and healthcare professionals. Int J Older People Nurs. 2020 Jun; 15(2): e12303.

[399] Huang Y, Li Q, Zhou F, et al. Effectiveness of internet–based support interventions on patients with breast cancer: a systematic review and narrative synthesis. BMJ Open. 2022 May 31; 12(5): e057664.

[400] Kang C, Sun S, Yang Z, et al. The Psychological Effect of Internet–Based Mindfulness–Based Stress Reduction on the Survivors of Breast Cancer During the COVID–19. Front Psychiatry. 2021 Sep 30; 12: 738579.

[401] Roblox Corp . San Mateo（CA）：Roblox Corp.; c2021.

[402] Epic Games Inc . Cary（NC）：Epic Games Inc.；2021.

[403] Koo H. Training in lung cancer surgery through the metaverse, including extended reality, in the smart operating room of Seoul National University Bundang Hospital, Korea. J Educ Eval Health Prof. 2021; 18: 33.

[404] 刘新芳 . 中华全国科学技术普及协会科普工作史评 [J]. 科普研究，2011, 6(04): 50–56.

[405] 武丹 . 中国电视科普影响力分析 [J]. 科技传播，2015, 7(22): 83–85.

[406] 魏文强，沈洪兵 . 中国癌症防控历史、现状与展望 [J]. 中华疾病控制杂志，2019, 23(10): 1165–1168+1180.

[407] 王翔 . 试述科普思想方法论 [J]. 科协论坛，2014,（01）: 21–24.

[408] 崔娟，赵一凡，范雷，等 . 乡村医生癌症防治知识干预效果评价 [J]. 中国公共卫生管理，2015, 31(04): 513–514.

[409] 刘世锦 . "互联网+"的能与不能 [J]. 中国经贸导刊，2015(33): 21–22.

[410] 关乐，高菲，杨军，等 . 互联网时代肿瘤医院新媒体平台建设运营的实践与探索 [J]. 中国肿瘤临床与康复，2020, 27(11): 1281–1284.

[411] 孙琳，王蕾，赵国光 . 微时代下的医院"双微"运营策略研究 [J]. 中国医院，2016, 20(08): 78–80.

[412] 王玉玲，姚煦，章建，等 . 我国科普发展现状及对宁夏科普工作的思考 [J]. 科技传播，2022, 14(15): 62–66+70.

[413] 陈套 . 我国科普体系建设的政府规制与社会协同 [J]. 科普研究，2015, 10(01): 49–55.

[414] 周海文 . 我国基层科协组织发展现状及对策建议 [J]. 今日科苑，2022,（04）: 75–83.

[415] 苗卫军，刘燕清，许咏怡，等 . 我国医学科普传播现状分析与对策研究 [J]. 中国医疗前沿，2011, 6(08): 88–89.

[416] 黎娟娟，高宏斌 . 构建多元协同科普投入体系的现状和思考 [J]. 科普研究，2021, 16(03): 81–90+111.

[417] 张超，任磊，何薇 . 加强统计分析 保障科普经费投入 [J]. 科协论坛，2017,（12）: 34–35.

[418] 陶姗，余臣勇 . 浅谈农村医学科普知识教育 [J]. 创新科技，2013(08): 95–96.

[419] 金兼斌，吴欧，楚亚杰，等 . 科学家参与科学传播的知行反差：价值认同与机构奖惩的角度 [J]. 新闻与传播研究，2018, 25(02): 20–33+126.

[420] Li BQ, Wang L, Li J, et al. Surgeons' knowledge regarding the diagnosis and management of pancreatic cancer in China: a cross–sectional study. BMC Health Serv Res. 2017 Jun 9; 17(1): 395.

[421] 吴海涛，王高峰 . 大学生的科普教育状况及对策分析——以某医院校大学生的实证调查为例 [J]. 开封教育学院学报，2016, 36(05): 131–132.

[422] 吴丹，沈国娣，章亚平，等 . 互联网在青年癌症患者康复管理中的应用进展 [J]. 护士进修杂志，2021, 36(15): 1366–1369.

[423] 柯遵科，李斌 . 科技工作者参与科普活动与对纳税人负责关系的研究 [J]. 科普研究，2014, 9(05): 24–31.

[424] 李海君，李昀珊，吴一波 . 辟谣科普教育对健康科普创作者循证科普的影响 [J]. 科技传播，2021, 13(02): 21–23+76.

[425] 尤春梅，田文泽，徐达夫，等 . 医师参与的宣教和随访对食管癌患者术后生存质量的影响 [J]. 中华全科医师杂志，2019(01): 65–67.

[426] 马恩和，张秀霞 . 基于代表性奖励项目的中国科普奖励成果研究——中日科普奖励对比视角 [J]. 科技传播，2022, 14(10): 27–31.

[427] 陈睿，杨君婷，尹世全，等 . 国外癌症生存者照护模式研究进展及对我国的启示 [J]. 中国全科医学，2022, 25(04): 401–407+415.

[428] Zhang S, Yang Y, Yan D, et al. Internet videos and colorectal cancer in mainland China: a content analysis. BMC Med Inform Decis Mak. 2018 Dec 4; 18(1): 129.

[429] 崔建平 . 新中国科普发展史上的几座里程碑 [J]. 科普研究，2019, 14(05): 55–65+111.

[430] 本刊编辑部 .《中国癌症防治杂志》执行优惠、奖励政策的启事 [J]. 中国癌症防治杂志，2018, 10(06): 494.

[431] Wang H, Yeh YL, Li M, et al. Effects of family health history–based colorectal cancer prevention education among non–adherent Chinese Americans to colorectal cancer screening guidelines. Patient Educ Couns. 2021 May; 104(5): 1149–1158.

[432] 杨蕊 . 农村科普现状、问题与模式研究 [J]. 农村经济与科技，2022, 33(17): 268–272.

[433] 邵戈，袁琴，蒋婉璐，等 . 浙江省农村居民 2020 年环境与健康素养及科普偏好现况调查 [J]. 健康教育与健康促进，2022, 17(03): 226–229.

[434] 黄梦洁，曾雷霄，葛蒲，等 . 社区居民健康科普需求及其影响因素研究 [J/OL]. 中国全科医学 .1–8.2022.11–29.

[435] 叶娇慧 . 公立医院自媒体提升健康科普传播效果的策略思考 [J]. 新闻研究导刊，2022, 13(10): 183–185.

[436] 范真诚 . 高校在促进全民科学素质提升中的优势及策略 [J]. 西部素质教育，2022, 8(01): 163–165.

[437] 王娟. 微信公众号爆款文章的受众选择动机探究 [J]. 新媒体研究，2019, 5(13): 49–50+53.

[438] 中国互联网络信息中心发布第 50 次《中国互联网络发展状况统计报告》[J]. 国家图书馆学刊，2022, 31(05): 12.

[439] 刘洋、李娜、李玉乐、等. 医学科技期刊新媒体爆款文章的特征及生成策略——以《协和医学杂志》实践为例 [J]. 中国科技期刊研究，2021, 32(06): 719–725.

[440] 武文颖、李丹珉、洪晓楠. 学术期刊微信推送文章传播效果影响因素研究 [J]. 中国科技期刊研究，2017, 28(04): 326–331.

[441] 蒋炘纹. 新冠疫情期间健康科普对肿瘤患者的影响 [J]. 智慧健康，2021, 7(01): 151–153.

[442] 信博、赵秋利、王楠楠. 癌症高危人群癌症风险感知的研究进展 [J]. 解放军护理杂志，2021, 38(03): 41–44.

[443] 武文斌. 微信健康类谣言的传播特征及治理策略 [J]. 新闻世界，2019, (05): 42–45.

[444] 口罩致癌”？别被"伪科普"忽悠了！[J]. 作文通讯，2022(05): 56.

[445] 刘喜梅. 全国政协委员侯建明：全方位阻击"健康伪科普" [N]. 人民政协报，2016–11–30(005).

[446] 沈曦. 社交网络中"伪科普"现象的形成机理与应对策略 [D]. 华中科技大学，2015.

[447] 潘越、贾淑娴、陈翔梧、等. 循证科普：如何保证健康科普创作的科学性 [J]. 科普研究，2019, 14(05): 102–107+114.

[448] 《关于建立健全全媒体健康科普知识发布和传播机制的指导意见》. 国家卫生健康委. 2022.3.2.

[449] 《市场监管领域重大违法行为举报奖励暂行办法》. 市场监管总局. 2021.7.30.

[450] 汤雷. 媒体加强健康科普的切入途径与发力重点探析 [J]. 新闻研究导刊，2022, 13(13): 126–128.

[451] 王丹青. 肿瘤防治医疗机构微信服务号健康传播研究 [J]. 新闻研究导刊，2021, 12(07): 245–246.

[452] 健康中国行动——癌症防治实施方案（2019—2022 年）[J]. 中国肿瘤，2019, 28(11): 803–806.

[453] 王明政. 我国恶性肿瘤预防与控制策略探索 [J]. 中医药管理杂志，2017, 25(06): 8–9.

[454] 《关于"十四五"期间支持科普事业发展进口税收政策的通知》. 财政部 海关总署 税务总. 2021.4.9.

[455] 薛姝、何光喜、赵延东. 我国科技工作者参与科普活动的现状与障碍——基于第二次全国科技工作者状况调查数据 [J]. 中国科技论坛，2012, (01): 126–130.

[456] 陈希. 充分发挥科普工作主要社会力量的作用 为提高全民科学素质做出新贡献——在《中华人民共和国科学技术普及法》颁布实施 10 周年座谈会上的讲话 [J]. 科协论坛，2012(08): 2–3.

[457] 吴彬、徐天士、丁敏娇. 科技期刊增强科普功能建设面临的问题与路径思考 [J]. 编辑学报，2019, 31(05): 556–559.

[458] 刘洋、李娜、李玉乐、等. 医学科技期刊新媒体爆款文章的特征及生成策略——以《协和医学杂志》实践为例 [J]. 中国科技期刊研究，2021, 32(06): 719–725.

[459] 莫扬、彭莫、甘晓. 我国科研人员科普积极性的激励研究 [J]. 科普研究，2017, 12(03): 26–32+105.DOI: 10.19293/j.cnki.1673–8357.2017.03.004.

附录 A 中国肿瘤科学普及工作发展调研报告

一、背景概述

据国家癌症中心发布的我国 2016 年癌症发病率和死亡率的统计数据，2016 年中国新增癌症病例约 406.4 万例，新增癌症死亡病例约 241.35 万例。肺癌、结直肠癌、胃癌、肝癌和女性乳腺癌是前五大常见癌症，占癌症新发病例总数的 57.4%。肺癌、肝癌、胃癌、结直肠癌和食道癌是导致癌症死亡的五大主要原因，占癌症死亡总数的 69.3%。

癌症仍是我国重大公共卫生问题之一，需社会各界广泛合作。《"健康中国 2030"规划纲要》明确提出健康中国建设的目标之一是要在 2030 年将总体癌症 5 年生存率提高 15%，要完成这一艰巨的任务，除依赖于经济和科技水平的整体发展外，面对癌症这一严重威胁人民身体健康和生命安全的重大疾病，更有必要通过加大肿瘤防治知识的科普力度，更广泛地传播以预防为主的肿瘤防治理念，以提高人民群众防癌意识，助力健康中国战略目标的实现。

中国抗癌协会肿瘤防治科普专业委员会在总会的领导下，秉承"坦然说癌、科学防癌"理念，致力推动我国肿瘤防治科普事业的发展，组织开展各类肿瘤科普教育活动，开展行业引领工作。广泛联系政府、科研院所、医院、企业，积极开展肿瘤科普领域交流合作等，组织创作各类科普作品，大力推动我国科普信息化建设，开展健康科普专业人员培训，推动人才培养，承担政府有关部门赋予协会的工作任务和职能，与媒体建立战略合作关系，广泛开展合作，加大肿瘤科普宣传和推广力度，为我国的肿瘤防治和科学普及做出贡献。

"健康中国，科普先行"为深入了解我国肿瘤防治科普的现状，梳理其问题和难点及未来需求，中国抗癌协会肿瘤防治科普专业委员会与医脉通联合发布了"中国肿瘤科学普及工作发展"调研问卷，为进一步开展肿瘤防治科普工作提供科学参考。

二、资料与方法

1. 研究对象

2022 年 9 月，计划利用医脉通平台面向医务人员、肿瘤患者及家属、社会大众共 3000 人开展线上问卷调查，共回收有效问卷 2711 份，覆盖全国 31 个省、自治区、直辖市。

2. 调查设计

依据调查目的，在设计"中国肿瘤科学普及工作发展调研"问卷时，首先将调查问卷草案发送给中国抗癌协会相关的行业专家、临床专家征求其意见，并对问卷内容进行了审阅和补充，形成最终调研问卷（问卷见附录）。

三、统计学考虑和分析计划

1. 样本量考虑

按照调研设计，面向医务人员、患者及其家属、普通大众共回收有效问卷 2711 份。

2. 统计软件

统计软件使用 IBM SPSS Statistics 21。

3. 数据结果释义

- 单选题 %：选择每个选项的样本占该题应答样本数的百分比，每个选项百分比加和为
  100%。
- 多选题 %：选择每个选项的样本占该题应答样本数的百分比，每个选项百分比加和＞
  100%。
- 数字填空题：算术平均值。
- 文字填空题：归纳法编码再统计处理。

4. 统计描述

本报告中采用频数、频率的方法，表述计数资料或分类资料。

5. 调研的实施

设计统一的调查问卷，通过医脉通平台向医生、肿瘤患者及家属、普通大众进行调查评估，对收集的调研问卷进行数据清洗，剔除填写不完整的调查问卷，检查数据逻辑问题并复核疑问数据。对清洗完毕的数据使用 SPSS 进行分析。

四、医务人员调研结果

（一）人口学指标

TIPS：参与本次调研的医务人员范围覆盖全国各个地区、各级别医院、不同职称及不同科室，调研结果具有代表性。

调查对象所在医院的级别分布为三甲医院 708 名（69.4%）、三级医院 181 名（17.7%）、二级医院 128 名（12.6%）、二级以下医院 3 名（0.3%），职称情况为高级职称 171 名（16.8%）、副高级职称 400 名（39.2%）、中级职称 425 名（41.7%）、初级职称 24 名（2.3%），科室情况为肿瘤内科 381 名（37.3%）、血液科 170 名（16.7%）、消化科 114 名（11.2%）、普外科 70 名（6.9%）、放疗科 68 名（6.7%）、泌尿外科 65 名（6.3%）、胸外科 59 名（5.7%）、肿瘤外科 46 名（4.5%）、妇科 23 名（2.3%）、神经外科 23 名（2.3%）、中医科 1 名（0.1%），地域分布为华东地区 417 名（40.9%）、华北地区 201 名（19.7%）、华中地区 166 名（16.3%）、东北地区 70 名（6.9%）、华南地区 68 名（6.6%）、西北地区 54 名（5.3%）、西南地区 44 名（4.3%），城市级别为北京、上海、广州、深圳 131 名（12.9%），其他省会城市 / 直辖市 288 名（28.2%），地级市 388 名（38.0%），县或县级市 208 名（20.4%），乡镇农村 5 名（0.5%）。被调研临床医生的人口学指标，见附表 A-1。

（二）肿瘤防治科普的开展实践概况

TIPS：三甲医院副高以上医务人员是科普主力军；近 50% 的医院对科普持鼓励态度。

所有参与问卷调研的医务人员均参与过肿瘤患者的诊疗（100.0%）。951 名（93.2%）医务人员已经开展过肿瘤防治科普宣传，其中来自于三甲医院的副高级及以上级别的医务人员为肿瘤防治科普宣传的主力军（42.1%），见附表 A-2。

502 名（49.2%）医务人员所在科室对参与肿瘤科普宣传持鼓励态度，并给予相应奖励；487 名（47.8%）医务人员所在科室持中立态度，不进行相应激励，也基本没有限制；只有 31 名（3.0%）医务人员所在科室持谨慎态度，有相应审批流程，要求进行审核，见附表 A-3。

附表 A–1　人口学指标

指　标	人　数	比例（%）
医院级别		
• 三甲医院	708	69.4
• 三级医院	181	17.7
• 二级医院	128	12.6
• 二级以下医院	3	0.3
职称		
• 高级职称	171	16.8
• 副高级职称	400	39.2
• 中级职称	425	41.7
• 初级职称	24	2.3
科室		
• 肿瘤内科	381	37.3
• 血液科	170	16.7
• 消化科	114	11.2
• 普外科	70	6.9
• 放疗科	68	6.7
• 泌尿外科	65	6.3
• 胸外科	59	5.7
• 肿瘤外科	46	4.5
• 妇科	23	2.3
• 神经外科	23	2.3
• 中医科	1	0.1
地域分布		
• 华东	417	40.9
• 华北	201	19.7
• 华中	166	16.3
• 东北	70	6.9
• 华南	68	6.6
• 西北	54	5.3
• 西南	44	4.3
城市级别		
• 北京、上海、广州、深圳	131	12.9
• 其他省会城市 / 直辖市	288	28.2
• 地级市	388	38.0
• 县或县级市	208	20.4
• 乡镇农村	5	0.5

附表 A–2　开展肿瘤科普宣传的医务人员所在医院级别及个人职称（*n*=951）

医院 & 职称	人　数	比例（%）
三甲医院 + 副高级及以上	400	42.1%
三甲医院 + 中级及以下	263	27.7%
三级医院 + 副高级及以上	83	8.7%
三级医院 + 中级及以下	84	8.8%
二级医院及以下 + 副高级及以上	57	6.0%
二级医院及以下 + 中级及以下	64	6.7%

附表 A–3　所在科室对参加肿瘤科普宣传的态度概况（*n*=1020）

指　标	人　数	比例（%）
鼓励态度，并给予相应奖励	502	49.2
中立态度，不进行相应激励，也基本没有限制	487	47.8
谨慎态度，有相应审批流程，要求进行审核	31	3.0

1. 开展肿瘤防治科普的常见形式及方向

TIPS：医务人员开展科普的活动，多受单位指派或媒体、协会等邀请，自主的较少。

科普形式呈现新（短视频科普）老（科普讲座、图文科普）结合的态势。

关于调研对象开展肿瘤防治科普宣传的主要形式，选择最多的是被工作单位指派安排，占比73.9%，其次是被媒体单位、社会机构、学术团体等组织邀请，占比为64.7%，自己独立组织的占比46.0%，见表4。其中北上广深等一线城市及省会城市 / 直辖市的医务人员被媒体单位、社会机构、学术团体等组织邀请进行科普宣传的机会比较多，而相对于其他城市级别的医务人员，县 / 县级市及乡镇农村的医务人员受邀的机会较少，自己独立组织开展肿瘤防治科普工作较多，见附图 A–1。医务人员每周用于肿瘤相关科普宣传的时间约为 4 小时。

可见，医务人员主动科普宣传有待加强，要激励更多医生参与基层科普工作，尤其要激发基层医务人员对科普宣传的热情，鼓励并给予相应奖励措施，扩大肿瘤科普宣传队伍。

对于"开展肿瘤防治科普工作的常用形式和频次"的问题，调研显示，726 名（76.3%）调研对象选择"科普讲座"，其中大多数调研对象为每月 1～3 次，其次为每年 1～3 次和每 3 个月 1～2 次。721 名（75.8%）调研对象选择"图文科普"，撰写科普文章，在公众平台发布（微信公众号、头条号、微博等），频次同上。621 名（65.3%）调研对象选择"短视频科普"，主要拍摄科普小视频，在短视频平台发布（抖音、快手等），大多数调研对象为每 2～3 年 1 次或每年 1～3 次。485 名（51.0%）调研对象选择"问答式科普"，其中选择在知乎、百度等搜索平台答疑解惑的调研对象，频次大多为每月 1～3 次或每 2～3 年 1 次，在好大夫在线、京

附表 A-4　医务人员开展肿瘤相关科普宣传的主要形式

指　标	人　数	比例（%）
被工作单位指派安排	703	73.9
被媒体单位、社会机构、学术团体等组织邀请	615	64.7
自己独立组织	437	46.0

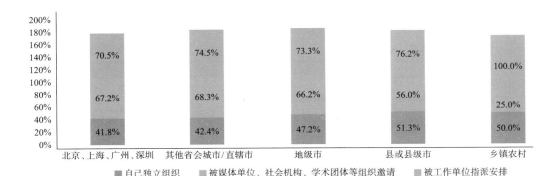

▲ 附图 A-1　医务人员开展肿瘤相关科普宣传的主要形式

东健康、微医、医脉通健康等互联网医疗健康服务平台提供科普问题答疑（不包括线上问诊等咨询服务）的调研对象，频次大多为每月 1～3 次；401 名（42.2%）调研对象选择"漫画科普"，参与制作科普漫画，在公众平台发布（微信公众号、头条号、微博等），频次大多为每年 1～3 次或每 2～3 年 1 次；315 名（33.1%）调研对象选择"直播科普"，即在视频平台，以直播形式进行科普，频次大多为每 2～3 年 1 次或每年 1～3 次；309 名（32.5%）调研对象选择"撰写科普书籍 / 科普手册"，频次大多为每 2～3 年 1 次。见附表 A-5 和附图 A-2。

调研对象开展肿瘤防治科普的对象一般为患者（87.4%）及其家属（89.8%），其次为普通大众（70.8%）。主要围绕肿瘤预防（85.9%）、肿瘤筛查（77.8%）、肿瘤治疗及相关不良反应（74.1%）、肿瘤诊断（69.5%）、肿瘤康复随访（66.2%）以及肿瘤患者生活管理（62.3%）等方面进行科普，见附表 A-6。此外，29.0% 的调研对象愿意投入 3%～5% 的时间和精力进行科普，25.1% 的调研对象愿意投入 8%～10%。

2. 开展肿瘤防治科普的驱动力与影响因素

TIPS：职业价值体现和职业赋能是医务人员科普工作的主要驱动力。时间不足、缺乏人力物力支持是开展科普工作遇到的主要困难。

关于"医务人员开展肿瘤防治科普工作的驱动力"的问题，大多数（74.4%）调研对象认为科普工作是职业价值的进一步体现，可以获得成就感，也可以为职业赋能，有利于未来更好地开展临床工作（66.0%），以及为提高肿瘤临床治愈率、实现"健康中国 2030"贡献自己的力量（63.5%），见附表 A-7。

附表 A-5　开展肿瘤防治科普工作的常用形式

指　　标	人　数	比例（%）
科普讲座	726	76.3
图文科普	721	75.8
短视频科普	621	65.3
问答式科普	485	51.0
漫画科普	401	42.2
直播科普	315	33.1
科普书籍／科普手册	309	32.5

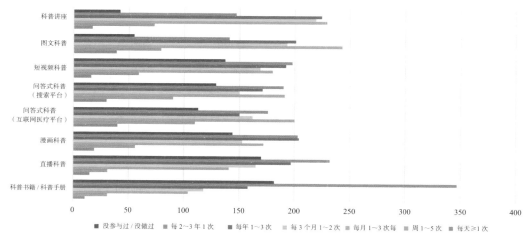

▲ 附图 A-2　医务人员开展肿瘤防治科普工作的常用形式和频次

附表 A-6　肿瘤相关科普方向

指　　标	人　数	比例（%）
肿瘤预防	817	85.9
肿瘤筛查	740	77.8
肿瘤治疗及相关不良反应	705	74.1
肿瘤诊断	661	69.5
肿瘤康复随访	630	66.2
肿瘤患者生活管理等	592	62.3
心理指导：抑郁、焦虑等	379	39.9

附表 A-7　医务人员开展肿瘤防治科普工作的驱动力

指　标	人　数	比例（%）
科普工作是职业价值的进一步体现，可以获得成就感	759	74.4
为职业赋能，有利于未来更好地开展临床工作	673	66.0
为提高肿瘤临床治愈率、实现"健康中国 2030"贡献自己的力量	648	63.5
工作要求必须开展科普工作	566	55.5
科普工作被列为晋升职称的加分 / 必须项	317	31.1
物质回报	190	18.6

已开展的肿瘤防治科普工作中，主要问题包括科普内容没有深入细节，对患者个体化问题没有帮助（65.5%）；照本宣科，不够通俗易懂，很难理解（63.4%）；走形式，没有实质性肿瘤诊疗知识输出（53.9%）；没有书面沉淀，患者听完就忘了（48.3%），见附表 A-8。

附表 A-8　目前已开展的肿瘤防治科普工作存在的问题

指　标	人　数	比例（%）
科普内容没有深入细节，对于患者个体化问题没有帮助	668	65.5
照本宣科，不够通俗易懂，患者很难理解	647	63.4
走形式，没有实质性肿瘤诊疗知识输出	550	53.9
没有书面沉淀，患者听完就忘了	493	48.3

关于开展肿瘤防治科普工作需要克服的难点，大多数（73.9%）调研对象表示工作太忙，没有时间；缺乏人力物力支持，组织不起来也是面临的一大难题（66.7%）；也有一部分调研对象表示没有思路，不知道从何开始着手（49.3%），或者没有传播渠道让更多患者及大众参与进来（47.8%）。此外，也存在"书面表达能力欠缺，不知道如何呈现（42.0%）"及"口语表达能力欠缺，不敢开口（39.1%）"等情况，见附表 A-9。

附表 A-9　医务人员开展肿瘤科普工作存在的困难

指　标	人　数	比例（%）
工作太忙，没有时间	51	73.9
缺乏人力物力支持，组织不起来	46	66.7
没有思路，不知道从何开始着手	34	49.3

（续表）

指　标	人　数	比例（%）
没有传播渠道让更多患者及大众参与进来	33	47.8
书面表达能力欠缺，不知道如何呈现	29	42.0
口语表达能力欠缺，不敢开口	27	39.1
没有合适的场地	16	23.2
没有自信	14	20.3

其中三甲医院副高级及以上医务人员开展肿瘤科普工作面临的主要困难是"工作太忙（73.7%）"，其次为"没有思路，不知道从何开始着手（52.6%）"及"缺乏人力物力支持，组织不起来（52.6%）"；三甲医院中级及以下医务人员面临的主要困难也是"工作太忙（88.5%）"，其次为"缺乏人力物力支持，组织不起来（69.2%）"及"口语表达能力欠缺，不敢开口（53.8%）"；三级医院副高级及以上医务人员面临的主要困难同样为"工作太忙（80.0%）"及"缺乏人力物力支持，组织不起来（80.0%）"；三级医院中级及以下医务人员面临的主要困难是"缺乏人力物力支持，组织不起来（77.8%）"，其次为"工作太忙（44.4%）"及没有思路，不知道从何开始着手（44.4%）；二级医院及以下医务人员开展肿瘤科普工作面临的困难较多，在人力物力支持、表达能力、传播渠道等方面都存在未满足需求，见附图 A–3。

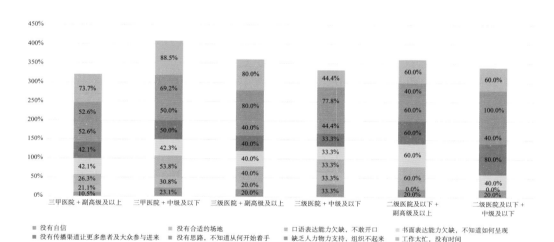

▲ 附图 A–3　按照医院和职称分类描述医务人员开展肿瘤科普工作存在的困难

3. 对开展肿瘤防治科普的培训意愿

TIPS：医务人员最希望得到高质量科普技巧和方法的培训，并盼望获得科普奖项的激励。96.0% 的调研对象希望接受科普工作相关的培训与指导，培训的方向主要包括高质量科普

的技巧与方法 [比如，如何增加科普知识趣味性（占 28.2%），科普的内容选择、展示形式与传播渠道（占 19.2%），科普讲座口语表达能力提升（占 6.9%），科普短视频文案撰写与录制剪辑（占 13.0%），科普文章撰写能力（占 11.2%）提升等]，见附表 A-10。

附表 A-10　医务人员希望接受的科普培训内容

指　标	人　数	比例（%）
高质量科普的技巧与方法（如如何增加科普知识趣味性）	276	28.2
科普的内容选择、展示形式与传播渠道	188	19.2
科普讲座口语表达能力提升	165	16.9
科普短视频文案撰写与录制剪辑	127	13.0
科普文章撰写能力提升	110	11.2
科普漫画文案撰写与设计	81	8.3
从事科普工作的"舍"与"得"	31	3.2

其中高质量科普的技巧与方法是所有级别及职称的医务人员最希望接受的科普培训内容。除此之外，三甲医院副高级及以上医务人员希望接受科普讲座口语表达能力提升（17.4%），以及科普的内容选择、展示形式与传播渠道（18.2%）等方面的培训；三甲医院中级及以下医务人员和三级医院副高级及以上医务人员希望接受科普的内容选择、展示形式与传播渠道（分别为 20.4% 和 18.6%），以及科普短视频文案撰写与录制剪辑（分别为 14.6% 和 18.6%）等方面的培训；三级医院中级和二级医院及以下医务人员更希望接受科普讲座口语表达能力提升以及科普的内容选择、展示形式与传播渠道等方面的培训，相比其他群体，他们对高质量科普的技巧与方法的培训需求也更强烈，见附图 A-4。

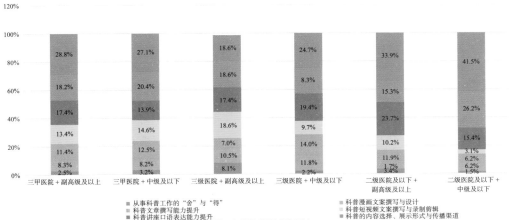

▲ 附图 A-4　按照医院和职称分类描述医务人员希望接受的科普培训内容

大多数（80.9%）调研对象认为应对医务人员参与科普工作设立国家级科普奖项予以激励，见附表 A-11。

附表 A-11　医务人员参与科普工作是否应该设立国家级科普奖项予以激励

指　标	人　数	比例（%）
应该	825	80.9
无所谓	147	14.4
没必要	48	4.7

五、患者、家属、社会大众调研结果

1. 人口学指标

TIPS：调研对象覆盖了不同年龄、学历、地域、城镇，包含了不同瘤种、不同治疗阶段的肿瘤患者、家属及社会大众，具有较好的代表性。

调查对象共计 1691 名，其中男性 943 名，占比 55.8%，女性 748 名，占比 44.2%。年龄分布情况以 41—50 岁居多，占比为 32.1%，其次为 31—40 岁，占比为 31.5%。此外 20 岁及以下占比 0.3%，21—30 岁占比 13.4%，51—60 岁占比 18.8%，61—70 岁占比 3.1%，71 岁及以上占比 0.8%。调查对象以本科学历居多，共有 873 名（51.6%），硕士学历 405 名（24.0%），大专学历 164 名（9.7%），博士学历 133 名（7.8%），中专学历 33 名（2.0%），高中学历 49 名（2.9%），初中及以下学历 34 名（2.0%）。从地域分布来看华东、华北地区占比较多：华东地区 514 名（30.4%），华北地区 506 名（29.9%），华中地区 242 名（14.3%），华南地区 137 名（8.1%），西南地区 107 名（6.3%），东北地区 104 名（6.2%），西北地区 80 名（4.7%）；从城市级别来看，除乡镇农村外，城市分布较为平均：北京、上海、广州、深圳一线城市 390 名（23.1%），其他省会城市／直辖市 420 名（24.8%），地级市 458 名（27.1%），县或县级市 352 名（20.8%），乡镇农村 70 名（4.1%）。被调研者的人口学指标，见附表 A-12。

从人群类型来看，肿瘤患者 178 名，肿瘤患者家属 445 名，普通大众 1068 名。肿瘤患者年龄在 41—50 岁最多，其次为 51—60 岁。肿瘤患者及其家属、普通大众以本科学历居多，大多位于地级市、县或县级市，其中华东和华北地区占比较高。肿瘤患者患的肿瘤类型主要为肺癌（28.1%）和乳腺癌（27.5%），见附图 A-5。40.4% 的肿瘤患者处于确诊肿瘤正在接受治疗阶段，26.4% 的肿瘤患者处于临床治愈、长期随访阶段，23.0% 的肿瘤患者处于治疗后出现复发／转移，正在接受进一步治疗阶段，见附表 A-13。

2. 对肿瘤防治科普的认知概况

TIPS：公众普遍对肿瘤科普知识有广泛的需求，其中患者和家属关注度更高。

93.7% 的调研对象了解或学习过肿瘤诊断与治疗相关的科普知识。962 名（56.9%）的调研对象看到肿瘤相关科普内容希望能够深入了解，其中肿瘤患者及其家属更倾向于深入了解，普通大众的态度则倾向于随便看看（50.6%）。此外，大多数调研对象（81.3%）会主动获取肿瘤相关知识，见附表 A-14。随着年龄的增长，调研对象倾向于深入了解肿瘤科普内容，而普通大众，尤其是年轻的普通大众，对于肿瘤科普的兴趣度较低，更倾向于随便看看或直接忽视，见附图 A-6。

附表 A–12 人口学指标

指 标	总 体		肿瘤患者		患者家属		普通大众	
	人数	比例（%）	人数	比例（%）	人数	比例（%）	人数	比例（%）
性别								
• 男性	943	55.8	76	42.7	246	55.3	621	58.1
• 女性	748	44.2	102	57.3	199	44.7	447	41.9
年龄								
• 20 岁及以下	5	0.3	1	0.6	0	0.0	4	0.4
• 21—30 岁	227	13.4	7	3.9	29	6.5	191	17.9
• 31—40 岁	533	31.5	30	16.9	134	30.1	369	34.5
• 41—50 岁	543	32.1	59	33.1	167	37.5	317	29.7
• 51—60 岁	318	18.8	53	29.8	93	21.0	172	16.1
• 61—70 岁	52	3.1	20	11.2	20	4.5	12	1.1
• 71 岁及以上	13	0.8	8	4.5	2	0.4	3	0.3
学历								
• 博士	133	7.8	4	2.2	34	7.6	95	8.9
• 硕士	405	24.0	16	9.0	85	19.1	304	28.4
• 本科	873	51.6	58	32.6	222	50.0	593	55.5
• 大专	164	9.7	41	23.0	61	13.7	62	5.8
• 中专	33	2.0	15	8.5	14	3.1	4	0.4
• 高中	49	2.9	26	14.6	18	4.0	5	0.5
• 初中及以下	34	2.0	18	10.1	11	2.5	5	0.5
地域分布								
• 华东	514	30.4	62	34.8	129	29.0	323	30.3
• 华北	506	29.9	34	19.1	135	30.3	337	31.6
• 华中	242	14.3	28	15.7	63	14.2	151	14.1
• 华南	137	8.1	25	14.0	32	7.2	80	7.5
• 西南	107	6.3	11	6.2	24	5.4	72	6.7
• 东北	104	6.2	14	7.9	41	9.2	49	4.6
• 西北	80	4.7	3	1.7	21	4.7	56	5.2
• 港澳台	1	0.1	1	0.6	0	0.0	0	0.0
城市级别								
• 北京、上海、广州、深圳	390	23.1	35	19.7	93	20.9	262	24.5
• 其他省会城市 / 直辖市	420	24.8	31	17.4	111	24.9	278	26.1
• 地级市	458	27.1	44	24.7	118	26.5	296	27.7
• 县或县级市	352	20.8	47	26.4	100	22.5	205	19.2
• 乡镇农村	70	4.1	20	11.2	23	5.2	27	2.5
• 海外及其他	1	0.1	1	0.6	0	0.0	0	0.0

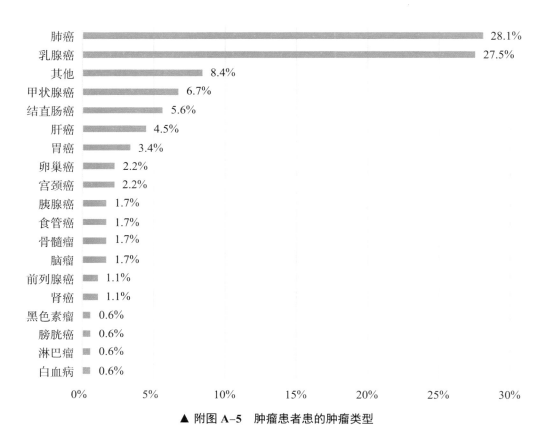

▲ 附图 A-5 肿瘤患者患的肿瘤类型

附表 A-13 肿瘤患者疾病阶段

疾病阶段	人　数	比例（%）
刚刚确诊肿瘤，还未接受治疗	10	5.6
确诊肿瘤后，正在接受治疗	72	40.4
治疗后出现复发 / 转移，暂未接受进一步治疗	8	4.5
治疗后出现复发 / 转移，正在接受进一步治疗	41	23.0
临床治愈，长期随访	47	26.4

3. 对肿瘤科普防治内容的期待

TIPS：不同人群、不同年龄的受众对肿瘤科普内容兴趣点有所不同，提示我们需有针对性地提供内容。

调研对象希望获取肿瘤筛查（80.2%）、肿瘤预防（75.8%）、肿瘤治疗方法（65.7%）、肿瘤诊断及检查方法（62.3%）、肿瘤症状（61.8%）、日常生活注意事项及误区（58.5%）、预防

附表 A-14 对肿瘤科普的态度概况

问 题	总 体		肿瘤患者		患者家属		普通大众	
	人数	比例 (%)	人数	比例 (%)	人数	比例 (%)	人数	比例 (%)
当看到肿瘤相关科普内容时，你的选择是?								
● 深入了解	962	56.9	131	73.6	330	74.1	501	46.9
● 随便看看	692	40.9	40	22.5	112	25.2	540	50.6
● 直接忽略	37	2.2	7	3.9	3	0.7	27	2.5
是否会主动获取肿瘤相关知识?								
● 会	1375	81.3	158	88.8	412	92.6	805	75.4
● 不会	316	18.7	20	11.2	33	7.4	263	24.6

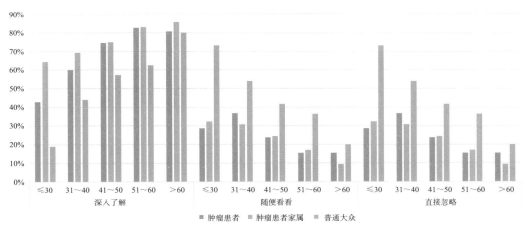

▲ 附图 A-6 随年龄增长对肿瘤科普的态度变化

肿瘤复发（56.3%）、肿瘤治疗不良反应及应对方法（53.6%）及心理指导（47.2%）等方面的科普内容，见附表 A-15。

肿瘤患者中，年龄≤30 岁的患者更希望获取肿瘤治疗方法和日常生活注意事项及误区等方面的科普内容；年龄＞30 岁的患者更希望获取预防肿瘤复发和日常生活注意事项及误区等方面的科普内容。患者家属中，年龄≤30 岁和 51—60 岁的患者家属更希望获取肿瘤治疗方法和日常生活注意事项及误区等方面的科普内容；年龄 31—50 岁的患者家属更希望获取肿瘤筛查和肿瘤治疗方法等方面的科普内容，年龄＞60 岁的患者家属更希望获取肿瘤治疗方法和肿瘤治疗不良反应及应对方法等方面的科普内容。普通大众中，肿瘤筛查和肿瘤预防是所有年龄段的普通大众最希望获取的科普内容，见附图 A-7。

附表 A-15　肿瘤防治科普内容

指　标	人　数	比例（%）
肿瘤筛查	1326	80.2
肿瘤预防	1253	75.8
肿瘤治疗方法	1086	65.7
肿瘤诊断及检查方法	1030	62.3
肿瘤症状	1022	61.8
日常生活注意事项及误区	968	58.5
预防肿瘤复发	932	56.3
肿瘤治疗不良反应及应对方法	886	53.6
心理指导：抑郁、焦虑等	780	47.2

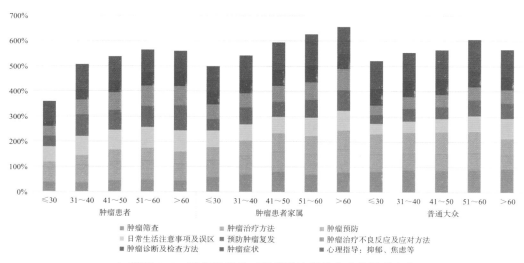

▲ 附图 A-7　随年龄增长对肿瘤防治科普内容的需求变化

4. 获取肿瘤防治科普知识的途径和可信度

TIPS：大众通过多种途径获取肿瘤科普知识，由医务人员提供地科普知识可信任度更高。

对于"一般通过哪种途径获取肿瘤相关科普知识"的问题，1339 名（97.4%）调研对象选择"微信公众号、微博、今日头条等网络平台"，频次主要为每周 1～5 次（29.4%），每天≥1 次的占 23.3%，每次阅读时间 5～30 分钟占比最高（56.6%）。1240 名（90.2%）调研对象选择"在百度等搜索平台检索"，频次主要为每月 1～5 次（25.5%），每次时间 5～30 分钟占比最高（47.3%）。1207 名（87.8%）调研对象选择"书籍（实体书/电子书）、报纸、杂志等"，频次主要为每月 1～5 次（23.2%），每次时间 5～30 分钟占比最高（42.6%）。1204 名（87.6%）调研对象选择"在好大夫在线、京东健康、微医、医脉通健康等互联网医疗健康服务平台，查看相关科普问题答疑"，频次主要为每月 1～5 次（24.7%），每次时间 5～30 分钟占比最高（46.8%）。1201 名（87.3%）调研对象选择"科普讲座"，频次主要为每半年 1～5 次（24.2%），每次时间 5～30 分钟占比最高（40.9%）。1163 名（84.6%）调研对象选择"通过有肿瘤患病经历的亲戚或朋友分享"，频次主要为每半年 1～5 次（23.3%），每次时间 5～30 分钟占比最高（45.8%）。1158 名(84.2%)调研对象选择"直接找专业医生当面咨询"，频次主要为每半年 1～5 次（27.1%），每次时间 5～30 分钟占比最高（49.7%）。1154 名（83.9%）调研对象选择"抖音、快手、视频号等短视频平台"，频次主要为每月 1～5 次（25.0%），每天≥1 次的占 15.3%，每次阅读时间＜5 分钟占比最高（45.4%）。1111 名（80.8%）调研对象选择"电视、广播"，频次主要为每月 1～5 次（22.9%），每次阅读时间＜5 分钟占比最高（42.5%），见附图 A–8 和附图 A–9。

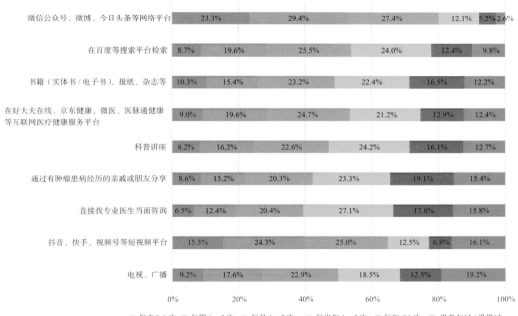

▲ 附图 A–8　患者、家属、社会大众获取肿瘤防治科普知识的常用形式及频次

　　通过获取肿瘤防治科普知识的现有途径，大多数调研对象表示能够找到想要了解的肿瘤科普知识，只有极少数（0.6%）的调研对象表示几乎获取不到相关知识，见附表 A–16。

　　关于"获得的肿瘤相关科普知识的可信度"的问题，大多数调研对象（63.2%）表示比较可信，见附表 A–17。93.8% 的调研对象更信任从事肿瘤诊疗工作的医生宣传的肿瘤防治科普知识，其次为从事肿瘤诊疗工作的护士（38.0%）或者其他医疗从业者（34.4%）。然而，肿瘤患者除医护人员外，更信任肿瘤患者进行的肿瘤防治科普知识宣传，见附表 A–18。

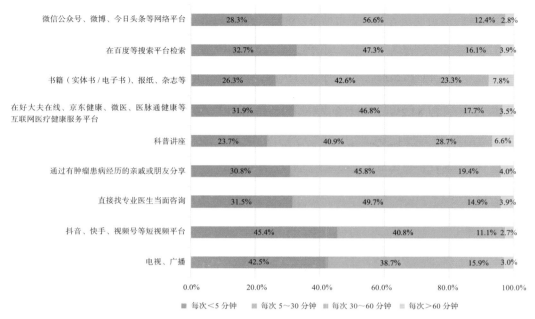

▲ 附图 A-9　患者、家属、社会大众获取肿瘤防治科普知识的常用形式及时间

附表 A-16　通过现有途径，能否找到想要了解的肿瘤科普知识（*n*=1375）

指　标	人　数	比例（%）
经常能够找到	796	57.9
都可以找到	332	24.1
偶尔能够找到	239	17.4
几乎找不到	8	0.6

附表 A-17　获取的肿瘤防治科普知识的可信度

指　标	人　数	比例（%）
非常可信	190	13.9
比较可信	865	63.2
不确定	298	21.8
比较不可信	13	1.0
非常不可信	1	0.1

附表 A–18　肿瘤防治科普信任度

指　标	总　体		肿瘤患者		患者家属		普通大众	
	人数	比例（%）	人数	比例（%）	人数	比例（%）	人数	比例（%）
从事肿瘤诊疗工作的医生	1586	93.8	165	92.7	423	95.1	998	93.4
从事肿瘤诊疗工作的护士	643	38.0	74	41.6	180	40.4	389	36.4
其他医疗从业者	581	34.4	37	20.8	139	31.2	405	37.9
肿瘤患者	516	30.5	85	47.8	162	36.4	269	25.2
肿瘤患者家属	287	17.0	32	18.0	132	29.7	123	11.5
亲戚朋友	142	8.4	14	7.9	49	11.0	79	7.4
其他	16	0.9	4	2.2	3	0.7	9	0.8

5. 获取肿瘤防治科普知识面临的困难

TIPS：大众获得肿瘤科普知识面临一系列困难。

目前获取肿瘤防治科普知识面临的困难主要包括虚假信息太多，难辨真伪（67.5%）；理论知识太多，不够联系实际（57.9%）；缺乏趣味性，专业性强，大众很难理解（45.5%）；不知道从哪里获取（22.1%）等，见附表 A–19。

附表 A–19　获取肿瘤防治科普知识遇到过的困难

指　标	人　数	比例（%）
虚假信息太多，难辨真伪	704	67.5
理论知识太多，联系实际不够	604	57.9
缺乏趣味性，太专业了，看不懂	475	45.5
不知道从哪里获取	230	22.1
其他	15	1.4

6. 具有吸引力的肿瘤防治科普形式及特点

TIPS：大众喜闻乐见的科普形式是图文科普、科普讲座和短视频科普。优秀科普作品最应该具备的特点是专业权威，内容干货，短小精悍。

关于"哪种肿瘤知识科普方式更有吸引力"，大多数调研对象选择"图文科普（67.1%）""科普讲座（62.7%）"，其次"短视频科普（53.7%）""漫画科普（46.0%）"等新形式也具有一定的吸引力。相对于普通大众，肿瘤患者及其家属对"问答式科普"的兴趣较高，见附表 A–20。

附表 A–20　具有吸引力的肿瘤防治科普形式

形　式	总　体		肿瘤患者		患者家属		普通大众	
	人数	比例(%)	人数	比例(%)	人数	比例(%)	人数	比例(%)
图文科普	1134	67.1	89	50.0	289	64.9	756	70.8
科普讲座	1061	62.7	100	56.2	287	64.5	674	63.1
短视频科普	908	53.7	92	51.7	242	54.4	574	53.7
漫画科普	778	46.0	46	25.8	181	40.7	551	51.6
问答式科普	633	37.4	85	47.8	191	42.9	357	33.4
科普书籍 / 科普手册	589	34.8	58	32.6	161	36.2	370	34.6
直播科普	525	31.0	67	37.6	163	36.6	295	27.6
其他	14	0.8	5	2.8	2	0.4	7	0.7

　　针对"优质的肿瘤防治科普知识应该具备哪些特点？"的问题，83.7% 的调研对象选择"专业权威，内容干货，短小精悍"70.8% 的调研对象选择"能被方便快捷地获取"62.8% 的调研对象选择"趣味性强，生动有趣，容易理解"。对于肿瘤患者而言，除了"专业权威，内容干货，短小精悍"及"能被方便快捷地获取"外，同时也希望以真人真事为例讲解科普知识，更能结合实际，见表21。

附表 A–21　优质肿瘤防治科普知识的特点

特　点	总　体		肿瘤患者		患者家属		普通大众	
	人数	比例(%)	人数	比例(%)	人数	比例(%)	人数	比例(%)
专业权威，内容干货，短小精悍	1415	83.7	135	75.8	380	85.4	900	84.3
能被方便快捷地获取	1198	70.8	119	66.9	320	71.9	759	71.1
趣味性强，生动有趣，容易理解	1062	62.8	93	52.2	262	58.9	707	66.2
以真人真事为例讲解科普知识，更能结合实际	769	45.5	114	64.0	239	53.7	416	39.0
互动性强，真人讲解	730	43.2	92	51.7	201	45.2	437	40.9
其他	10	0.6	6	3.4	1	0.2	3	0.3

大多数调研对象认为了解肿瘤防治科普知识对自己有帮助，见附表 A-22。

附表 A-22 肿瘤防治科普知识对自己是否有帮助

指 标	人 数	比例（%）
很有帮助	828	49.0
比较有帮助	799	47.2
帮助不大	54	3.2
没有帮助	10	0.6

7. 付费学习肿瘤防治科普知识的意愿

TIPS：近 4 成大众愿意为肿瘤科普知识付费，年龄人更是如此。

关于"是否愿意付费学习肿瘤科普知识"的问题，39.6% 的调研对象表示 愿意，见表 23。肿瘤患者中，年龄≤30 岁的患者付费学习肿瘤防治科普知识的意愿最高（85.7%），其次为 31—40 岁的患者（43.3%）；患者家属中，年龄≤30 岁（46.4%）和 31—40 岁（49.6%）的患者家属付费学习肿瘤防治科普知识的意愿较高；普通大众中，年龄为 31—40 岁（40.6%）和 41—50 岁（43.7%）的人群付费学习肿瘤防治科普知识的意愿较高，见附图 A-10。

附表 A-23 付费学习肿瘤防治科普知识的意愿

指 标	人 数	比例（%）
不确定	770	45.6
愿意	670	39.6
不愿意	251	14.8

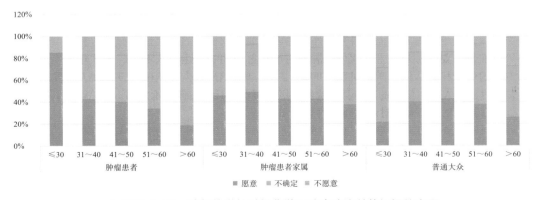

▲ 附图 A-10 随年龄增长对付费学习肿瘤防治科普知识的意愿

六、讨论与建议

（一）对肿瘤防治科普认知的概况

2019 年，健康中国行动推进委员会印发了《健康中国行动（2019—2030）》明确提出普及健康知识，要"把提升健康素养作为增进全民健康的前提"。医学科普是全民健康教育的重要组成部分。通过科普的方式将健康领域的科学技术知识、科学方法、科学思想、科学精神传播给公众，旨在帮助公民提高健康素养和学会自我管理。

据国家癌症中心发布的我国癌症发病率和死亡率的统计数据（2016 年）显示，2016 年中国新增癌症病例约 406.4 万例，新增癌症死亡病例约 241.35 万例。癌症仍然是我国的一个重大公共卫生问题，需要社会各界的广泛合作。《"健康中国 2030"规划纲要》明确提出了健康中国建设的目标之一是要在 2030 年将"总体癌症 5 年生存率提高 15%"，要完成这一艰巨的任务，除了依赖于经济和科技水平的整体发展之外，面对癌症这一严重威胁人民身体健康和生命安全的重大疾病，更加有必要通过加大肿瘤防治知识的科普力度，更广泛地传播以预防为主的肿瘤防治理念，从而提高人民群众防癌意识，助力健康中国战略目标的实现。

1. 医务人员对肿瘤防治科普认知的概况

医学科普是全民健康教育的重要组成部分。推动医疗与科普相结合，鼓励和引导医务人员参与医学科普，是当前我国科学传播与普及领域的一项重要措施。由调查结果可知，93.2%的医务人员已经开展过肿瘤防治科普宣传，但大多为被工作单位指派安排，其次是被媒体单位、社会机构、学术团体等组织邀请，尤其是来自发达地区（一二线城市、省会城市/直辖市）的医务人员。由此可见，医务人员对肿瘤相关科普宣传的主动性有待加强，要激励更多专业人员参与基层健康科普工作，尤其是要激发基层医务人员对肿瘤相关科普宣传的热情，鼓励并给予相应奖励措施，扩大肿瘤科普宣传队伍。

目前，图文、讲座等仍为肿瘤防治科普的主要形式，短视频、直播等新媒体也是进行肿瘤防治科普宣传的有力武器。肿瘤防治科普主要围绕患者及其家属关注的肿瘤预防、肿瘤筛查、肿瘤治疗及相关不良反应、肿瘤诊断、肿瘤康复随访及肿瘤患者生活管理等方面。对于医务人员来说，参与肿瘤防治科普工作是职业价值的进一步体现，可以为职业赋能，有利于未来更好地开展临床工作，为实现"健康中国 2030"贡献自己的力量。同时，医务人员工作繁忙、缺乏人力物力支持也是开展肿瘤防治科普工作面临的现实困难。

肿瘤科普任重而道远，目前的肿瘤防治科普常常流于形式，内容质量有待进一步提升。医务人员大多有强烈的参加医学科普能力培训的意愿，高质量科普的技巧与方法是医务人员最希望接受的培训内容，提高科普讲座口语表达能力及科普的内容选择、展示形式与传播渠道等方面也需要进一步加强。此外，肿瘤防治科普还面临资金投入不足、人才建设不足，缺乏专业的肿瘤科普队伍和激励机制等问题。应推动医学科普人才队伍建设，加大力度培育新人，通过医务人员队伍间的言传身教优势将医学科普的行为责任传承发扬。

2. 患者、家属及大众对肿瘤防治科普认知概况

由调研结果可知，93.7% 参与问卷的调研对象阅读或观看过肿瘤诊断与治疗相关的科普知识，超过一半（56.9%）的调研对象看到肿瘤相关科普内容希望能够深入了解，并且大多数调研对象（81.3%）会主动获取肿瘤相关知识。这表明，社会大众对于肿瘤防治科普的需求日益增加，这也是肿瘤防治科普面临的机遇。

肿瘤是一种多因素、多阶段的慢性非传染性疾病，世界卫生组织明确提出癌症的筛查和早诊早治是癌症防控最有效的措施。调研结果也显示，社会大众最希望获取肿瘤筛查、肿瘤预防等方面的知识。此外，对肿瘤相关症状、检查及诊断方法、治疗方法、日常生活注意事项等方面的知识也十分感兴趣。而肿瘤患者及家属更想要掌握肿瘤治疗方法、日常生活注意事项和误区及预防肿瘤复发等相关科普知识。

随着新媒体技术和手持移动终端的蓬勃发展，社会大众目前主要通过微信公众号、微博、今日头条等网络平台、百度等搜索平台及抖音、快手、视频号等短视频平台获取肿瘤防治科普知识。电视/广播、科普讲座、书籍/报纸/杂志等传统形式也是获取肿瘤防治科普知识的重要途径，但是频次较低。部分大众选择直接咨询专业医生或通过有肿瘤患病经历的亲戚或朋友分享，虽然频次较低，但时间较长，获取的信息量可观。大多数调研对象更信任从事肿瘤诊疗工作的医生、护士或其他医疗从业者宣传的肿瘤防治科普知识，因此鼓励和引导肿瘤医生参与肿瘤科普，激发肿瘤医护人员对肿瘤科普宣传的热情，是当前我国科学传播与普及领域的一项重要措施。此外，肿瘤患者除医护人员外，病患们间的肿瘤防治科普知识宣传更被信任。因此，应鼓励患者分享自己真实的患病经历，有利于公众增加对疾病的了解，消除恐慌心理，纠正错误认知。

肿瘤科普任重而道远，目前的肿瘤防治科普常常流于形式，内容质量有待进一步提升。虚假信息/伪科普、理论知识太多、缺乏趣味性等是社会大众获取肿瘤防治科普知识面临的主要困难。目前，图文、讲座等仍为肿瘤防治科普的主要形式，短视频、漫画等新形式也是进行肿瘤防治科普宣传的有力武器。而肿瘤患者及其家属对"问答式科普"的兴趣较高。让科普更加接地气，既保证内容专业权威，又要通俗易懂、方便获取，才能让科普落到实处。

"健康中国，科普先行"随着人们对肿瘤防治意识的不断提高，对健康问题日益重视，对于肿瘤科普内容、渠道、形式的需求也越来越高，更有必要通过加大肿瘤防治知识的科普力度，更广泛地传播以预防为主的肿瘤防治理念，从而提高人民群众防癌意识，助力健康中国战略目标的实现。

（二）提高肿瘤防治科普宣传的建议措施

1. 强化肿瘤防治科普平台建设

党的十九大报告提出，实施健康中国战略，搭建共建共享的基本路径和平台，促进全社会广泛参与。为了进一步推动我国肿瘤防治事业的发展，中国抗癌协会针对我国肿瘤防治领域最新的医学技术、科研成果、治疗理念，搭建多学科、多领域相结合的肿瘤防治健康科普权威新媒体平台，发挥协会的资源优势和专家优势，邀请最权威的专家、针对老百姓最关心的话题、制作最接地气的科普作品、传播给最需要的受众。在此基础之上，未来应进一步整合社会各方资源，深化科普平台建设。

2. 提升医务人员科普能力，培养健康科普人才

职称、职务晋升方面的具体鼓励政策是医务人员开展肿瘤科普工作的重要影响因素。医院需要完善相关的科普激励政策，比如将科普纳入职称考核晋升中，或者设立科普相关研究基金、举办科普大赛等，从各种渠道激发医护人员参与科普工作的积极性，加速科普人才的培养，培养挖掘更多的肿瘤防治科普人才，尤其是要提升基层科普人才能力建设，使群众身边科学的声音更大、吸引力更强，同时更有力地挤压伪科普流传的空间，才能实现更好促进群众健康的目标。

3. 创新健康科普传播形式

目前，肿瘤科普形式主要包括图文类、短视频类、直播类等。创新健康科普传播形式，通过数据、图表、视频等多元化形式进行深度融合，形象、生动地解读受众关注的肿瘤问题，让肿瘤防治科普知识变得有趣实用，以接地气的传播形式引导公众关注肿瘤。

短视频已经成为人们日常生活中获取各类信息的重要渠道之一，医学科普短视频的数量及其用户数有了突飞猛进的增长。与此同时，人民的生活水平有了明显提升，对于健康生活方式的重视程度也愈来愈高。通过短视频获取健康科普资讯成为人们的常态。尽管目前医学科普短视频在传播中还存在着一定的局限性，其内容质量、内容评审及监管、内容的体系化及储备量等方面尚有较大的提升空间，但相信随着现代科学技术水平的不断提高、机制体制的不断完善、各类审核监管力度的不断加强、大众健康素养水平的不断提升，医学科普短视频在发挥其及时、高效、大众化传播优势的同时，还将会在肿瘤防治的科普道路上打造出更有中国特色的全民医学健康教育传播模式，助力推动"共建共享、全民健康"的健康中国战略目标。

附录 B 中国肿瘤科学普及工作发展调研问卷

尊敬的先生 / 女士：

您好，我们是中国抗癌协会肿瘤科普专委会的工作人员，我们正在进行一项关于中国肿瘤科普发展现状的调查，想邀请您参与回答这份问卷。本问卷实行匿名制，所有数据只用于统计分析，题目选项无对错之分，调研中所涉及的个人信息和资料将被严格保密，不会用于任何商业推广目的。您提供的任何信息，对我们的分析都非常重要。请您按自己的实际情况填写。非常感谢您抽出时间参与我们的调研！

- 医务人员篇

说明：在本调研中，医务工作者在非诊疗场景下向大众讲解并传播肿瘤防治科普知识，纠正大众对于肿瘤的认知误区，均可视为肿瘤科普宣传。

S1. 请问您是否同意接受本次调研？（单选）

是	继续
否	谢及终止

S2. 请问您属于哪类人群？（单选）

医务工作者 – 参与肿瘤患者诊疗	O
医务工作者 – 不参与肿瘤患者诊疗	谢及终止
其他	谢及终止

主问卷

- 本问卷预计完成时间为 10 分钟。

1. 您本人是否已经开展过肿瘤相关科普宣传？（单选）

1	是	O	跳过 Q12
2	否	O	跳过 Q2–Q8

2.（Q1 选 "是" 的回答）您开展肿瘤相关科普宣传的主要形式是？（多选）

1	自己独立组织	☐
2	被媒体单位、社会机构、学术团体等组织邀请	☐
3	被工作单位指派安排	☐
4	其他（请文字说明）	

3.（Q2 选了"自己主动组织开展"的回答）您每周用于肿瘤相关科普宣传的时间是___小时？（开放性问题）

4. 您认为哪些形式的科普工作让患者受益最大？（多选）

1	图文科普	☐
2	漫画科普	☐
3	科普讲座	☐
4	短视频科普	☐
5	直播科普	☐
6	问答式科普	☐
7	科普书籍/科普手册	☐
8	其他（请文字说明）	☐

5.（Q1 选"是"的回答）您开展肿瘤相关科普工作的常用形式和频次是？（纵向多选，横向单选）

		每天 ≥1次	每周 1–5次	每月 1–3次	每3个月 1–2次	每年 1–3次	每2–3 年1次
1	撰写科普文章，在公众平台发布（微信公众号、头条号、微博等）	☐	☐	☐	☐	☐	☐
2	参与制作科普漫画，在公众平台发布（微信公众号、头条号、微博等）	☐	☐	☐	☐	☐	☐
3	拍摄科普小视频，在短视频平台发布（抖音、快手等）	☐	☐	☐	☐	☐	☐
4	在视频平台，以直播形式进行科普	☐	☐	☐	☐	☐	☐
5	在知乎、百度等搜索平台，答疑解惑	☐	☐	☐	☐	☐	☐

6	在好大夫在线、京东健康、微医、医脉通健康等互联网医疗健康服务平台提供科普问题答疑（不包括线上问诊等咨询服务）	☐	☐	☐	☐	☐	☐
7	开展科普讲座	☐	☐	☐	☐	☐	☐
8	撰写科普书籍/科普手册，出版实体书/电子书	☐	☐	☐	☐	☐	☐
9	其他	（请文字说明）					

6.（Q5 选"开展科普讲座"的回答）您开展肿瘤科普知识讲座的地点是？（多选）

1	医院病区	☐
2	互联网线上（家里）	☐
3	患者关爱中心	☐
4	社会机构、媒体单位等主办方组织的其他线下地点	☐

7.（Q1 选"是"的回答）您开展肿瘤相关科普的对象是？（多选）

1	患者	☐
2	患者家属	☐
3	普通大众	☐

8.（Q1 选"是"的回答）您做过肿瘤哪些方面的科普工作？（多选）

1	肿瘤预防	☐
2	肿瘤筛查	☐
3	肿瘤诊断	☐
4	肿瘤治疗及相关不良反应	☐
5	肿瘤康复随访	☐
6	肿瘤患者生活管理等	☐
7	心理指导：抑郁、焦虑等	☐

9. 您愿意投入多少时间和精力开展肿瘤相关科普工作？（单选）

0%	O
1%～3%	O
3%～5%	O
5%～8%	O
8%～10%	O
>10%	O

10.（Q9 选"0%"的回答）导致您不愿意开展科普工作的原因是什么？（多选）

1	工作太忙，没有时间	☐
2	认为科普不属于自己的工作范畴，应该有专门的工作人员承担科普工作	☐
3	花费时间和精力，但没有物质回报	☐
4	认为科普没有必要性，专业医生懂就够了	☐
5	认为自己不具备科普的能力	☐
6	其他（请文字说明）	☐

11. 您认为对临床医生来说，开展肿瘤相关科普工作的驱动力是？（多选）

1	工作要求必须开展科普工作	☐
2	科普工作被列为晋升职称的加分 / 必须项	☐
3	物质回报	☐
4	为职业赋能，有利于未来更好地开展临床工作	☐
5	科普工作是职业价值的进一步体现，可以获得成就感	☐
6	为提高肿瘤临床治愈率、实现"健康中国 2030"贡献自己的力量	☐
7	其他（请文字说明）	☐

12.（Q1 选"否"的回答）如果需要您开展肿瘤相关科普工作，您觉得有哪些需要克服的难点？（多选）

1	工作太忙，没有时间	☐
2	没有自信	☐

	科普能力欠缺，需要培训和指导	口语表达能力欠缺，不敢开口	☐
		书面表达能力欠缺，不知道如何呈现	☐
		没有思路，不知道从何开始着手	☐
3	缺乏人力物力支持，组织不起来		☐
4	没有合适的场地		☐
5	没有传播渠道让更多患者及大众参与进来		☐
6	其他（请文字说明）		☐

13. 您认为，目前社会上已经开展的肿瘤相关科普工作存在哪些问题？（多选）

1	走形式，没有实质性肿瘤诊疗知识输出	☐
2	没有书面沉淀，患者听完就忘了	☐
3	照本宣科，不够通俗易懂，患者很难理解	☐
4	科普内容没有深入细节，对于患者个体化问题没有帮助	☐
5	其他（请文字说明）	☐

14. 您是否认为开展肿瘤相关科普工作可以为您的职业赋能？（单选）

1	非常认可	O
2	比较认可	O
3	不确定	O
4	比较不认可	O
5	非常不认可	O

15. 您是否希望接受科普工作相关的培训与指导？（单选）

是	O	
否	O	跳过 Q16

16.（Q15 选"是"的回答）您希望接受科普工作哪方面的培训与指导？（多选）

1	科普的内容选择、展示形式与传播渠道	☐
2	科普文章撰写能力提升	☐

3	科普讲座口语表达能力提升	☐
4	科普漫画文案撰写与设计	☐
5	科普短视频文案撰写与录制剪辑	☐
6	高质量科普的技巧与方法（例如：如何增加科普知识趣味性）	☐
7	从事科普工作的"舍"与"得"	☐
8	其他（请文字说明）	☐

17. 对于临床医生如何能够做好肿瘤科普宣传，您有何建议？

开放问题	请文字说明

18. 您认为做好肿瘤科普宣传，对于您临床执业生涯有何帮助？

开放问题	请文字说明

19. 您认为对临床医生参与科普工作是否应该设立国家级科普奖项予以激励？（单选）

1	应该	O
2	无所谓	O
3	没必要	O

基本信息

- 本问卷预计完成时间为 1 分钟。

1. 您的性别是？（单选）

男	O
女	O

2. 您的年龄区间是？（单选）

1	20～30 岁	O
2	30～40 岁	O
3	40～50 岁	O
4	50～60 岁	O

| 5 | 60～70 岁 | O |
| 6 | >70 岁 | O |

3. 您的学历是?（单选）

1	博士	O
2	硕士	O
3	本科	O
4	大专	O
5	其他	O

4. 您的职业是?（单选）

医生	O
护士	O
药师	O
检验 / 影像学相关技术人员	O
医务社工	O
其他	O

5. 您的专业职称为?（单选）

初级职称	O
中级职称	O
副高级职称	O
高级职称	O

6. 您的所属单位是?（单选）

1	三甲医院	O
2	三级医院	O
3	二级医院	O
4	二级以下医院	O

7. 您所在科室对您参加肿瘤科普宣传的态度是?（单选）

1	鼓励态度，并给予相应奖励	O
2	中性态度，不进行相应激励，也基本没有限制	O
3	谨慎态度，有相应审批流程，要求进行审核	O

8. 您所在省市是?（单选）

1	河北省	O
2	山西省	O
3	辽宁省	O
4	吉林省	O
5	黑龙江省	O
6	江苏省	O
7	浙江省	O
8	安徽省	O
9	福建省	O
10	江西省	O
11	山东省	O
12	河南省	O
13	湖北省	O
14	湖南省	O
15	广东省	O
16	海南省	O
17	四川省	O
18	贵州省	O
19	云南省	O
20	陕西省	O

21	甘肃省	O
22	青海省	O
23	内蒙古自治区	O
24	广西壮族自治区	O
25	西藏自治区	O
26	宁夏回族自治区	O
27	新疆维吾尔自治区	O
28	北京	O
29	上海	O
30	天津	O
31	重庆	O
32	台湾省	O
33	香港	O
34	澳门	O

9. 您所在地域是?

1	北京、上海、广州、深圳	O
2	其他省会城市 / 直辖市	O
3	地级市	O
4	县或县级市	O
5	乡镇农村	O
6	海外及其他	O

- 患者、家属、社会大众篇
  S1. 请问您是否同意接受本次调研?（单选）

是	继续
否	谢及终止

S2. 请问您属于哪类人群?（单选）

医务工作者	谢及终止
肿瘤患者	O
肿瘤患者家属	O
普通大众	O

主问卷

- 本问卷预计完成时间为 10 分钟。

1. 您是否阅读或观看过肿瘤诊断与治疗相关的科普知识?（单选）

1	是	O
2	否	O

2. 当看到肿瘤相关科普内容时，您的选择是?（单选）

1	直接忽略	O
2	随便看看	O
3	深入了解	O

3.（*Q2* 选 "2、3" 的回答）您希望获得哪些方面的肿瘤相关科普知识?（多选）

1	如何预防肿瘤?	☐
2	如何早期发现肿瘤?	☐
3	肿瘤的症状有哪些?	☐
4	肿瘤确诊需要做哪些检查?	☐
5	肿瘤治疗方法有哪些?	☐
6	肿瘤治疗的不良反应及其应对方法是什么?	☐
7	如何预防肿瘤复发?	☐
8	肿瘤患者的日常生活注意事项和误区	☐
9	心理指导：抑郁、焦虑等	☐

4. 您是否会主动获取肿瘤相关知识?（单选）

1	会	O
2	不会	O

5.（*Q4* 选"会"的回答）您一般通过哪种途径获取肿瘤相关科普知识?（纵向多选，横向单选）

	途 径	频 率					时 长			
		每天≥1次	每周1～5次	每月1～5次	每半年1～5次	每年≤1次	每次<5分钟	每次5～30分钟	每次30～60分钟	每次>60分钟
1	微信公众号、微博、今日头条等网络平台	O	O	O	O	O	O	O	O	O
2	抖音、快手、视频号等短视频平台	O	O	O	O	O	O	O	O	O
3	电视、广播	O	O	O	O	O	O	O	O	O
4	直接找专业医生当面咨询	O	O	O	O	O	O	O	O	O
5	通过有肿瘤患病经历的亲戚或朋友分享	O	O	O	O	O	O	O	O	O
6	在百度等搜索平台检索	O	O	O	O	O	O	O	O	O
7	在好大夫在线、京东健康、微医、医脉通健康等互联网医疗健康服务平台，查看相关科普问题答疑（不包括医生线上问诊等专业咨询服务）	O	O	O	O	O	O	O	O	O

8	科普讲座	O	O	O	O	O	O	O	O	O
9	书籍（实体书/电子书）、报纸、杂志等	O	O	O	O	O	O	O	O	O
10	其他（请文字说明）									

6.（Q4 选"会"的回答）在现有的渠道中，您是否能够找到您想要了解的肿瘤科普知识？（单选）

1	都可以找到	O
2	经常能够找到	O
3	偶尔能够找到	O
4	几乎找不到	O

7.（Q6 选"1、2、3"的回答）您如何评价获得的肿瘤相关科普知识的可信度？（单选）

1	非常可信	O
2	比较可信	O
3	不确定	O
4	比较不可信	O
5	非常不可信	O

8.（Q6 选"2、3、4"的回答）您获取肿瘤科普知识遇到过哪些困难？（多选）

1	不知道从哪里获取	☐
2	虚假信息太多，难辨真伪	☐
3	缺乏趣味性，太专业了，看不懂	☐
4	理论知识太多，联系实际不够	☐
5	其他（请文字说明）	

9. 您更信任哪些人进行的肿瘤科普？（多选）

1	从事肿瘤诊疗工作的医生	☐
2	从事肿瘤诊疗工作的护士	☐
3	其他医疗从业者	☐
4	亲戚朋友	☐
5	肿瘤患者	☐
6	肿瘤患者家属	
7	其他（请文字说明）	

10. 您认为以下哪种肿瘤知识科普方式更有吸引力？（多选）

1	图文科普	☐
2	漫画科普	☐
3	科普讲座	☐
4	短视频科普	☐
5	直播科普	☐
6	问答式科普	☐
7	科普书籍／科普手册	☐
8	其他（请文字说明）	☐

11. 您认为好的肿瘤诊疗科普知识应该具备哪些特点？（多选）

1	能被方便快捷地获取	☐
2	专业权威，内容干货，短小精悍	☐
3	趣味性强，生动有趣，容易理解	☐
4	互动性强，真人讲解	☐
5	以真人真事为例讲解科普知识，更能结合实际	☐
6	其他（请文字说明）	

12. 您认为了解肿瘤科普知识对您有帮助吗？（单选）

1	很有帮助	O
2	比较有帮助	O
3	帮助不大	O
4	没有帮助	O

13. 您愿意付费学习肿瘤科普知识吗？（单选）

1	愿意	O
2	不确定	
3	不愿意	O

基本信息

- 本问卷预计完成时间为 1 分钟。

1. 您的性别是？（单选）

男	O
女	O

2. 您的年龄区间是？（单选）

1	20 岁及以下	O
2	21—30 岁	O
3	31—40 岁	O
4	41—50 岁	O
5	51—60 岁	O
6	61—70 岁	O
7	71 岁及以上	O

3. 您的学历是？（单选）

1	博士	O
2	硕士	O
3	本科	O
4	大专	O

5	中专	O
6	高中	O
7	初中及以下	O

4.（S2 选"肿瘤患者"的回答）您的疾病类型是？（单选）

1	肺癌	O
2	乳腺癌	O
3	结直肠癌	O
4	胃癌	O
5	食管癌	O
6	肝癌	O
7	胰腺癌	O
78	甲状腺癌	O
9	宫颈癌	O
10	卵巢癌	O

11	前列腺癌	O
12	膀胱癌	O
13	肾癌	O
14	脑瘤	O
15	肉瘤	O
16	白血病	O
17	淋巴瘤	O
18	骨髓瘤	O
19	黑色素瘤	O
20	其他	O

5.（S2 选"肿瘤患者"的回答）您现在处于以下哪个阶段？（单选）

1	刚刚确诊肿瘤，还未接受治疗	O
2	确诊肿瘤后，正在接受治疗	O
3	治疗后出现复发/转移，暂未接受进一步治疗	O
4	治疗后出现复发/转移，正在接受进一步治疗	O
5	临床治愈，长期随访	O

6. 您所在省份是？（单选）

1	河北省	O		18	贵州省	O
2	山西省	O		19	云南省	O
3	辽宁省	O		20	陕西省	O
4	吉林省	O		21	甘肃省	O
5	黑龙江省	O		22	青海省	O
6	江苏省	O		23	内蒙古自治区	O
7	浙江省	O		24	广西壮族自治区	O
8	安徽省	O		25	西藏自治区	O
9	福建省	O		26	宁夏回族自治区	O
10	江西省	O		27	新疆维吾尔自治区	O
11	山东省	O		28	北京	O
12	河南省	O		29	上海	O
13	湖北省	O		30	天津	O
14	湖南省	O		31	重庆	O
15	广东省	O		32	台湾省	O
16	海南省	O		33	香港	O
17	四川省	O		34	澳门	O

7. 您所在的地域是？（单选）

1	北京、上海、广州、深圳	O
2	其他省会城市 / 直辖市	O
3	地级市	O
4	县或县级市	O
5	乡镇农村	O
6	海外及其他	O